NOUVELLES RECHERCHES

SUR

LES MALADIES CHRONIQUES.

NOUVELLES RECHERCHES

SUR

LES MALADIES CHRONIQUES,

ET PRINCIPALEMENT SUR LES AFFECTIONS ORGANIQUES
ET LES MALADIES HÉRÉDITAIRES ;

PAR JACQUES POILROUX,

Docteur en Médecine, Médecin des épidémies, Membre associé ou correspondant de plusièurs Sociétés littéraires ou médicales.

Carpit enim vires paulatim.
VIRG.

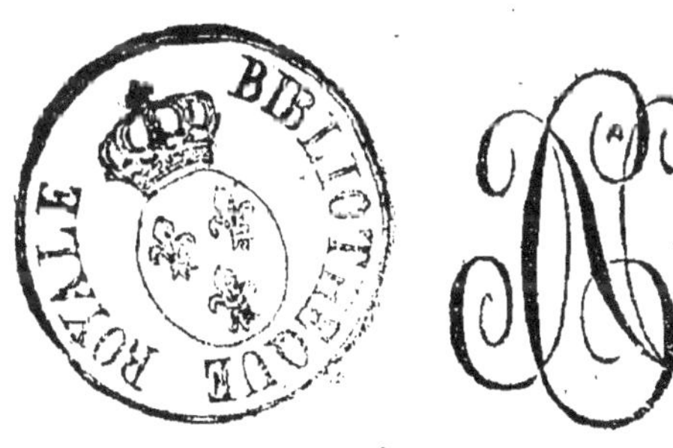

PARIS,

CROCHARD, LIBRAIRE, CLOÎTRE SAINT-BENOÎT, N° 16 ;
POILROUX NEVEU, RUE DES MAÇONS-SORBONNE, N° 28.

1823.

DE L'IMPRIMERIE DE FEUGUERAY,
RUE DU CLOÎTRE SAINT-BENOÎT, N° 4.

A MONSIEUR

PAUL DE CHÂTEAU-DOUBLE,

MEMBRE DE LA CHAMBRE DES DÉPUTÉS,

CHEVALIER DE L'ORDRE ROYAL DE SAINT-LOUIS,

MEMBRE DE LA LÉGION-D'HONNEUR,

SOUS—DIRECTEUR DE LA CAISSE D'AMORTISSEMENT.

A celui à qui je suis uni depuis long-temps par les liens de la plus sincère amitié et par ceux d'une double alliance,

Comme un gage d'estime, de reconnaissance et d'un attachement inviolable.

J. POILROUX.

DISCOURS PRÉLIMINAIRE.

PARMI le grand nombre de maladies qui pèsent sur l'humanité, les unes sont remarquables par leur attaque subite, la rapidité de
leur marche, leur danger prochain et la variation de leurs symptômes ; les autres frappent, au contraire, par leur développement
insensible, une marche lente, des symptômes peu effrayans et peu dangereux, et une
moindre variété dans les phénomènes morbides. Cette différence a donné lieu à la division des maladies en aiguës et en chroniques.

Les médecins de l'antiquité, mais surtout
le père de la médecine, s'occupèrent spécialement des premières. En observant les influences des constitutions médicales, de la
température de l'air, du changement des saisons et de la direction des vents sur le développement des maladies, Hippocrate légua
à ses descendans des faits précieux et des observations nombreuses, qui jetèrent un grand
jour sur la nature et les différentes espèces

de maladies aiguës. Les plus habiles médecins de tous les siècles, en suivant cette marche, nous ont laissé beaucoup de descriptions d'épidémies ou d'autres maladies produites par les influences de l'air, dont la marche est également active.

L'étude des maladies dépendant de l'influence des marais, de la réunion d'un grand nombre d'individus, ou des matières végétales et animales en putréfaction, a augmenté le tableau des affections aiguës et les différences qui existent entre elles. De là de nouvelles descriptions épidémiques sur cette classe de maux. Ajoutons à cela les travaux des médecins instruits dirigés par l'impulsion des Sociétés médicales, et surtout de l'ancienne Société royale de Médecine de Paris, vers les topographies médicales, les constitutions atmosphériques et l'influeuce des saisons ; la circonstance des dernières guerres qui ont désolé l'Europe, et qui ont produit beaucoup d'épidémies de divers caractères ; toutes ces causes réunies font que les maladies aiguës ont été étudiées sous toutes les formes possibles, que leur doctrine est assez bien établie, et que nos connaissances sur cette classe de maux sont assez étendues.

Nous ne pouvons en dire autant des maladies chroniques : plus rares et tenant moins à l'influence des constitutions médicales, elles furent plus négligées par les anciens. D'ailleurs, les affections vives excitaient plus leur intérêt à raison des phénomènes variables et intéressans qu'elles présentent. Dans la suite des siècles, les affections lentes s'étant multipliées à cause de la dépravation des mœurs, de l'introduction en Europe du virus syphilitique, de la population toujours croissante des grandes villes ; à cause des grandes richesses qui ouvrent la porte à tous les agens qui détériorent la constitution, de l'excessive pauvreté qui s'entoure de tous ceux qui entravent les ressorts de la vie, des arts sédentaires si propres à favoriser les maladies lentes, de l'abandon de l'art salutaire de la gymnastique ; mais surtout des passions tristes de l'âme, suite d'une révolution étonnante qui a bouleversé le globe et multiplié par conséquent les maladies nerveuses et les affections organiques ; les médecins ont senti la nécessité d'étudier d'une manière particulière ces affections afin de remédier aux ravages qu'elles produisent dans tous les pays.

Cependant les auteurs qui ont traité de ces maladies, si on en excepte un très-petit nombre, tels que Sydenham, Stahl, Bordeu, etc., se sont plus occupés de descriptions individuelles, de monographies sur la plupart de ces maux, que des rapports qui existent entre les maladies longues et les affections aiguës, des causes qui fomentent en général les premières, de leur nature considérée dans leur ensemble, des analogies et des différences qui existent entre elles, enfin de leur doctrine générale.

L'ancienne Société royale de Médecine de Paris, en stimulant le zèle des médecins pour l'étude des constitutions médicales, des topographies des différentes villes du royaume et des maladies aiguës qui y régnaient, embrassait aussi dans ses programmes un plan vaste qui tendait à éclairer les points les plus importans de la doctrine des maladies chroniques, et à diriger les recherches des médecins vers celles de ces maladies qui, par leur fréquence et leur gravité, réclament une étude particulière. C'est à l'impulsion donnée par cette savante Compagnie que nous devons la publication d'excellens traités sur l'utilité de la fièvre dans les maladies chroniques, les maladies du système lymphatique , les inflammations chroniques des viscères , les maladies héréditaires , les scrophules , le rachitis , la phthisie pulmonaire , le carreau , et autres affections de cette nature qui ont jeté un grand jour sur le caractère de ces maladies.

La Société de Médecine-pratique de Montpellier , marchant sur les traces de ce corps académique , avait également conçu un vaste projet sur les moyens d'approfondir la doctrine de ces affections. Elle avait d'abord proposé des problêmes généraux pour en venir ensuite à de particuliers dont la solution aurait formé une doctrine complète des maladies chroniques ; mais « soit, *comme cette* » *Société l'a énoncé dans ses Annales clini-* » *ques* (1) , qu'on ne puisse qu'avec de gran- » des difficultés s'élever jusqu'à la hauteur » des propositions qui établissent les fonde- » mens d'une doctrine, soit que dans l'état » actuel de la science on n'ait pas encore un » nombre suffisant de faits pour en établir » solidement les principes, *elle annonçait* » *que nous étions le seul auteur qu'elle eût*

—————————————————

(1) Tom. xxxi, pag. 86.

» couronné *dans la carrière qu'elle avait* » *ouverte*,» et que notre ouvrage étant susceptible d'un développement plus rationnel, elle nous engageait à méditer encore notre sujet, et à faire part ensuite au public du résultat de nos recherches.

En nous rendant aux vœux de cette célèbre Compagnie, nous devions avoir égard aux travaux publiés à cette époque ou postérieurement par des médecins savans, et ne point faire figurer dans notre ouvrage des objets essentiels concernant les maladies chroniques qui avaient déjà été traités avec succès par des auteurs recommandables.

Le travail le plus complet qui ait paru sur cette matière est, sans contredit, la Doctrine générale des maladies chroniques par Dumas, qui enseigna avec éclat les principes de la médecine hippocratique à la Faculté de Montpellier, et qui a publié nombre d'autres ouvrages qui lui assurent une place distinguée parmi les médecins de son siècle.

Ce livre ne laisse rien à désirer sur l'article des crises, sur les élémens qui composent ces affections, les différens systèmes d'organes qu'elles attaquent, et les causes en général qui disposent, favorisent ou qui contribuent à leur développement. Mais l'auteur, en montrant les rapports et les différences qui existent entre les aiguës et les chroniques, et en concluant qu'on peut les séparer, puisqu'il s'est occupé spécialement des dernières, n'a point déterminé d'une manière précise s'il est d'une grande utilité de séparer ces deux classes de maladies, ou si on peut les confondre sans inconvénient dans un traité général de médecine. En méditant sur la solution de ce problême, nous avons trouvé qu'il existe des maladies lentes qui peuvent, à la rigueur, être confondues avec les affections vives, et d'autres dont la nature et les différences sont telles qu'elles ne peuvent être rangées dans le même ordre que les aiguës.

Cette découverte nous a suggéré l'idée de diviser les maladies chroniques en plusieurs classes, et chaque classe en groupes ou familles, dont les rapports avec les aiguës, très-prononcés dans les premières, vont toujours en diminuant dans la classe et familles subséquentes. Nous n'avons pas eu d'autre objet en vue dans cette espèce de classification : aussi, loin de nous l'idée d'avoir voulu faire une nosologie ou nosographie des maladies lentes. Voilà pourquoi, après avoir distingué ces affections en plusieurs classes, au lieu de les subdiviser en ordres, genres et espèces, comme les nosographes, nous nous somme hâtés d'en revenir à des chapitres, sections, etc., pour prouver que notre but n'était point une pareille classification.

La raison en est que l'expérience a déjà suffisamment démontré combien un bon cadre nosologique est difficile à faire et à remplir. Toutes les classifications de maladies qui ont paru depuis Sauvages jusqu'à ces derniers temps ont offert des défauts graves qui les ont fait tomber; celle qui, de nos jours, semblait reposer sur des principes solides, qui était fortifiée par les découvertes modernes d'anatomie et de physiologie, et qui avait attiré tant de gloire à son auteur, a reçu depuis peu de temps des secousses si fortes, et a tellement été ébranlée dans ses bases que l'édifice ne peut tarder de crouler.

Dumas n'ayant presque rien dit des maladies organiques et des affections héréditaires, nous avons particulièrement étendu nos recherches sur ces deux ordres de maladies. On ne peut se refuser à admettre que l'anatomie pathologique a fait beaucoup de progrès depuis Bichat ; que la plupart des médecins qui s'en occupent ont découvert des choses utiles qui jettent une grande clarté sur la nature et le siége de la plupart des maladies, mais surtout des affections organiques. Les tubercules ont été mieux étudiés et mieux connus ; les dégénérescences des tissus et les transformations organiques ont été mieux distinguées les unes des autres ; on en a découvert qui étaient tout-à-fait ignorées ; on a approfondi la nature et le caractère des maladies cancéreuses ; on a fait disparaître la confusion qui existait sur les différens kystes. Il était donc nécessaire que les maladies organiques, dont la connaissance repose sur ces différentes découvertes, fussent présentées dans un cadre méthodique et classées suivant les dégénérescences et les transformations des tissus. En faisant ce travail, nous avons encore eu en vue de montrer les rapports qui existent entre les maladies organiques, tout-à-fait différentes en apparence, et qui se rapprochent néanmoins par l'identité de lésion organique ; et, d'une autre part, de signaler les différences et les caractères opposés qui existent entre certaines affections organiques qui présentent à-peu-près les mêmes symptômes, qui ont leur siége dans les mêmes organes ou les mêmes tissus, et qui ont été si souvent confondues par les médecins, et qui diffèrent néanmoins essentiellement entre elles à cause de la différence dans la dégénération ou la transformation des tissus des organes.

La manière dont nous avons traité des maladies de famille nous fait espérer qu'on y trouvera des vues nouvelles, propres à éclairer cette classe de maladies. Un célèbre médecin de Paris, en indiquant une cause générale à laquelle se rattachent presque tous les maux de ce genre, avait énoncé un fait important prouvé par l'expérience clinique et l'ouverture des cadavres ; mais cet auteur s'était borné là, et n'avait point tiré de ce fait les inductions qui peuvent servir au traitement des maladies héréditaires. Nous avons été plus loin, et après avoir confirmé sa doctrine par des observations concluantes, nous avons établi des principes basés sur cette étiologie d'où découlent des conséquences importantes sur la thérapeutique, et principalement sur le traitement prophylactique de ces affections.

Le reste de notre ouvrage tend à développer et à confirmer les principes que nous avions émis dans notre Mémoire sur les maladies lentes, couronné à Montpellier.

Ces principes reposent sur cette base, que la débilité est l'élément essentiel des affections chroniques, et que l'énergie des forces vitales fait le caractère dominant des maladies aiguës ; ils portent encore sur ce point fondamental, que la nature, comme l'a énoncé depuis long-temps le père de la médecine, guérit presque seule les maladies, ou, en d'autres termes, qu'il existe dans l'économie vivante un principe conservateur dérivant des lois de l'organisation, qui tend à remédier aux ravages produits par les causes morbifiques quelles qu'elles soient. Ce principe agit avec vigueur et souvent avec une exaltation dangereuse dans les affections vives. Il ne déploie qu'une faible activité, ses mouvemens sont insensibles et presque toujours insuffisans dans les maladies chroniques. La nature, il est vrai, en travaillant à la guérison des maladies, fait souvent des écarts graves et même meurtriers, que le médecin doit corriger ; celui-ci doit encore lui donner la main dans certains cas, en modérant une activité démesurée ou en aiguillonnant une action trop languissante; mais est-il en son pouvoir de guérir promptement les maladies sans le concours de l'agent en question ? En général, la solution d'une maladie ne peut avoir lieu tout-à-coup; elle ne s'opère, surtout dans les aiguës, qu'au bout d'un certain intervalle plus ou moins fixe, où l'on voit paraître des évacuations critiques qui terminent son cours. Les actes de coction et de crise appartiennent exclusivement à cet agent; l'art ne peut les produire ni les imiter, le médecin ignore même le mécanisme de ces opérations.

Il a été reconnu, par le défaut de succès de toutes les méthodes curatives dirigées contre les maladies fébriles pour les faire avorter ou suspendre leur marche lorsqu'elles sont bien développées (soit que ces méthodes attaquent les causes matérielles les plus apparentes, ou qu'elles se bornent à la médecine du symptôme, ou qu'elles soient basées sur la manière d'être des forces vitales), qu'en vain le médecin voudrait s'élever à la connaissance de la véritable cause des maladies, et qu'en vain il se flatterait de trouver le moyen de faire cesser dans leur commencément des affections morbides quelconques.

Il est également démontré que la nature agit moins dans les chroniques : d'un côté, elle est faible et impuissante; de l'autre, les causes morbides stimulant moins les forces vitales, la réaction se trouve plus languissante et souvent nulle. Néanmoins elle agit quelquefois; et lors même que l'appareil de ses mouvemens ne frappe pas les sens, il survient des évacuations critiques qui sont son ouvrage, et qui terminent des maladies auxquelles le médecin avait opposé en vain toutes les ressources de son art. Elle agit dans d'autres circonstances au moyen de secousses fébriles développées tout-à-coup, qui mettent fin à des maux opiniâtres que le médecin avait également combattus inutilement. C'est en la favorisant et en l'imitant en pareille circonstance que le praticien obtient les plus grands succès.

Ce rôle, sans doute, ne flatte pas l'orgueil du médecin, n'étant que le ministre et non le maître de la nature : il lui est pénible de supporter cette espèce de joug. Ce fut sans doute pour le secouer que s'établit, lors des plus beaux jours de Rome, la secte des méthodistes, qui faisait dépendre toutes les maladies, de trois manières d'être des forces vitales, lesquelles se trouvaient exaltées et vigoureuses dans leur *strictum*, affaiblies et languissantes dans leur *laxum*, et dans une combinaison d'exaltation et de faiblesse dans le *mixtum*. Au moyen de cette division, la médecine devenait très-simple et facile à exercer. Affaiblir, fortifier, ou combiner certains remèdes débilitans avec des toniques, voilà en quoi consistait tout le traitement des maladies. La recherche des causes morbifiques devenait inutile, et on se félicitait d'abandonner cette voie lente, incertaine et peu satisfaisante pour le médecin orgueilleux, qui conduisait aux actes de coction et de crise.

Cette secte ne régna qu'un certain temps; sa méthode ne put s'appliquer à toutes les maladies, et le succès ne couronna pas toutes les espérances flatteuses qu'elle en avait conçues. La doctrine d'Hippocrate lui succéda de nouveau; et la nature, reconnue derechef comme le vrai médecin, recouvra tous ses droits.

Sur les débris de cette secte on a vu s'en former une autre dans ces derniers temps, dont la méthode était plus simple et l'application au traitement des maladies plus facile. Brown fit disparaître de sa doctrine, qui n'était que la reproduction de celle de Themison, le *mixtum* des médecins méthodistes, sur la nature duquel il n'était pas toujours facile de se fixer, et qui demandait une étude plus réfléchie des phénomènes pathologiques. Le médecin écossais réduisit donc toutes les maladies à des affections où les forces vitales sont dans un état d'exaltation et à celles où elles paraissent affaiblies et languissantes. De là le nom de *maladies sthéniques* et *asthéniques;* mais comme l'asthénie était plus souvent supposée par Brown et ses sectateurs dans les maladies fébriles que l'état contraire, les principes de cette secte, adoptés par une grande partie de l'Europe, furent cause qu'on traita les fièvres adynamiques et ataxiques avec des remèdes stimulans et incendiaires qui produisirent des ravages dans le traitement de ces maladies.

C'est peut-être autant à ce mauvais traitement qu'à la découverte de l'influence physiologique et pathologique de l'estomac et du tube digestif sur les autres organes, et à la connaissance de l'inflammation de la muqueuse du canal alimentaire dans l'état chronique comme dans le mode aigu et fébrile, qu'est due la formation de la troisième secte actuelle, qui veut faire dépendre toutes les maladies d'une seule modification des forces vitales.

On ne peut disconvenir que les médecins qui la composent n'aient rendu un grand service à la science, en faisant connaître des maladies qui ont été long-temps méconnues, en appelant l'attention des praticiens sur les rapports sympathiques d'un des principaux organes de l'économie animale avec les autres viscères et appareils organiques, et en dévoilant la cause d'un grand nombre d'affections qui n'était pas même soupçonnée.

Mais en faisant dépendre toutes les maladies de l'irritation ou de l'inflammation ; en rapportant tous les phénomènes morbides à la seule lésion d'un organe, et en n'admettant, d'après ces principes, qu'une seule méthode de traitement, ne s'exposent-ils pas à faire commettre des abus plus graves que ceux qu'ils ont voulu corriger ? Ne reconnaître en pathologie qu'une seule et même cause capable de produire cette variété prodigieuse de phénomènes morbides, c'est réduire, pour nous servir d'une expression empruntée aux mathématiques, la médecine a sa plus simple expression. Mais un art aussi compliqué, dont les principes sont modifiés par des milliers de circonstances imprévues, est-il passible de cette réduction? Cette doctrine est bien plus attrayante encore que celle du médecin écossais et des anciens méthodistes : néanmoins la thérapeutique des sectateurs du jour est à-peu-près celle de Themison et de Thessalus; comme eux, ils emploient les saignées et surtout les sangsues; et on sait que les méthodistes furent les premiers à faire usage de ces sortes de vers. Comme eux, ils proscrivent les purgatifs, et mettent une grande confiance dans les fomentations, les cataplasmes, les épispastiques; et comme eux surtout ils fondent leur plus grande espérance dans une diète rigoureuse, pour dompter l'état inflammatoire; diète que les méthodistes ordonnaient pendant trois jours. Si cette thérapeutique, employée autrefois dans beaucoup de maladies, n'empêcha point cette secte de tomber et de laisser revivre la doctrine hippocratique, pourra-t-on se flatter d'être aujourd'hui plus heureux en faisant usage des mêmes moyens pour remédier à une seule modification des forces de la vie et à une seule lésion organique primitive et directe ?

D'ailleurs, si l'inflammation est la cause universelle des maladies, les émissions sanguines doivent être les moyens les plus efficaces et ceux qui, dans tous les temps, auront arraché le plus de victimes à la mort. Mais Galien, qui versait le sang avec profusion, était-il plus heureux sous ce rapport dans le traitement des maladies que les médecins de son temps ? Et lorsque Botal, à la fin du seizième siècle, poussait cette fureur de la saignée jusqu'au dernier excès, et que sa méthode était généralement suivie, les maladies étaient-elles plus tôt terminées, et le nombre des victimes diminuait-il en proportion des effusions sanguines ?

La manie de verser le sang dans tous les cas pathologiques ne fut-elle pas très-commune pendant le dix-septième siècle et une grande partie du dix-huitième ? Des médecins tels que Valérius Martinius soutenaient que l'on pouvait perdre ce fluide comme une liqueur inutile. Willis conseillait la saignée dans toutes les maladies, même dans celles qui sont ordinairement aggravées par ce moyen thérapeutique ; et Sydenham, quoique médecin judicieux et excellent observateur, en usait sans doute trop dans sa pratique.

On abusa des saignées au commencement du dix-huitième siècle comme auparavant. Les Hecquet, les Sylva versaient le sang avec la même profusion que Botal ; et on se tromperait bien si l'on s'imaginait que ces médecins, qui donnaient des éloges outrés à la saignée dans leurs écrits, se modéraient ensuite dans leur usage au lit des malades. Un seul fait historique que voici suffirait pour détruire cette erreur. L'un de ces grands phlébotomistes, Hecquet, presque octogénaire, épuisé par nombre de causes débilitantes, se fit saigner quatre fois pendant une maladie d'un mois, et expira, pour ainsi dire, sous la lancette, puisqu'il succomba quatre heures après la dernière saignée.

L'abus de ce remède fit tomber dans un autre opposé, et cela, sans doute, parce qu'un pareil abus, au lieu de concourir à la guérison des maladies, devenait meurtrier. Pour avoir trop saigné, on ne saigna plus. D'un autre côté, d'autres médecins, méprisant la doctrine des crises, mettaient toutes leurs espérances dans les purgatifs. Ils purgeaient

tous les deux jours dans les différentes fièvres, et ils se glorifiaient de leurs succès.
Les Anglais prodiguent encore aujourd'hui
ces sortes d'évacuans ; et si les effets de cette
méthode étaient aussi désastreux que devraient les rendre des inflammations entéro-
gastriques, leur revers, il ne faut pas en
douter, leur feraient abandonner une pratique si pernicieuse.

Pour ce qui concerne les fièvres intermittentes, que l'on suppose tant qu'on voudra
que leur cause est une inflammation de la
muqueuse gastrique , qui peut disparaître
avec l'accès et revenir ensuite avec lui , les
moyens anti-phlogistiques ne conviennent
que dans un très-petit nombre de ces fièvres et pendant les paroxysmes seulement.
Les remèdes véritablement curatifs sont les
stimulans , les amers , les toniques , en un
mot, le quinquina ou d'autres remèdes qui
ont des propriétés analogues, et qui sont nuisibles dans l'état inflammatoire. Les intermittentes du printemps, celles qui offrent
une forte réaction vitale chez les tempéramens sanguins, admettent, à la vérité, les
saignées ; mais les automnales, celles qui
sont produites par les effluves des marais,

qui attaquent d'une manière grave le système nerveux, réclament-elles ce genre de remède, et les praticiens se trouvent-ils bien de son usage ?

Si les maladies qui forment la nombreuse classe des fièvres ne dépendaient que d'une inflammation du canal digestif, et si ces affections ne consistaient que dans les symptômes locaux ou sympathiques produits par cette inflammation, les saignées et les remèdes débilitans devraient suffire au commencement pour les faire avorter et pour les guérir plus tôt et plus sûrement que par toute autre méthode. Bien loin de là, que l'on attaque ces maladies par les émissions sanguines et les anti-phlogistiques, à la manière des phlébotomistes des dix-septième et dix-huitième siècles, ou par les sudorifiques dont on abusait tant à l'époque où Sydenham fit tomber leur usage, ou par l'emploi des purgatifs, selon la méthode des Fizes, ces maladies n'en font pas moins leurs cours, parcourent toutes leurs périodes, et se terminent, à certaines époques, par des évacuations critiques. C'est ainsi que l'avait vu Hippocrate il y a plus de vingt siècles, et c'est ainsi que l'ont observé les plus fameux médecins de tous les temps et de tous les pays. Aussi les méthodes des empiriques, des méthodistes, des partisans des saignées, des purgatifs et des émétiques, des Brownistes, ont été abandonnées par les praticiens judicieux pour en revenir à celle que l'école de Cos a prouvé être la meilleure. Cette doctrine est calquée sur ce principe invariable, que la réaction vitale constitue en grande partie une maladie fébrile, et que c'est le succès de cette réaction qui en assure la solution heureuse. L'irritation du principe morbide et les phénomènes locaux et sympathiques qui en résultent, ne forment qu'une partie de cette même maladie.

En passant des maladies aiguës aux chroniques, nous trouvons que les inflammations lentes, les maladies du système lymphatique et les névroses chroniques composent à-peu-près cette classe. Combien Sydenham se serait étrangement abusé si ces trois ordres de maladies ne demandaient dans leur traitement que les émissions sanguines et les remèdes débilitans, lui qui, quoique extrêmement partisan de la saignée, recommandait pourtant, dans toutes les affections chroniques, les toniques, les fortifians et tous les remèdes capables de donner à la nature l'énergie nécessaire pour réagir contre les causes morbides, ajoutant que le médecin qui trouverait un remède qui remplît bien cette indication, aurait, dans le traitement des affections lentes, des succès qui l'étonneraient!

La nombreuse classe des phlegmasies chroniques réclame, il est vrai, les émissions sanguines; mais elles doivent être plus modérées dans ces affections que dans les aiguës, parce que la débilité qui accompagne les inflammations lentes est toujours un obstacle à leur emploi.

Que dirons-nous des affections lymphatiques et nerveuses, dont les causes sont toutes de la classe des débilitantes, qui tiennent presque toujours à un relâchement des solides et à un affaiblissement de l'appareil sanguin et des forces vitales?

Ne sont-ce pas les amers, les toniques, les stimulans qui combattent d'un manière efficace la plupart des maladies du système lymphatique? Si les scrofules et les autres maladies de ce système dépendent de l'activité des vaisseaux blancs, d'une trop grande énergie des vaisseaux et des tissus qui com-

posent cet appareil, pourquoi ces maladies
cèdent-elles plutôt aux remèdes qui stimulent
le système absorbant, qui donnent du ton
et qui fortifient cet appareil, qu'aux moyens
émolliens et débilitans, dont l'effet serait de
remédier à ce surcroît d'énergie et de force
auquel on veut rapporter les maladies en
question ? En faisant usage de remèdes capables d'augmenter l'énergie du système sanguin pour rétablir l'équilibre et faire cesser
la prédominance de l'appareil lymphatique,
ainsi que le conseillent ceux qui rapportent
les maladies de cet appareil à une surexci-
tation des vaisseaux blancs, ne doit-on pas
redouter d'augmenter aussi l'activité de ces
vaisseaux, et d'aggraver au lieu de guérir les
maladies que l'on veut combattre par de
pareils remèdes ?

Quant aux maladies nerveuses, quoique
leurs symptômes soient calmés par les tempérans, les adoucissans, les bains tièdes, etc.,
néanmoins les remèdes qui en abrègent le
cours et qui en assurent les solutions doivent être puisés dans la classe des toniques
et des amers. En supposant que la phlogose
ou l'inflammation soit la cause des affections
lymphatiques et des maladies nerveuses,

comment concevoir que l'expérience de tous les temps et des meilleurs observateurs ait constaté que la fièvre qui excite en se développant une irritation dans toute l'économie, qui ébauche l'état inflammatoire dans tel ou tel organe, et qui, d'ordinaire, est nuisible lorsque l'inflammation la précède, puisse être un excellent remède pour faire disparaître une affection grave et ancienne du système lymphatique, traitée sans succès auparavant par les remèdes les mieux indiqués, ou pour guérir sans retour une maladie nerveuse réfractaire à tous les remèdes de la médecine?

Si les partisans de la nouvelle doctrine sont fondés dans toutes leurs prétentions; si l'irritation est la cause presque universelle des maladies; si le canal alimentaire en est ordinairement le siége, et si cet appareil est presque toujours souffrant; si la méthode débilitante et les émissions sanguines doivent faire la base de la thérapeutique, et si ce mode de traitement réussit à guérir et à faire avorter les maladies, alors, sans contredit, la médecine va s'élever au niveau des sciences les plus positives. Le vieillard de Cos et tous les médecins qui auront suivi sa doctrine auront été complètement dans l'erreur. La

nature ou l'agent que l'on suppose conservateur dans l'économie vivante n'est qu'une
chimère; la fièvre, que Sydenham et les médecins les plus célèbres ont considérée comme
une arme entre ses mains pour atteindre les
causes morbides, n'est qu'un ennemi redoutable; ne pas la combattre lorsqu'elle existe,
lui laisser prendre pied ou l'allumer dans
certaines circonstances, est une pratique in-
sensée et meurtrière. Que devient la médecine expectante, sinon une médecine ab-
surde. Tous les remèdes toniques et excitans doivent être bannis de la matière médicale. Enfin, tout ce qui aura été écrit
jusqu'à l'époque actuelle sera parfaitement
inutile : il faudra livrer aux flammes les ouvrages d'Hippocrate et de ses commenta-
teurs, les livres des médecins les plus célèbres de tous les siècles et de tous les pays;
en un mot, tous les écrits qui ne s'accor-
deront pas avec la théorie du jour. La révolution médicale actuelle devant tout en-
gloutir, le travail que nous publions subira
le sort commun; mais il sera consolant pour
nous, et nous mettrons même un certain
orgueil à pouvoir mêler nos cendres à la
cendre de nos pères.

NOUVELLES RECHERCHES

SUR

LES MALADIES CHRONIQUES.

CONSIDÉRATIONS GÉNÉRALES

Sur les Maladies chroniques; leurs rapports et différences avec les aiguës; conséquences que l'on peut tirer de leur comparaison.

Cette foule de maux qui affligent l'humanité sont-ils de même nature, soit qu'ils éteignent le flambeau de la vie dans un intervalle fort court, ou qu'ils désorganisent insensiblement la machine animale pour conduire l'homme au tombeau après des souffrances plus ou moins longues? Ou bien remarque-t-on dans les maladies qui ont des marches si opposées, indépendamment du laps de temps, des différences assez tranchantes pour les faire distinguer les unes des autres, et pour exiger une thérapeutique différente?

Tel est le problème qui se présente à résoudre à celui qui veut s'occuper des maladies chroniques, problème qui n'a pas encore été résolu d'une ma-

nière satisfaisante, malgré la publication de plusieurs ouvrages modernes sur cette classe de maladies.

Pour résoudre la question, il faut considérer le sujet sous tous les points de vue ; examiner tous les
rapports qui rapprochent les affections vives des
maladies lentes ; tracer les différences qu'elles présentent, et qui en font deux classes distinctes ; signaler celles qui se rapportent à tel ou tel ordre
de maladies chroniques ; et ce travail nous amènera à ce résultat qui nous montrera d'un côté
l'exagération de l'opinion des auteurs qui croient
qu'il n'y a aucune différence essentielle entre ces
deux classes de maladies ; et de l'autre l'erreur des
médecins non moins recommandables qui pensent que les différences observées entre les aiguës
et les chroniques se rencontrent dans toutes les
espèces d'affections lentes.

L'observation clinique nous apprend que toutes
les maladies peuvent offrir une marche différente et
parcourir leurs périodes avec plus ou moins de rapidité, suivant l'âge, le sexe, le tempérament,
l'idiosyncrasie et autres causes accidentelles, sans
que leur nature change, et sans que le médecin
soit obligé de prendre une route différente pour les
traiter méthodiquement. L'état inflammatoire, l'é-
lément bilieux, le caractère muqueux, les affections nerveuses, les lésions cérébrales, thoraciques
et abdominales ; enfin toutes les maladies qui atteignent simultanément les divers systèmes de l'é-

conomie animale ou qui se bornent à un seul appareil organique, et même à un seul organe, marchent tantôt avec la célérité de l'éclair, et tantôt d'une manière extrêmement lente. Dans l'un et l'autre cas, le même régime, les moyens puisés dans les mêmes sources d'indications doivent être mis en usage pour les combattre d'une manière avantageuse.

1°. D'après l'expérience journalière, la péripneumonie et la pleurésie aiguës offrent les mêmes lésions organiques, et exigent le même traitement que les phlegmasies lentes de la poitrine. La péritonite chronique attaque la même membrane séreuse, en altère le tissu et se combat avec les mêmes remèdes que la péritonite aiguë. Il en est de même de la dysenterie, de l'ophthalmie, du rhumatisme et de toutes les maladies inflammatoires; leur marche active ou lente n'introduit aucune différence essentielle dans leur nature ni dans la méthode curative.

2°. Les affections appelées bilieuses, soit qu'elles marchent, comme la fièvre ardente des anciens, avec une rapidité alarmante, ou qu'elles se présentent sous une forme chronique et sans appareil fébrile, ainsi que l'ont observé les médecins qui nous ont laissé de bonnes descriptions d'épidémies bilieuses, cèdent ordinairement aux émétiques et aux purgatifs, quels que soient leur marche et le temps qu'elles mettent à parcourir leurs périodes.

3°. Nous pouvons en dire autant des maladies

désignées sous le nom de *muqueuses* : que la réaction vitale accompagne ces affections pour leur donner un caractère aigu ou qu'elles revêtent, par le calme du système artériel, une forme lente et chronique; dans les deux cas les évacuans des premières voies et les amers combattent avec un égal succès ces deux genres de maladies.

4°. En jetant un coup-d'œil sur la classe nombreuse des névroses, on voit que le système nerveux est affecté de la même manière dans l'état aigu comme dans le chronique; que les remèdes propres à calmer la mobilité nerveuse et à rétablir l'équilibre dans les mouvemens vitaux qui sont sous l'influence des nerfs, conviennent à l'hystérie, à l'hypochondrie et aux névroses des différens organes, comme aux affections nerveuses aiguës, qui se combinant avec l'état fébrile, reçoivent de cette association une marche plus ou moins active.

Voilà donc des rapports évidens sur la nature et le traitement des affections morbides qui attaquent les mêmes appareils organiques sous une forme aiguë ou lente, qui semblent devoir les faire confondre, et qui suffisent aux yeux de certains médecins pour les réunir dans une seule classe de maladies.

5°. Indépendamment de ces analogies, l'exercice de la médecine nous montre encore que les maladies aiguës, de quelque nature qu'elles soient, après avoir affecté quelque temps une marche active, deviennent chroniques si les moyens pour les combattre sont insuffisans pour en opérer la solution ; ou si les forces vitales, après avoir réagi quelque temps contre le principe morbide, tombent dans une espèce de torpeur, et deviennent, par cette chute, la cause de ce passage de l'état aigu au chronique.

Ce changement de mode ou de marche dans les maladies s'observe particulièrement dans les phlegmasies des organes, dans les différentes fièvres, et dans la plupart des affections vives où les crises ne s'opèrent pas d'une manière avantageuse. Dans ces diverses mutations de forme, la nature des maladies reste presque toujours la même, et les ressources de la médecine se puisent dans la même classe de moyens curatifs. Il est vrai pourtant que l'espoir de guérison diminue, parce que ce passage devient désavantageux aux malades qui l'éprouvent. Hippocrate et les médecins qui ont donné des descriptions épidémiques nous fournissent des exemples nombreux de ce passage du mode aigu au chronique.

6°. Les affections lentes éprouvent à leur tour un changement de forme et prennent le caractère aigu lorsque la fièvre vient à s'allumer par un effort même du principe conservateur, ou lorsqu'une lésion organique, telle qu'une phlegmasie, vient à être aggravée par des causes irritantes ou des écarts dans le régime ; ou lorsqu'enfin une épidémie régnante, affectant tantôt une marche active, et tantôt une forme chronique, cette dernière passe à l'état aigu par l'influence des causes accidentelles. Dans tous les cas, le caractère du mal ne change point, et le même mode de traitement trouve toujours son application.

Le docteur Broussais nous donne des exemples, dans son Traité des Phlegmasies chroniques, du passage de l'état lent à la forme aiguë par les causes indiquées. Les auteurs de la Description de l'Epidémie muqueuse de Goettingue nous fournissent les cas du mode lent et aigu dans la même épidémie, et du passage du premier au second par des causes bien légères et tout-à-fait étrangères à la maladie épidémique.

7°. Les maladies qui se montrent ordinairement avec la marche la plus lente, et qui sont par conséquent de véritables affections chroniques, telles que la phthisie pulmonaire et l'hydropisie, prennent quelquefois, sous l'influence des constitutions médicales, où en se développant chez des sujets irritables dont le sang est riche en fibrine, ou lorsqu'elles se manifestent dans les pays chauds, prennent, dis-je, une marche très-active qui les rapproche infiniment des maladies aiguës. Ces affections ont alors un caractère inflammatoire qui repousse les méthodes stimulantes que réclament ordinairement ces maladies, et principalement les séreuses.

8°. Les phlegmasies des divers organes affectent une marche plus ou moins active, suivant la nature des tissus enflammés. On sait que les membranes séreuses sont le siége des inflammations les plus aiguës, tandis que celles des muqueuses affectent une marche plus chronique. Les phlegmasies des cartilages, des tissus à vaisseaux blancs sont encore plus lentes que toutes les autres. Les viscères, tels que le foie dans sa partie concave, et la rate, sont atteints de phlegmasies plus chroniques que celles des autres viscères.

9°. Enfin, une cause très-légère, comme l'âge, le climat, le tempérament, ou une disposition particulière de l'individu, donnent à la même maladie tantôt une forme aiguë et tantôt une marche chronique.

A. Ainsi la même affection, soit qu'elle provienne d'une influence épidémique, ou qu'elle résulte d'autres causes, se montrera avec un caractère aigu à cette époque de la vie où les forces vitales sont développées à leur plus haut degré, tandis qu'elle prendra une marche lente chez ce vieillard affaissé sous le poids des années où les forces de la vie, incapables de réagir contre le principe morbide, abandonnent la machine aux effets destructeurs des causes morbifiques, qui la font crouler peu à peu sans trouver presque aucune résistance.

B. Comme le cercle de la vie se parcourt avec rapidité dans les pays chauds, l'organisation s'y développant et y étant détruite dans peu de temps, les maladies s'asservissent à cette règle; les maladies fébriles y sont très-aiguës. Celles qui sont ordinairement lentes y affectent une marche active, et parcourent léurs périodes aussi rapidement que les maladies aiguës dans les pays froids.

C. La saison hâte ou ralentit à son tour le cours des maladies : elles sont plus chaudes, plus vives en été; elles se ralentissent et deviennent chroniques en automne et en hiver.

D. Une nourriture succulente, l'usage des boissons spiritueuses, une vie active et laborieuse disposent aux maladies aiguës; tandis que une nourriture grossière et relâchante, les boissons aqueuses, le repos et l'inaction favorisent le développement des chroniques.

E. Le tempérament lymphatique imprime le sceau de lenteur à toutes les maladies de quelque nature qu'elles soient. Les tempéramens sanguin et bilieux leur donnent au contraire une marche active.

F. Les causes extérieures, et surtout les stimulus qui allument les maladies inflammatoires influent aussi d'une manière prononcée sur le cours des maladies sans rien changer à leur nature. Nous répéterons ici ce que nous avons dit ailleurs, que celles qui agissent tout-à-coup et qui produisent des changemens brusques, développent ordinairement des affections vives, tandis que les mêmes causes agissant plus lentement produisent des maladies chroniques.

Des symptômes cruels, un trouble extraordinaire dans l'économie animale, enfin une mala-

die des plus aiguës, sont le résultat d'un poison
âcre, pris à haute dose et en une seule fois. Une
dose moindre et avalée par intervalles ne produit que des symptômes peu alarmans; les sympathies organiques ne sont point éveillées par son action; le trouble dans l'économie est peu sensible;
on ne voit éclore, en un mot, qu'une affection
chronique.

Frappé de ces phénomènes, un médecin écossais, nommé Gilchrist, pensait que ces deux classes
de maladies (les aiguës et les chroniques) ne
diffèrent pas beaucoup entr'elles, et que leur
différence n'existe que dans leur marche et non
dans leur nature. Voilà pourquoi, disait-il, les aiguës dégénèrent souvent en chroniques, et celles-
ci sont souvent guéries par des affections aiguës.
Voilà pourquoi, disait-il encore, les secousses fébriles produites par la nature ou suscitées par l'art
deviennent utiles dans les maladies de longue durée.

Le docteur Pujol (*OEuvres div. Infl. chroniques*)
partageait l'opinion du médecin écossais, et ne
trouvait aucune différence essentielle entre les
maladies vives et les affections lentes, attendu
qu'un traitement actif qui développe la fièvre
abrège la durée des chroniques, et les rend par
ce moyen semblables en tout aux affections aiguës.

Le célèbre professeur de Montpellier, Dumas,
était entièrement de l'avis de ces auteurs lorsqu'il
travaillait à son ouvrage sur l'utilité de la fièvre,

couronné par l'ancienne Société royale de Médecine de Paris. Ce médecin s'expliquait alors d'une
manière tranchante en disant que : « Chaque ma-
» ladie peut marcher avec vitesse et se produire
» sous une forme aiguë, ou bien qu'elle peut s'é-
» tablir d'une manière lente et chronique,
» sans qu'elle cesse pour cela d'être essentielle-
» ment et foncièrement la même, et que la dis-
» tinction établie entre ces deux ordres de mala-
» dies n'est d'aucune utilité pour le médecin pra-
» ticien, qui doit placer dans la même classe
» toutes les maladies susceptibles de céder au
» même traitement. » Cependant l'excellent ouvrage sur la doctrine générale des maladies chroniques sorti de la plume de cet auteur prouve
qu'en composant ce dernier traité, il avait changé d'opinion, et quoiqu'il reconnût beaucoup de
rapports entre ces deux classes de maux, il y trouvait également des différences essentielles qui en
supposent dans leur nature, et qui doivent faire
modifier leur traitement.

En effet, que l'on compare l'une de ces maladies
qui figurent depuis long-temps dans la classe des
fièvres essentielles, dont l'influence se fait sentir
dans tous les systèmes de l'économie animale, et
que l'on fait dépendre aujourd'hui d'une phlegmasie de la muqueuse gastrique ou de tel autre
tissu organique; que l'on compare, dis-je, ces
maladies avec quelqu'une des innombrables affections du vice scrofuleux, on verra d'un côté tous

les appareils organiques se prêter leurs efforts pour faire cesser dans un temps déterminé l'état pathologique aigu qui en résulte; on verra s'évacuer par quelque organe excrétoire le produit d'un travail actif et continu, et cette évacuation amener la solution de la maladie. Ce concours d'efforts qui dérive des lois de l'organisation animale ou de la nature, selon le langage vulgaire des médecins, suffit pour terminer une maladie grave. Ce n'est que lorsque ces efforts sont trop violens et qu'ils peuvent amener des résultats fâcheux, que le médecin, en les modérant, devient utile. Il le devient encore lorsque les forces vitales étant affaiblies par des causes antérieures ou par la gravité de la cause morbide, il cherche à aiguillonner le principe de la vie et à ranimer ses efforts languissans.

Il n'en est pas de même des maux chroniques dont nous venons de parler. La cause morbide agit peu à peu; elle attaque les tissus, y fomente des altérations graves; elle y jette les semences des maux organiques. La nature est presque insensible à son action; la réaction vitale n'a pas lieu; si elle s'établit ce n'est quelong-temps après et lorsque le mal, parvenu à sa dernière période, sa présence devient plus nuisible qu'utile. Le médecin, en étudiant ces maladies, peut les prévenir par les secours de l'hygiène et des médicamens. Il peut les combattre avec efficacité lorsqu'elles sont développées, et si l'affection organique est bien déclarée, il peut l'atteindre encore avec l'instrument tranchant lorsque le mal est accessible aux opérations chirurgicales.

Ainsi, dans une maladie fébrile aiguë, c'est la nature qui fait à-peu-près tous les frais; l'art du médecin ne consiste qu'à la seconder. Dans les maladies chroniques le médecin fait la grande portion du travail, et la nature ne fait souvent rien ou peu de chose. Or, n'y eût-il que cette différence entre les maladies aiguës et les chroniques, elle serait suffisante pour les distinguer et pour sentir l'utilité de cette distinction.

Il est vrai que les ressources de la médecine sont souvent en défaut dans la plupart des maladies lentes, et que tous ses efforts ne produisent souvent pas plus d'effet que ceux de la nature. Mais les moyens prophylactiques et les secours de l'hygiène trouvent une heureuse place dans le traitement de ces maladies. Dans les aiguës, au contraire, ils ne servent de rien, excepté dans certaines affections contagieuses où de pareils secours empêchent leur propagation.

Ne trouvera-t-on aucune différence essentielle entre une maladie épidémique où les forces de la vie réagissent avec une grande activité, et une névrose telle que l'épilepsie, dont les causes sont si variées et qui offre souvent un caractère héréditaire ?

La première aura une marche fixe, ses périodes s'achèveront dans un nombre de jours déterminé;

la nature, en mettant en œuvre le système artériel, la fera disparaître presque toute seule ; la solution s'effectuera par quelque évacuation critique, après laquelle, si elle est suffisante, l'équilibre renaîtra dans les organes.

Quelle différence dans la marche d'une épilepsie dont la durée ne saurait avoir de limites, où l'on voit, dans un intervalle bien court, le malade, prêt à rendre le dernier soupir, se livrer un instant après à ses travaux habituels, prendre une nourriture suffisante, et jouir en apparence de tous les attributs de la santé ! Dans cette cruelle affection, la nature ne fait rien pour la détruire, excepté aux époques où l'économie animale subit quelque grande révolution. Le mal doit être combattu au plus tôt par le médecin ; il ne doit point attendre le fruit d'un travail critique, s'il ne veut pas le voir s'aggraver par le seul effet de l'habitude. C'est ici que les moyens préservatifs peuvent être efficaces, et les secours de l'hygiène de la plus grande utilité.

Si ces maladies présentent un contraste si frappant, si les voies de solution sont si différentes, si les moyens pour les combattre avantageusement varient d'une manière si marquée, il est évident qu'elles doivent être distinguées les unes des autres.

On ne peut appliquer à ces maux chroniques les rapports que nous avons reconnus entre les maladies aiguës et les affections lentes. Ce n'est

pas de ces espèces d'affections que l'on peut dire
avec les auteurs cités, que les circonstances du
temps qu'emploient les maladies dans leur cours
ne changent rien à leur nature essentielle; ou, avec
d'autres médecins, que plus ou moins de jours,
plus ou moins de semaines ne font rien à une maladie (1).

Mais après avoir signalé les rapports que présentent les affections aiguës et les maladies lentes, et
qui sont tels que la plupart de ces dernières pourraient figurer dans la classe des affections vives;
après avoir montré les différences générales que
l'on peut trouver dans leur comparaison, exami-
nons actuellement les autres caractères distinctifs
qui servent à les séparer et à en faire deux classes
de maladies.

1°. Le premier est la marche lente des maladies chroniques, et par conséquent le long intervalle qu'elles mettent à parcourir leurs périodes.
C'est le seul caractère qui a fait distinguer aux
anciens médecins ces deux ordres de maladies;
caractère insuffisant sans doute, puisque cette
circonstance ne change point leur nature et n'exige
pas des remèdes différens. Ajoutez à ce trait distinctif celui de développer peu de symptômes dans
leur cours et peu de variation dans les phénomènes qu'elles présentent. Elles offrent un danger
moindre dans le principe, parce que les fonctions

---

(1) *Journal général de Médecine,* tom. XLV, pag. 214.

organiques ne deviennent gravement lésées qu'a-
vec le temps et lorsque le mal a fait beaucoup de
progrès ; mais ce danger va toujours en augmentant à mesure que la maladie se prolonge. L'é-
puisement et les altérations organiques portent
alors une atteinte mortelle aux puissances conser-
vatrices de la vie.

2°. Une seconde différence entre les maux aigus et les chroniques, c'est la réaction vitale ou
la fièvre : elle fait un caractère essentiel des premiers ; elle les accompagne presque toujours lorsque la maladie n'est pas mortelle dans les premiers instans, et que la nature a le temps de la
développer pour réagir contre le principe morbide. Or, cette réaction s'observe infiniment moins
dans les maladies longues ; et lorsqu'elle se déclare, c'est pour faire changer d'une manière
utile ou pernicieuse la nature du mal et le faire
passer à l'état aigu, ou bien ce n'est qu'une réaction faible, languissante qui épuise les forces ou
augmente les causes qui doivent rendre la maladie mortelle.

3°. L'absence ou du moins la rareté de la fièvre
dans les maladies chroniques est cause d'une troisième différence essentielle entre ces maux et les
affections aiguës. La réaction vitale étant l'instrument nécessaire aux actes conservateurs de la
nature, et par conséquent aux coctions et aux crises,
il arrive que ces actes s'observent beaucoup moins
dans les maladies chroniques ; de là la lenteur de

ces maladies et leur solution si souvent funeste;
tandis que les coctions et les crises forment l'un
des caractères particuliers des affections vives, et
le moyen le plus ordinaire de leurs terminaisons,
lors surtout que la nature n'est pas troublée dans
sa marche par une méthode perturbatrice.

4°. Les maladies chroniques ont ordinairement
leur siége dans des systèmes d'organes dont la
lésion ne produit que des changemens insensibles dans l'économie animale, dont les fonctions
s'exécutent avec lenteur, et dont l'altération empêche ou ralentit les efforts conservateurs de la
nature. Le siége de ces maux est plus local, fixé
ordinairement dans un organe, et à l'abri des
actes salutaires de coction et de crise. Cette loca-
lisation fait que les phénomènes morbides sont
plus bornés et moins violens, et les sympathiques
en plus petit nombre.

5°. Les causes qui produisent les maladies aiguës et les affections lentes forment encore une
différence notable entre ces maladies. Les premières sont ordinairement le résultat des constitutions médicales, des changemens des saisons,
des influences épidémiques ou de la température
de l'atmosphère, et de toutes les causes actives qui
opèrent des changemens brusques dans l'économie animale; tandis que les chroniques dépendent des causes qui agissent lentement, qui sont
le fruit des vices spécifiques, d'une influence
héréditaire, et des agens qui se rapportent aux

six choses appelées si mal à propos *non natu-*
relles.

6°. Une sixième différence enfin, et qui produit
souvent la plupart de celles que nous avons si-
gnalées, est le peu d'activité des forces vitales, et
leur insuffisance pour réagir contre les causes
nombreuses qui fomentent les maladies chroniques. Cet affaiblissement des forces vitales étant
cause que les coctions et les crises n'ont pas lieu,
ces sortes de maladies se prolongent d'une manière indéfinie jusqu'à ce que l'altération des organes et la chute totale des forces amènent un
dénoûment tragique.

Cette circonstance nous explique pourquoi les
maladies chroniques choisissent pour victimes les
constitutions faibles et épuisées par des causes
quelconques ; pourquoi l'enfance et la vieillesse
en sont plutôt tourmentées, et pourquoi enfin elles
se développent à la suite d'affections vives lorsque
des causes débilitantes ont troublé les efforts critiques de la nature.

On ne peut se dissimuler que la différence la
plus essentielle entre ces deux classes de maladies ne résulte de l'état fébrile ou de la réaction
du système artériel contre la cause morbifique
quelle qu'elle soit. Celles où cette réaction est
libre et à un degré convenable se terminent plus
promptement et d'une manière heureuse ; et celles
où elle est trop forte ou trop faible , contrariée
par des symptômes nerveux, ou retardée par l'af-

faiblissement des forces vitales ou par le siége du mal qui élude les efforts conservateurs ; les crises s'observent moins, les maladies sont plus longues, plus dangereuses et plus sujettes aux rechutes. Enfin les chroniques, dont le cours est abrégé d'une manière favorable, sont encore celles où cette réaction fébrile se développe et agit d'une manière efficace.

Sans doute que la nature a une infinité de moyens pour effectuer la coction et les crises des maladies, comme on le voit dans certaines affections lentes qui se jugent par des hémorrhagies, des flux séreux, des éruptions croûteuses ou des dépôts purulens, sans que la réaction vitale contribue beaucoup à de pareilles solutions ; mais d'ordinaire le système artériel est l'instrument de la fièvre, et conséquemment des actes de coction et de crise ; et c'est l'absence ou la présence de cctte agitation fébrile qui doit faire espérer ou non le fruit d'une crise quelconque.

D'après cela, on voit que les différences qui existent entre les aiguës et les chroniques seront d'autant plus tranchantes, que le développement des forces vitales sera moins facile et empêché par des causes plus ou moins nombreuses. Ainsi dans une maladie chronique où la faiblesse de la constitution sera manifeste, où des causes débilitantes qui auront agi long-temps sur un malade atteint d'une affection lente auront amené un épuisement radical, où le siége du mal dans des ap-

pareils organiques qui contrarient le développement de la fièvre, ou dans un organe isolé avec
altération de son tissu, s'opposent à l'effervescence
fébrile et à ses salutaires effets, où le mal enfin
affectera toute l'économie animale à la suite d'une
influence héréditaire favorisée par toutes les causes
qui auront agi sur les solides et les fluides; dans
tous ces cas, l'excitation fébrile sera tout-à-fait
impuissante, et la maladie chronique réunira toutes
les différences qui peuvent séparer les maladies
lentes des aiguës.

Une maladie chronique offrira au contraire tous
les rapports que nous avons trouvés entre ces deux
classes de maladies, si dans une affection épidémique quelconque le mal essentiellement le même
se montre sous une forme aiguë chez les uns et
sous une forme chronique chez les autres, et si
cette dernière forme tient à une cause légère, telle
que l'âge, le tempérament, et autres circonstances
qui se lient ordinairement à des causes débilitantes.
En pareille circonstance, il n'y aura de différence
entre la maladie aiguë et l'affection lente dépendant de la même épidémie que dans la marche de
l'une et de l'autre. A part cette différence, la
cause sera la même et le mal cédera au même traitement.

Or, voilà les véritables rapports entre les aiguës
et les chroniques. Les effets de l'épidémie, qui consistent ordinairement en des phlegmasies, des affections bilieuses, muqueuses ou nerveuses, peu-

vent être combattus avec avantage par le médecin. Ces états ne sont point des altérations dans
l'économie animale qu'on ne puisse dissiper, même
sans le secours de la réaction vitale , laquelle
néanmoins est toujours très-utile pour hâter leur
terminaison.

Pour concilier l'opinion des médecins, dont les
uns pensent que les différences des maladies aiguës et des chroniques sont insuffisantes pour séparer ces deux classes de maladies, et les autres,
au contraire , sont persuadés qu'elles diffèrent sous
un nombre de rapports qui méritent une distinction , il faut nécessairement diviser les maladies
chroniques en plusieurs classes , ranger dans la
première toutes les maladies lentes qui ont le plus
de rapport et d'analogie avec les affections aiguës,
et dans la dernière tous les maux chroniques qui
réunissent tous les caractères distinctifs que nous
avons signalés. Il faudra ajouter à ces deux classes,
qui forment deux points de départ, deux autres in-
termédiaires dont la première offrira le plus de
points de contact avec celle qui précède, et l'autre
le plus de rapport avec la dernière des maladies
chroniques, c'est-à-dire celle qui s'éloignera le
plus du caractère des maladies aiguës.

Nous ferons entrer dans la première classe de
maladies chroniques celles qui sont le produit des
constitutions médicales , des influences épidémiques, du changement des saisons et des températures de l'atmosphère. Quoique ces causes engen-

drent ordinairement des maladies aiguës, elles en produisent néanmoins des chroniques qui conservent les mêmes caractères que les aiguës ; leur nature est absolument la même , elles réclament aussi les mêmes moyens curatifs. La seule différence qui existe entre elles tient seulement à la marche plus lente des chroniques , au défaut de développement des forces vitales , développement qui est entravé par des causes légères que le médecin peut combattre avec avantage ; développement enfin qui peut être aussi suscité par d'autres causes également peu actives.

C'est dans cette classe que nous trouvons presque tous les rapports qui rapprochent les maladies lentes des affections vives. C'est dans les livres des Epidémies du père de la médecine que nous voyons nombre de maladies aiguës devenir chroniques par leur prolongement sans changer de nature, et ne se terminer qu'au quarantième, au soixantième et même au cent-vingtième jour. C'est encore le père de la médecine qui nous offre dans son épidémie qu'il appelle *pestilentielle*, des maladies aiguës et des affections chroniques qui avaient le même caractère, qui dépendaient directement de cette constitution épidémique, et qui devaient être traitées de la même manière.

Sydenham avait observé des maladies inflammatoires épidémiques qui, se prolongeant pendant des années, demandaient pourtant, sous cette forme lente, les saignées , les remèdes anti-phlogistiques, et autres moyens qui guérissaient ces phlegmasies à l'état aigu.

Les auteurs qui ont donné des descriptions d'épidémies, soit inflammatoires, bilieuses, muqueuses ou nerveuses, parlent d'affections chroniques sans fièvre qui se manifestaient pendant le règne de ces épidémies, dont le caractère n'offrait aucune différence à l'état chronique comme à l'état aigu, et qui exigeait la même méthode de traitement sous quelque forme qu'elles se présentassent. Nous aurons occasion de revenir sur ces faits lorsque nous nous occuperons des maladies qui composent cette classe.

Enfin la plupart des rapports et analogies entre les maladies lentes et les aiguës, signalés par Dumas dans sa Doctrine générale des maladies chroniques, sont puisés dans les différentes épidémies décrites par les auteurs, dans lesquelles les formes aiguës ou lentes se montraient en même temps sans que le caractère et la nature de la maladie en fussent changés.

Nous comprenons dans cette première classe, nonseulement toutes les affections chroniques qui sont directement produites par les constitutions médicales ou épidémiques, et qui par conséquent dépendent d'une cause commune aux maladies aiguës qui se développent sous l'influence de ces constitutions, mais encore les maladies lentes, de quelque nature qu'elles soient, formées avant l'apparition de l'épidémie, et qui sont tellement influencées par elle, qu'ayant résisté auparavant aux traitemens les plus méthodiques, deviennent curables, et guérissent principalement par l'usage des remèdes appropriés à l'épidémie régnante. Nous trouvons dans les auteurs nombre d'exemples de maladies les plus chroniques et d'un caractère très-grave, qui, réfractaires aux remèdes les mieux indiqués contre ces affections, ont complètement cédé à ceux qui combattaient avec succès la maladie épidémique.

La seconde classe renfermera les maladies chroniques qui ne tiennent point aux constitutions médicales ni aux influences épidémiques, et qui sont produites par d'autres causes, telles que la nourriture, les eaux, les passions, les arts et métiers ; les vices spécifiques, comme le scrofuleux, le vénérien, le goutteux rhumatismal et autres, sans qu'il en soit encore résulté des maladies organiques. Elle comprendra encore les maladies dépendantes de l'âge, du sexe, du tempérament, ou produites par les agens extérieurs qui exercent une influence plus ou moins grande sur l'économie animale.

Si dans les maladies chroniques qui proviennent des épidémies ou des constitutions médicales, les changemens survenus dans l'économie vivante peuvent être combattus avec avantage, à cause qu'ils n'ont pas amené des altérations profondes dans le système qui empêchent la réaction vitale ou les médications qui suppléent à cette réaction, il n'en est pas de même dans la classe actuelle ; ici

les causes des maladies chroniques ont agi plus
long-temps ; leur impression est plus forte dans
l'économie ; les changemens dans les solides et les
fluides sont plus considérables ; la réaction vitale
a moins de prise ; la faiblesse de la nature est plus
grande, comme par exemple, dans les chroniques,
à la suite des aigües. D'ailleurs, ces maux peuvent
se rapporter à des vices spécifiques, dont le principal effet est d'affaiblir encore la constitution ; ou
bien à des causes qui agissent avec moins d'activité
que les influences épidémiques, et qui, éveillant
moins les sympathies des organes, exercent une
action plus profonde dans le système, et produisent des changemens qui résistent davantage aux
efforts conservateurs de la nature. D'une autre
part, ces causes affaiblissant de plus en plus la
constitution, la nature a moins de vigueur pour
réagir contre elles, et ne peut effectuer les actes
salutaires de coction et de crise. Voilà donc que
les rapports de cette seconde classe de maladies
avec les aigües diminuent d'une manière évidente;
et quoique certaines causes qui produisent les unes
et les autres soient encore les mêmes, néanmoins
elles s'éloignent davantage du caractère aigu que
celles de la classe qui précède.

Les maladies organiques formeront la troisième
classe. Ici on n'observe plus des rapports avec les
aigües, et la raison en est que les révolutions critiques n'y peuvent avoir lieu. La réaction vitale
ne peut s'y effectuer à cause de la faiblesse qui ac-

compagne ces maladies, qui dépendent presque toujours d'un vice qui attaque le tissu des organes et exerce une action débilitante dans l'économie; et quand même le vice qui agit sur les tissus et les désorganise n'aurait pas cette propriété, quelle action pourraient exercer les forces vitales contre une dégénérescence organique pour amener une solution critique? Aussi toutes les fois que la fièvre existe dans ces affections elle augmente l'état morbide, hâte la désorganisation des parties lésées; produit une altération des fluides et l'épuisement des forces : toutes ces causes réunies accélèrent l'époque fatale.

Or, les altérations et dégénérescences organiques sont le seul apanage des maladies lentes. Si on les observe quelquefois dans les aigües, elles sont le produit d'un effort violent, qui en donnant bientôt la mort, ne constitue ni maladie aigüe ni maladie chronique.

La quatrième classe sera formée des maladies héréditaires. Ces affections sont toujours chroniques, ainsi que nous le prouverons dans la suite; elles n'admettent pas plus que les précédentes les révolutions critiques, parce que les causes qui les produisent, outre qu'elles sont très-anciennes, puisqu'elles ont agi lors même de l'organisation, dépendent d'un état du système qui ne peut être changé. Ce n'est qu'après un laps de temps considérable qu'il peut subir quelque modification, et encore celle-ci ne peut être produite par les ef-

forts du système artériel, qui est l'agent de la nature dans les maladies aigües. Conséquemment
l'action vitale ne peut rien contre ces maladies, si
vous en exceptez l'époque de la puberté, où il se
manifeste un accroissement d'énergie de ce système, qui diminue considérablement l'activité de
certains maux de famille.

D'après cela, trois causes principales empêchent la réaction vitale et les révolutions critiques
dans ces maladies. La première se déduit de la
faiblesse radicale de la constitution produite par
le vice lymphatique, qui est, ainsi que nous le prouverons en traitant de ces affections, la cause la plus
générale des maux héréditaires.

La seconde est la nature de ces maladies qui,
tenant à l'organisation et aux principes constituans
qui la forment, est par cela même hors de l'influence de la réaction vitale qui produit les actes
critiques.

La troisième consiste en ce qu'une maladie est
d'autant plus difficile à détruire que les principes
qui ont contribué à la former sont plus anciens,
qu'ils ont agi plus profondément dans l'économie
vivante, et que l'habitude a neutralisé et rendu
impuissans les effets naturels qui tendent à la dissiper.

Or, toutes ces circonstances se rencontrent dans
les maux héréditaires : aussi sont-ils regardés
comme les maladies chroniques les plus opiniâtres, comme celles qui se jouent de toutes les mé-

thodes de traitement. S'il arrive quelquefois que la nature parvienne à les modifier au point de faire croire à une guérison radicale, ce n'est pas pour un temps bien long. La cause la plus légère suffit pour les renouveler, et pour leur faire prendre tout l'appareil destructeur qu'elles montraient auparavant.

CLASSE PREMIÈRE.

MALADIES CHRONIQUES DÉPENDANT DES CONSTITUTIONS MÉDICALES, DES ÉPIDÉMIES OU DES INFLUENCES DE L'ATMOSPHÈRE.

CHAPITRE PREMIER.

Phlegmasies.

Toute phlegmasie aiguë ou chronique suppose d'abord un stimulus, de quelque nature qu'il soit, qui irrite une partie du corps animé, et ensuite la réaction vitale qui agit sur la partie souffrante, y appelle les fluides et principalement le sang, et y produit tous les phénomènes de l'inflammation. Celle-ci varie suivant la forcedu stimulus, la sensibilité de la partie lésée et le degré d'irritabilité de l'individu qui éprouve la phlegmasie.

L'aiguillon inflammatoire qui vient de l'influence de l'air, des constitutions épidémiques ou du cours des saisons, peut donner naissance à des péripneumonies, des pleurésies, des dysenteries, ophthalmies, catarrhes, rhumatismes et autres maladies inflammatoires. Il peut produire des phlegmasies aiguës ou chroniques, suivant la disposition des sujets, ou suivant d'autres causes que l'on ne peut apprécier. Mais la nature de ces maladies, qu'elles soient aiguës ou lentes, se trouve la même, parce que le stimulus est aussi le même, et les effets qui en résultent parfaitement semblables.

Cet aiguillon n'existe plus une fois que les inflammations (aiguës ou lentes) qu'il produit sont bien formées. L'art ne peut que combattre les désordres qu'il produit au moyen des saignées, des relâchans, des tempérans, etc., etc., puisqu'il ne peut atteindre la cause qui a développé les phlegmasies. Il n'en est pas de même des inflammations qui sont le résultat des vices spécifiques, tels que le vénérien, scrofuleux, rhumatismal et autres semblables. En pareille circonstance l'inflammation n'est qu'une complication ou un épiphénomène qui est ajouté aux effets du vice. L'art doit combattre celui-ci comme la cause de tous les désordres parmi lesquels l'inflammation est du nombre. Voilà donc une différence bien essentielle entre une maladie inflammatoire épidémique ou dépendant des variations de l'atmosphère, et celle qui est le produit d'un vice spécifique quelconque. Ajoutez à cette différence, qui exige une grande modification dans le traitement, celle qui tient à la débilité qu'un pareil vice introduit dans l'économie animale, et qui demande à son tour une modification dans la méthode anti-phlogistique.

Prenons pour exemple une ophthalmie épidémique et une ophthalmie scrofuleuse ou vénérienne.

Les saignées et le régime anti-phlogistique suffiront pour la première; dans le deuxième cas, les
saignées ne feront qu'une faible partie du traitement; et quelquefois, au lieu de saignées, il faudra des toniques et des astringens sur la partie
enflammée.

Les phlegmasies sont des maladies qui ont ordinairement un caractère aigu, parce qu'elles attaquent les personnes robustes dont le sang est
riche en fibrine; elles se manifestent sous l'influence des constitutions sèches et froides de l'atmosphère, et sont ordinairement le produit de
toutes les circonstances qui développent les affections vives. Néanmoins, cet ordre de maladies
peut s'offrir avec une marche lente, pendant le
règne des phlegmasies aiguës et sous l'influence
des mêmes constitutions qui produisent les unes
et les autres; et tout comme ces inflammations à
l'état aigu peuvent atteindre tous les tissus organiques, de même les phlegmasies lentes peuvent
avoir leur siége dans tous les organes, et y porter
les mêmes altérations que les inflammations vives;
et véritablement alors la nature de ces maladies
est parfaitement la même, leurs rapports se confondent entièrement, parce qu'elles tiennent à la
même source, et que le traitement qui doit les combattre repose sur les mêmes moyens curatifs.

C'est dans ces sortes de maladies que la circonstance de mettre un peu plus ou moins de temps
dans leur cours ne change rien à leur caractère;

c'est dans ces cas que Gilchrist aurait eu raison de dire qu'il n'y a point de différence essentielle entre les aiguës et les chroniques.

SECTION PREMIÈRE.

Phlegmasies chroniques des viscères ou du tissu parenchymateux.

Les constitutions atmosphériques sèches et froides, la saison du printemps, un air sec et froid engendrent ordinairement les inflammations des viscères avec une marche aiguë. Cependant sous les mêmes influences on voit se développer des phlegmasies chroniques dans différens organes internes. Nous avons dit dans notre Mémoire sur les maladies-lentes (pag. 26) que nous avions observé pendant le règne d'épidémies inflammatoires qui produisent des pleurésies et des fluxions de poitrine graves, des phthisies qui offraient le même caractère, dont la marche était plus active que celle des autres espèces de pulmonies, et qui demandaient tout l'appareil anti-phlogistique.

Les phthisies inflammatoires observées par Dehaën et Stoll à la suite de péripneumonies aiguës entrent également dans la même classe. Ce dernier auteur avait observé, en 1776, la pleurésie et péripneumonie chroniques bien plus fréquemment que dans d'autres époques, et elles dépendaient sans doute d'une influence atmosphérique.

La marche de cette inflammation était lente, et dégénérait en phthisie où se changeait en péripneumonie aiguë. Dans l'un et l'autre cas, les saignées, les mucilagineux, les tempérans, enfin tous les moyens propres aux inflammations, en étaient les véritables remèdes. Les toniques, au contraire, et les stimulans quelconques étaient meurtriers. (Stoll, *Rat. Med.* tom. I, pag. 73.)

Ici viennent se placer naturellement les péripneumonies chroniques du docteur Broussais, qu'il décrit dans le même chapitre que le catarrhe. Nous devons y faire figurer surtout celles qui étaient le produit d'une épidémie de fièvre intermittente, ou de l'action de l'air froid qui troublait les fonctions de l'organe de la peau et amenait la surcharge du poumon. Ces inflammations se terminaient par l'hépatisation ou l'induration rouge de ce viscère. Cet auteur a observé que les causes débilitantes, de quelque nature qu'elles fussent, faisaient dégénérer les péripneumonies et catarrhes aigus en péripneumonies et catarrhes chroniques. « Il m'a semblé, dit-il, que les hommes les plus » heureusement constitués peuvent devenir les » victimes de cette maladie (l'induration chroni- » que), lorsqu'étant dans un état de faiblesse ils » sont attaqués d'une inflammation de l'organe » pulmonaire. » (*Phlegm. chron.,* tom. Ier, p. 106 et 139.)

Quoique la péripneumonie chronique soit la plus fréquente des phlegmasies des viscères dépendant des constitutions médicales, cependant on observe quelquefois des inflammations lentes d'autres viscères que l'on doit rapporter aux mêmes influences. Pareille inflammation peut avoir son siége dans le cerveau : ainsi, sans vouloir décider si le docteur Home a eu raison d'avancer que la cause de la fièvre lente nerveuse, fièvre qui est souvent le résultat des constitutions atmosphériques et épidémiques, est une inflammation de ce viscère, ou si cette inflammation est plutôt l'effet que la cause de cette fièvre, il n'en est pas moins vrai que cette phlegmasie peut exister en pareil cas, puisqu'on a vu dans les cadavres qui ont succombé à cette maladie le cerveau rempli de pus. Willis avait observé pareille chose. Nous pouvons ajouter aux faits connus sur cette matière l'observation d'un enfant de trois ans qui avait éprouvé une fièvre semblable de laquelle il paraissait se remettre. Néanmoins il survint au bout de deux mois un écoulement purulent par une oreille avec des symptômes d'affection cérébrale; les parties environnantes de cet organe étaient enflées. Le petit malade succomba après avoir essuyé les symptômes d'un épanchement dans le cerveau, tels que regard fixe, hébêtement, dilatation des pupilles, assoupissement, mouvemens convulsifs, état apoplectique.

Que nous admettions ou non que l'inflammation du cerveau est la principale cause des fièvres lentes nerveuses, il est toujours vrai de dire que cette phlegmasie est, en pareille circonstance, de nature chronique, qu'elle coexiste souvent avec cette fièvre, et que cette complication se remarque sous l'influence des constitutions épidémiques. On trouve dans l'ancien *Journal de médecine* (t. VIII, pag 275) la description d'une maladie nerveuse avec une marche lente et insidieuse, et inflammation sourde du cerveau, dont la terminaison était funeste si elle n'était pas combattue à temps par des saignées abondantes et révulsives.

SECTION II.

Phlegmasies des Membranes muqueuses.

Ces sortes d'inflammations sont les plus communes. Les épidémies catarrhales qui attaquent la muqueuse des bronches, de la trachée, du tube intestinal en fournissent un bon nombre d'exemples. Le catarrhe a une très-grande propension à passer de l'état aigu à l'état chronique, et ce mode inflammatoirc chronique est très-commun pendant le règne de certaines épidémies. Le croup, qui est une inflammation de la muqueuse du larynx et de la trachée, des plus aiguës, puisqu'elle peut tuer en quelques heures, peut se présenter sous l'influence des constitutions catarrhales sous une forme chronique, ainsi que le docteur Valentin en fournit quantité d'exemples. (*Rech. hist. et prat. sur le Croup.*)

Nous pouvons considérer la coqueluche comme

une phlegmasie chronique de la muqueuse des voies aériennes. Cette maladie a ordinairement une marche très-lente, et quoique son caractère paraisse beaucoup nerveux et spasmodique, elle revêt néanmoins la plupart des formes des affections catarrhales.

Parmi les affections chroniques et inflammatoires de la muqueuse du tube digestif tenant aux influences épidémiques, nous pouvons rapporter la dysenterie épidémique décrite par Sydenham, qui affectait tantôt une marche aiguë, et tantôt une forme chronique. Le traitement appelé anti-phlogistique réussissait dans les deux cas, quelle que fût la marche de la maladie. Le même auteur avait observé en 1668 une diarrhée chronique sans fièvre, entretenue par un principe inflammatoire épidémique qui cédait aux mêmes remèdes que l'épidémie, laquelle se montrait ordinairement avec un caractère aigu.

Avant que les travaux du célèbre Bichat sur la différence des tissus organiques, et particulièrement sur les membranes, eussent fait connaître que le catarrhe simple, quel que soit son siége, est une véritable inflammation d'une membrane muqueuse, le fameux Pringle (*Mal. des arm.*, part. III, chap. III) avait déjà prononcé, en s'étayant de l'expérience et de l'observation, que le rhume est une véritable phlegmasie quoique légère, et que tout rhume qui se prolonge est un commencement de phthisie. Cette vérité reconnue par tant de médecins, ainsi que nous le verrons dans la suite, a été contestée par le docteur Bayle, qui pense que l'on a confondu le catarrhe chronique avec la phthisie pulmonaire, et que cette dernière n'est point la suite du catarrhe ou du rhume ; mais que l'on a pris le développement de la phthisie pour un rhume négligé.

Pendant le règne de simples rhumes ou de catarrhes pulmonaires qui sont épidémiques et dont la marche est ordinairement lente, on voit régner en même temps des esquinancies, des péripneumonies, pleurésies, ou des maladies aiguës qui ne diffèrent des catarrhes simples que par une marche plus active et un danger plus pressant par rapport à l'extension et à la gravité de la maladie.

SECTION III.

Phlegmasies des Membranes séreuses.

Rien de plus connu aujourd'hui, d'après les recherches des modernes, que les inflammations du tissu séreux, à l'état aigu comme à l'état chronique.

Tout le monde connaît la description de la pleurésie latente de Baglivi, qui est une inflammation chronique de la plèvre accompagnée souvent de péripneumonie.

Baillou, en 1570, avait observé des pleurésies qui se prolongeaient et devenaient chroniques sans changer de nature. Van - Swieten (*Aph. comm.* *in Boerh.*, § 1210), reconnaît cette espèce de pleurésie avec une marche lente et chronique. Stoll (*loc. cit.*) traite dans le même chapitre de la pleurésie et péripneumonie chroniques, dépendant des constitutions médicales, et offrant les mêmes caractères que l'inflammation de la plèvre et du poumon qui marchent avec un caractère aigu. Ces maladies avec cette marche lente conduisaient à la phthisie, ou se changeaient en pleurésies ou péripneumonies aiguës.

Enfin, des auteurs plus modernes, à la tête desquels il faut placer le docteur Broussais (1), ne laissent rien à désirer sur les inflammations chroniques des membranes séreuses, tant à raison des symptômes qu'elles développent pendant la vie, que des phénomènes observés dans le tissu séreux, des épanchemens et productions organiques qu'elles laissent apercevoir à l'ouverture des cadavres.

SECTION IV.

Phlegmasies du Tissu fibreux.

Le rhumatisme aigu est une véritable phlegmasie des muscles et du tissu fibreux. Ses causes les plus générales tiennent à l'influence de l'air, des constitutions médicales et des saisons. C'est une

______

(1) *Histoire des Phlegmasies chron.*, t. 1ᵉʳ, ch. 11; t. 11, ch. 1v.

maladie sthénique qui demande tout l'appareil des remèdes anti-phlogistiques. Il diffère essentiellement du rhumatisme chronique, qui, indépendamment d'une marche lente, se manifeste après l'impression des causes débilitantes. Le froid humide, un état asthénique, quelque chose d'héréditaire donnent naissance au rhumatisme chronique. Il diffère totalement, par sa nature et par les remèdes qu'il exige, du rhumatisme aigu, qui est une phlegmasie vive des muscles et du tissu fibreux. Cependant cette même maladie peut, en se manifestant sous l'influence des constitutions atmosphériques et épidémiques, offrir une marche lente et être de même nature que le rhumatisme aigu, c'est-à-dire, une phlegmasie chronique sans asthénie, et alors son caractère est identique avec le premier. Ainsi Sydenham a observé et décrit une espèce de rhumatisme qui se prolongeait et tourmentait long-temps les malades, quoique la fièvre fût dissipée. Néanmoins le traitement qui lui convenait dans cette marche lente ne différait pas de celui qui combattait avec avantage le rhumatisme aigu. Ce traitement était entièrement basé sur les anti-phlogistiques.

CHAPITRE II.

Maladies bilieuses, ou Affections de l'Appareil hépatique.

Que l'on admette avec les anciens médecins et une partie des modernes, que la bile péchant par la quantité ou la qualité, est la cause d'un grand nombre de maladies aiguës ou chroniques ; ou que l'on reconnaisse avec la plupart des médecins d'aujourd'hui que toutes les humeurs du corps humain, au nombre desquelles se trouve la bile, qui acquièrent une prédominance dans l'état pathologique, ne doivent cette augmentation ou leur altération qu'à une affection particulière des organes sécréteurs, il n'en est pas moins vrai que les maladies dites bilieuses marchent ordinairement avec un caractère aigu quand elles ont la fièvre pour compagne, qu'elles sont assez souvent épidémiques, et qu'elles peuvent se présenter sous mille formes différentes qui peuvent les faire méconnaître. Dans tous les cas, la nature de la maladie est la même, et le traitement doit être identique.

Après les maladies inflammatoires dont la marche est ordinairement aiguë, on doit classer les affections bilieuses qui marchent aussi avec un degré d'activité qui les rapproche des phlegmasies. Mais quelle que soit la forme que revête cette classe de maux, les évacuans par le haut et par le bas, les boissons tempérantes et acidules, et ensuite les toniques pour fortifier les organes digestifs, sont les remèdes qui conviennent dans tous les cas.

Les affections bilieuses qui marchent ordinairement avec un caractère aigu, et qui dépendent des constitutions médicales et épidémiques, peuvent, pendant le règne des épidémies, affecter une forme chronique, en ne s'associant qu'à une fièvre légère ou revenant par intervalles, ou en n'offrant dans leur cours aucune sorte d'agitation fébrile. Cette forme ne change rien à leur caractère, et le traitement est à peu de chose près le même.

Finke, dans sa description de l'épidémie bilieuse qui régna dans le duché de Teklembourg, en 1778, parle d'un assez grand nombre de maladies chroniques qui se développaient pendant le règne de cette épidémie, et dont la cause était absolument la même que celle de l'affection bilieuse à l'état aigu. Cet auteur cite, au nombre de ces maladies chroniques dépendant de l'épidémie régnante, la toux bilieuse qu'il fallait distinguer de la toux catarrhale et de celle des phthisiques. Cette toux était aggravée par l'usage des sudorifiques et des adoucissans huileux. Les vomitifs, les sels neutres et les purgatifs étaient les véritables adoucissans qui en calmaient les secousses et qui la faisaient disparaître.

Cette cause bilieuse développait également l'enrouement, l'orthopnée, le sanglot, la salivation, la paralysie des membres, des hémorrhagies et la lésion des facultés intellectuelles. Les remèdes indiqués et usités contre ces sortes de maladies étaient toujours nuisibles. Le traitement réclamé par l'affection épidémique aiguë était le seul qui fût vraiment salutaire.

Tissot, dans sa lettre à Zimermann sur l'épidémie bilieuse de Lausane, observe qu'il avait vu, dans le cours de cette épidémie, des maladies lentes produites par l'influence épidémique, qui demandaient le même traitement que la pleurésie bilieuse régnante. Parmi ces afféctions chroniques, Tissot avait particulièrement remarqué des maladies de la peau, dont la cause n'était qu'un état bilieux des premières voies, des jaunisses qui cédaient à l'émétique et au petit-lait, des douleurs rhumatismales, des obstructions et des digestions dérangées, qui disparaissaient par l'usage des évacuans des premières voies. (Ann. 1765, pages 116 et 117.)

En consultant les ouvrages de Stoll, on y trouve (*Ratio. Med.*, tom. III, page 136) que des malades phrénétiques dont la cause du mal était une affection bilieuse, pouvaient devenir maniaques en se débarrassant de la fièvre, et passer ainsi d'un mal aigu à une maladie chronique. La cause agissait sympathiquement sur le cerveau, et les malades devaient être soumis dans les deux cas à un traitement anti-bilieux, pour être guéris de leur affection cérébrale.

Il cite un médecin qui avait vu des maniaques sans fièvre à la suite de phrénésie, qu'il avait guéris avec des purgatifs après l'usage d'une ou deux saignées.

Nous voyons, dans la description de la fièvre bilieuse de 1777, que nous a laissée cet auteur, que cette maladie se masquait sous différentes formes, et nombre d'entre elles affectaient une marche chronique. Telles étaient l'hémiplégie, maladie ordinairement lente, qui résistait au traitement par les saignées, et cédait au contraire à l'émétique et aux purgatifs; l'ophthalmie chronique, qu'on avait combattue inutilement avec beaucoup de remèdes, et qui n'était dissipée que par les évacuans. Tels étaient encore les coliques et les accès d'hystérie, contre lesquels les remèdes propres à évacuer la bile étaient les meilleurs anti-spasmodiques.

De pareils faits s'étaient offerts à l'observation du célèbre Sydenham en 1670, lors d'une épidémie d'un caractère bilieux. Ce médecin avait vu, pendant le cours de cette maladie épidémique, des fièvres et des dysenteries bilieuses qui se développaient en même temps qu'une diarrhée chronique d'un caractère également bilieux, et qui demandaient l'usage des mêmes remèdes.

En voilà sans doute assez pour convaincre que les affections bilieuses épidémiques ou dépendant des constitutions médicales peuvent, comme les phlegmasies qui sont dues à de pareilles causes, se développer sous une forme chronique qui ne change rien à leur caractère, et que de pareilles maladies ne diffèrent des aiguës que par leur marche. La chose n'en sera pas moins évidente pour les maladies muqueuses et nerveuses dont nous allons nous entretenir.

CHAPITRE III.

Maladies muqueuses.

Les affections muqueuses présentent dans leur caractère beaucoup de rapports avec les maladies chroniques : cependant la fièvre qui les accompagne leur donne ordinairement une forme aiguë. Les causes qui favorisent ces maladies sont la température froide et humide de l'atmosphère, de longues pluies, les saisons froides et pluvieuses ; elles attaquent de préférence les femmes et les enfans, et se développent plus particulièrement dans les endroits bas, humides et exposés aux brouillards. Leur caractère est lent ; les symptômes qu'elles présentent, légers en apparence, sont facilement remplacés par les symptômes de putridité et de malignité. Les crises sont rares et partielles, les rechutes très-fréquentes ; le tissu cellulaire, le cerveau, les glandes, et tous les organes qui tiennent au système nutritif sont principalement affectés. Tel fut le caractère de l'épidémie que nous avons observée dans l'arrondissement de Castellane, dans les derniers six mois de 1818.

Nous avons rencontré dans cette maladie tous les caractères de la fièvre muqueuse générale, tantôt dans un état de simplicité, et tantôt avec les phénomènes putrides. Les saisons avaient été inconstantes et peu régulières en 1817 ; les pluies furent très-abondantes pendant le printemps de 1818; la maladie commença à se développer vers la fin de cette saison.

Cette maladie fébrile attaquait de préférence les enfans depuis l'âge de quatre à cinq ans jusqu'à quinze, les femmes et surtout celles qui étaient mal réglées, les jeunes-gens de l'un et l'autre sexe, depuis quinze jusqu'à vingt ans. Les personnes d'un certain âge en étaient ordinairement exemptes.

La marche de la maladie était extrêmement lente ; les malades rechutaient par la plus légère imprudence et souvent sans cause apparente. La fièvre s'allumait de nouveau pour être plus grave qu'auparavant; le pouls était petit et fréquent, d'autres fois son rhythme presque naturel. On observait la prostration des forces, la pesanteur de tête, l'enflure des joues et du tissu cellulaire, des douleurs vagues dans différentes parties du corps. Cependant nul signe d'embarras gastrique; la langue était un peu blanchâtre et devenait ensuite cendrée et brunâtre ; lorsque la diarrhée existait, la tête était moins affectée. Les sueurs étaient utiles au quatorzième jour et aux époques quarténaires et septénaires.

Lorsque la maladie était simple; la diète, les

boissons amères et vineuses suffisaient pour le traitement. La moindre chose amenait la putridité; celle-ci s'annonçait par la couleur noire de la langue, le délire, la chute des forces, les déjections involontaires, et tous les symptômes qui caractérisent l'adynamie. Cette complication rendait nécessaire l'usage des excitans à la peau et à l'intérieur, tels que les vésicatoires, les sinapismes, le vin, le quinquina, l'*arnica montana*, etc.

Les caractères les plus constans de cette épidémie, qui n'offrait rien de contagieux, furent d'attaquer les femmes et les enfans, d'avoir une marche très-lente, d'affecter les systèmes nerveux, muqueux et cellulaire, et d'offrir des convalescences fort longues. Des semaines et des mois suffisaient à peine pour rétablir les malades, qui restaient long-temps maigres, pâles et décolorés, et ne reprenaient leurs forces qu'après un laps de temps considérable.

Les affections muqueuses, que Grimaud (*Cours de fièvr.*, tom. III.) confond avec les catarrhales, se présentent souvent d'une manière épidémique par l'influence des saisons et des constitutions médicales; et quoiqu'elles aient le plus grand rapport avec ces dernières, à cause de l'état asthénique qui se joint ordinairement à ces affections catarrhales, et du siége des unes et des autres, qui est dans les membranes muqueuses, elles en diffèrent néanmoins par l'état inflammatoire qui caractérise les affections catarrhales, tandis que dans les muqueuses, il y a une débilité dans les membranes et une sécrétion plus abondante, de mucosités. D'ailleurs, l'asthénie qui se joint aux catarrhes est accidentelle et ne tient pas à leur essence: cependant elle peut être assez forte pour se subordonner la phlogose, ainsi qu'on l'a observé dans nombre d'épidémies, tandis que dans les muqueuses la débilité forme l'un de leurs caractères essentiels. Cela est si vrai, que dans certaines maladies catarrhales où l'inflammation prédomine, les saignées et le traitement débilitant sont les seuls moyens à employer. L'inflammation, au contraire, marche difficilement avec l'état muqueux dans les fièvres muqueuses, parce que ces deux états semblent se détruire mutuellement. Enfin les maladies catarrhales, même asthéniques, ont toujours une marche plus rapide que les affections muqueuses; elles ont plutôt leur siége dans la membrane des fosses nasales et du canal aérien, que dans celle des voies digestives, que les fièvres muqueuses atteignent de préférence.

La fièvre muqueuse, dans son état de simplicité, peut être générale, affecter toute l'économie et principalement le système nutritif et cellulaire, ou se borner au système muqueux des voies alimentaires pour produire la fièvre muqueuse gastrique. C'est sous cette dernière forme que se présentait la fièvre décrite par Roederer et Wagler. C'est celle qu'avait remarquée principalement Plenciz pendant les constitutions médicales observées à

Praguc, et Sarcone dans l'épidémie qui avait paru à Naples.

La fièvre muqueuse dont nous avons donné une courte analyse, et qui s'offrait à notre observation en 1818, ne présentait rien de gastrique ; les vomitifs amenaient rarement des évacuations muqueuses, et les malades se tiraient aussi bien d'affaires sans l'usage des vomitifs qu'après les évacuations par le haut. Les purgatifs étaient toujours dangereux en augmentant la débilité et en contrariant les actes de la nature, qui étaient ordinairement dirigés vers la peau.

Pendant les épidémies de fièvres muqueuses générales ou gastriques, on voit se développer, comme pendant le règne d'épidémies inflammatoires et bilieuses, des affections chroniques sans fièvre dont la cause est la même que celle de l'épidémie muqueuse, et dont le traitement doit être aussi le même. Le docteur Plenciz observa, pendant la constitution médicale de l'hiver de 1781, beaucoup de maladies chroniques qui tenaient à l'influence de cette constitution et à celle de l'automne précédente. Parmi ces affections on remarquait l'anasarque, la dyspnée, la phthisie et l'ictère. Ces maladies, au lieu de céder au traitement ordinaire, ne trouvaient leur solution que dans l'usage des remèdes qui combattaient avantageusement l'épidémie.

Mais l'état chronique de cette fièvre avait été particulièrement observé par Rœderer et Wagler, ainsi qu'on le voit dans la description de ces auteurs de la fièvre muqueuse de Goettingue; ils ont même décrit deux variétés de cette épidémie avec une marche lente ou chronique. Dans la première, la maladie muqueuse se bornait à une affection des organes gastriques, accompagnée des symptômes caractéristiques de l'épidémie. Cette variété n'offrait point d'état fébrile, ou s'il se manifestait, la fièvre était légère et erratique. Cette maladie se compliquait d'ordinaire de vers dans les premières voies, et n'était point dangereuse jusqu'à ce que la fièvre s'établît, et que la maladie affectât une marche aiguë. Cette fièvre était même nécessaire pour amener une solution critique heureuse; très-souvent lorsqu'elle n'existait pas, la maladie éludait l'action des médicamens. Les crises qui jugeaient ordinairement cette affection étaient l'évacuation de matières muqueuses, des éruptions à la peau sous forme de pustules ou de petits ulcères sur cet organe. On combattait avec succès cette espèce d'affection muqueuse chronique comme les autres espèces, c'est-à-dire, par les doux vomitifs, les préparations mercurielles, le camphre, etc.

Dans la deuxième forme lente que prenait la maladie muqueuse de Goettingue, les enfans de deux à quatorze ans étaient atteints de préférence; la fièvre n'existait point, ou elle était à peine sensible; les enfans à la mamelle pris de cette variété n'étaient point sujets aux aphthes et ne rendaient point des vers. Les symptômes qui l'accompagnaient étaient encore le produit de l'affection de la muqueuse des premières voies. Le traitement ne différait point de celui approprié aux autres espèces des adultes, tant aiguës que chroniques.

La constitution épidémique décrite par Hippocrate (*de Morb. popul.*, sect. III) et les maladies qui en furent le résultat, offrent tous les traits des maladies muqueuses qui se compliquaient assez souvent d'un état ataxique ou putride. Cette maladie épidémique se présentait à l'état aigu et à l'état chronique; elle se développa à la suite d'une constitution de l'air très-pluvieuse et fort douce. Les crises étaient souvent imparfaites et très-difficiles. Le mal se prolongeait souvent d'une manière indéfinie. Le premier malade souffrit jusqu'au cent vingtième jour, et sa maladie fut mortelle. Le second alla jusqu'au quatre-vingtième, et le neuvième ne fut hors d'affaires que le cent vingtième.

Les enfans, surtout ceux qui n'avaient pas encore atteint l'époque de la puberté, étaient affectés d'un flux muqueux avec douleur et ténesme. Beaucoup de malades en périrent, nombre d'autres devinrent hydropiques et phthisiques; d'autres se traînèrent long-temps dans un état de langueur et moururent ensuite. Enfin les maux chroniques sans fièvre se manifestaient par des ulcères, des tumeurs à l'extérieur, qui suppuraient, et dont la suppuration était d'un mauvais caractère, des éruptions aux parties supérieures, aux aînes.

La lenteur dans la marche de la maladie, à l'état aigu comme à l'état chronique, l'affection du système muqueux et du tissu cellulaire, l'insuffisance des crises et le trouble dans les actes critiques, furent les principaux caractères de cette épidémie qu'Hippocrate appelle pestilentielle.

Ces faits nous autorisent à conclure que la chronicité (1) est pour ainsi dire un caractère des maladies muqueuses, lors même que la fièvre les accompagne. Ces affections sont bien plus lentes, et affectent véritablement une marche chronique quand l'état fébrile ne se joint point aux autres symptômes. Mais quelle que soit cette marche, la nature de la maladie est toujours la même, et le traitement, ainsi que nous l'avons vu dans les épidémies muqueuses citées, doit être toujours identique.

---

(1) Stoll, *Rat. Med.*, tom. III, pag. 98, s'exprime ainsi au sujet des fièvres muqueuses : *symptomata febrium pituitosarum mitiora in specie; decursus tardior et minus tumultuosus, quarundam fonctionum minor à sanitate recessus; pulsibus nempe, calor et urina parum mutatis.*

Galien, *Meth. Med.*, *lib. XII,* observe que le pouls, dans une fièvre muqueuse gastrique, est plus lent et plus rare que dans l'état de santé, même dans le fort de la maladie.

Sarcone a observé un pareil pouls, et il dit que c'est un bon signe quand il perd cette lenteur. *Voyez* GRIMAUD, *de la Fièvre pituiteuse mésentérique.*

CHAPITRE IV.

Maladies nerveuses.

Le spasme ou l'élément nerveux accompagne ordinairement les affections chroniques ; c'est une
des causes, comme nous l'avons démontré ailleurs,
qui donnent une forme lente à nombre de maladies,
parce que cet état se renouvelle par la moindre
cause et est un obstacle continuel aux solutions
critiques. Par conséquent toutes les maladies nerveuses produites par les constitutions médicales,
les températures atmosphériques et l'irrégularité
des saisons , ont pour l'ordinaire une marche lente
et une tendance à l'état chronique. Celles de cette
classe dont la marche est des plus aiguës et qu'on
appelle fièvres malignes, ataxiques ou nerveuses,
sont ordinairement dues à un principe contagieux,
à des miasmes qui introduisent subitement un désordre dans l'économie animale , et qui donnent
au mal un caractère aigu et extrêmement alar-
mant. Telles sont les diverses espèces de typhus,
la maladie des camps, des hôpitaux et des prisons,
la peste, et toutes les fièvres épidémiques, putrides ou malignes, produites par un air corrompu,
par les émanations putrides de végétaux ou d'animaux en putréfaction , ou par le rassemblement
de beaucoup d'individus.

Mais les maladies qui proviennent de l'influence

des saisons et de la variation de la température de l'air, sans que celui-ci serve de véhicule à des miasmes contagieux, et qui ont un caractère nerveux, ont en général une marche plus lente que les affections inflammatoires et bilieuses provenant des mêmes causes.

Cependant les constitutions épidémiques dépendant des altérations physiques ou occultes de l'air engendrent des fièvres graves où les symptômes nerveux sont fortement prononcés et donnent à ces maladies un caractère aigu extrêmement pernicieux. Les épidémies décrites par Hippocrate fournissent de pareilles maladies qui méritent, à juste titre, l'épithète de malignes. Mais la même cause qui produit ces sortes d'affections donne naissance à des fièvres lentes avec un caractère nerveux qui présente plus de rapports avec l'état chronique qu'avec le mode aigu. En pareille circonstance la marche lente du mal, la bénignité apparente des symptômes, le peu d'efforts critiques que fait la nature pour se débarrasser de la maladie, offrent tous les caractères des affections chroniques.

Indépendamment de ces maladies fébriles, on voit souvent régner épidémiquement des affections nerveuses sans fièvre qui dépendent des mêmes causes que les maladies fébriles nerveuses. Dans tous les cas, quel que soit le mode qu'affecte la maladie épidémique, soit qu'il soit aigu, comme dans certaines circonstances, ou qu'il soit plus lent, comme dans les fièvres lentes nerveuses, ou que sa forme soit essentiellement chronique, lorsque la maladie est totalement exempte de fièvre; dans tous les cas, dis-je, la méthode curative repose sur les mêmes moyens thérapeutiques; la principale indication consiste à corriger l'état nerveux par les remèdes appropriés, à dompter le spasme qui enraie les mouvemens salutaires de la nature, et à rétablir, autant que possible, l'ordre et la régularité dans les mouvemens vitaux.

Huxham, qui a donné une excellente description des fièvres lentes nerveuses, les attribue principalement aux constitutions de l'air. Les causes les plus ordinaires de 'ces maladies sont les pluies, les brouillards et l'humidité de l'atmosphère. Cet auteur a vu ces fièvres très-communes pendant les années 1734 et 1737, à cause de l'humidité des saisons.

Certains auteurs, et Grimaud entre autres, confondent la fièvre lente nerveuse avec la muqueuse générale. Ces deux fièvres ont, à la vérité, de grands rapports que l'on peut déduire des causes qui les produisent, des circonstances qui favorisent leur développement, et de la lenteur de leur marche; elles offrent néanmoins des différences qui se rapportent aux systèmes d'organes qu'elles attaquent. La fièvre muqueuse atteint de préférence les membranes muqueuses, les organes de la nutrition et de la lymphe; tandis que l'autre fièvre fait sentir ses effets sur le système nerveux et les organes de la sensibilité. Cette différence en introduit une essentielle dans le traitement.

Il y a, à notre avis, la même différence entre la fièvre muqueuse générale et la lente nerveuse, qu'entre la fièvre putride et l'ataxique, si l'on considère la marche de la maladie et la différence des systèmes d'organes qui sont affectés dans ces différentes fièvres. Dans l'ataxique aiguë et lente, c'est le système nerveux qui souffre. Dans les autres, la principale lésion n'existe point dans les organes de la sensibilité.

Stoll (*loc. cit.*, tom. II, pag. 23) a décrit une fièvre lente nerveuse qui régna épidémiquement pendant le printemps de 1777. Elle se rapproche beaucoup de la *muqueuse* générale; pourtant les symptômes *nerveux* y étaient assez prononcés, et l'épithète de nerveuse lui convient au moins aussi bien que celle de muqueuse. Les malades paraissaient sans fièvre, à en juger par le pouls, la chaleur et les urines. Le mal persistait dans le même état des semaines entières; la marche de la maladie était conséquemment très-lente et vraiment chronique.

Nous avons dit qu'indépendamment des fièvres lentes nerveuses, qui sont comme le passage du mode aigu au chronique, il régnait souvent, sous l'influence des constitutions médicales ou épidémiques, des affections nerveuses chroniques sans fièvre qui ont le plus grand rapport avec les maladies nerveuses hystériques et hypochondriaques.

Nous avons observé, en 1813, une épidémie de maladies nerveuses qui marchait tantôt avec la fièvre et tantôt sans aucun symptôme fébrile : conséquemment le mal se présentait sous une forme aiguë et sous une forme lente. Dans le premier cas, les malades étaient fatigués par une chaleur très-pénible qui affectait tantôt la poitrine et d'autres fois les autres parties du corps; le pouls offrait des variations infinies : très-fréquent dans un moment, dans l'autre petit et élevé, et l'instant d'après sa fréquence avait beaucoup diminué. Les malades étaient dans une grande sollicitude sur leur état; on voyait beaucoup d'anomalie dans les sécrétions et les fonctions. Cet état nerveux n'était point produit par une lésion grave du système sensitif, mais il était l'effet d'une exaltation de la sensibilité nerveuse et de la mobilité des nerfs.

Les symptômes décrits se manifestaient aussi dans le mode chronique. Chaleur à la poitrine ou à l'épigastre, gonflement de l'abdomen, constipation, agitation par la moindre cause excitante, mélancolie et grande sollicitude sur l'issue du mal, mauvais effet du plus léger remède un peu stimulant, chaleur incommode pendant la nuit : elle devenait mordicante par le moindre travail; appétit presque toujours bon, nul symptôme d'embarras gastrique, douleurs vagues et très-changeantes dans les diverses parties du corps.

Cet élément nerveux se compliquait presque toujours d'un état inflammatoire qui rendait l'u-

sage des petites saignées, des boissons tempérantes, d'une nécessité indispensable. Ces remèdes,
combinés avec les anti-spasmodiques relâchans et
anodins, guérissaient les malades sous la forme
aiguë comme sous la forme chronique. Sous cette
dernière forme la maladie était fort longue et durait des mois entiers.

La fièvre épidémique cérébrale décrite par
Willis, et qui affectait particulièrement les enfans,
prenait souvent une marche chronique, et avait
naturellement une grande tendance à prendre
cette forme. (*De Morb. conv.*, *cap*. VIII.)

La constitution épidémique dont parle Werlof,
qui régnait en 1733, avait aussi tous les caractères des affections nerveuses chroniques. (*Com-
merc. litt. Noricum.*)

Tissot a également observé une épidémie nerveuse sans fièvre qui offrait tous les symptômes
des vapeurs et des maux de nerfs chroniques.
(*Mal. nerv.*, t. III.)

On trouve d'autres exemples chez les auteurs
d'épidémies nerveuses apyrétiques qui se manifestaient tantôt sous forme de spasme convulsif,
tantôt sous celles d'autres lésions et anomalies du
système nerveux, qui les rapprochent des affections mélancoliques et hystériques. Les remèdes
appropriés à ces diverses espèces de maladies sont
absolument les mêmes que ceux que réclament
les maux épidémiques nerveux dont la marche
est plus ou moins active.

CLASSE II.

MALADIES CHRONIQUES DÉPENDANT D'AUTRES CAUSES QUE DES CONSTITUTIONS MÉDICALES OU DES INFLUENCES ÉPIDÉMIQUES.

CHAPITRE PREMIER.

Affections chroniques qui se développent à la suite des aiguës, ou succession des Maladies chroniques aux aiguës.

CET ordre de maladies est assez considérable, et conserve encore de grands rapports avec les affections vives : sous ce point de vue, elles peuvent être classées à la suite de celles dont il a été question jusqu'à présent : en effet, elles retiennent la plupart des caractères des maladies aiguës qui leur ont donné naissance. Cependant elles s'en éloignent sous de certains rapports, parce que, pour l'ordinaire, en devenant chroniques, la nature perd l'énergie qu'elle avait auparavant, et qui lui serait si nécessaire pour se débarrasser de la cause morbide. D'autres fois le mode chronique tient à la faiblesse du tempérament ou de la constitution du sujet qui éprouve la maladie;

et lorsque ce changement de forme ne tient pas à
une pareille cause, c'est souvent un traitement
excessivement débilitant qui énerve les forces vitales, et qui devient la source de ce passage dangereux. Nous avons cité sur ces objets, dans notre
Mémoire, des observations de Plenciz, du docteur Home, et d'autres faits qui nous étaient propres, qui viennent à l'appui de ce que nous venons d'avancer. Dans ces circonstances, le traitement qui doit être dirigé contre des maladies
chroniques dégénérées des aiguës doit subir une
grande modification, à cause de l'affaiblissement
des forces vitales.

Une autre considération importante dans cet
ordre d'affections, c'est que le changement du
mode aigu à l'état chronique est produit par le passage d'une inflammation interne à la suppuration;
ce passage est assez fréquent dans les péripneumonies, les phlegmasies du foie et des autres viscères. La différence qu'amène dans le traitement
une pareille terminaison de l'inflammation est
sensible. Dans le premier cas, c'étaient les saignées et les débilitans qui étaient nécessaires pour
combattre avec avantage la phlegmasie. Dans le
second ces moyens ne feraient qu'affaiblir à pure
perte, et seraient bien plus nuisibles qu'utiles. Il
faut nécessairement, dans cette dernière circonstance, favoriser l'évacuation de la matière purulente par les organes excrétoires, en sollicitant
leur action par les remèdes appropriés; imprimer

de légères secousses pour faciliter la rupture des kystes et leur évacuation, et appliquer à l'extérieur des émolliens ou des irritans sur les parties où le pus a une tendance à se porter. Combien le traitement diffère de celui qui convenait à l'état inflammatoire! et combien deux maladies dont l'une est à la suite de l'autre méritent d'être distinguées et traitées par une méthode différente!

Ces réflexions peuvent s'appliquer, en grande partie, à la terminaison des maladies inflammatoires par un épanchement de sérosité dans les cavités où se trouve l'organe enflammé. Quoique ces espèces d'épanchemens ne demandent point les toniques et les excitans, qui conviennent dans les hydropisies par faiblesse et atonie, néanmoins le traitement propre à évacuer les sérosités épanchées et à faciliter leur absorption diffère encore de beaucoup de celui que l'on emploie dans une phlegmasie.

Il se forme, à la suite des maladies catarrhales aiguës, des kystes dans les viscères, ainsi que nous en avons fourni des exemples dans notre Mémoire, et comme on en trouve dans l'ouvrage de Dumas (*Mal. chr.*, chap. vi, art. 1er.), qui se remplissent d'une sérosité purulente qui exigent des remèdes différens de ceux indiqués contre la maladie qui leur a donné naissance. Cette dégénération est très-dangereuse, et l'issue en est ordinairement fatale. On voit se former encore à la suite de catarrhes des épanchemens du tissu cellulaire, de véritables hydropisies qui forment la solution de l'affection catarrhale, et dont le traitement n'est pas toujours suivi de succès.

Les fièvres adynamiques et ataxiques portent dans la constitution une faiblesse radicale qui prépare nombre d'affections chroniques, surtout si les évacuations critiques, par quelque cause que ce soit, n'ont pas été complètes. Il n'est pas rare de voir alors des convalescences très-longues qui forment déjà une affection chronique ; et si on ne les abrège pas par l'exercice, un air pur, des distractions agréables et les remèdes amers et fortifians, il se déclare une maladie lente dont les suites sont toujours dangereuses. On voit naître en pareille circonstance des épanchemens séreux, des flux de ventre que rien ne peut arrêter, ou une fièvre lente de la nature de celle qui accompagne l'état phthisique.

Les affections gastriques méconnues ou mal traitées sont également suivies de maladies chroniques de diverse nature, suivant qu'elles portent une influence fâcheuse sur les viscères abdominaux ou ceux de la poitrine. Dans le premier cas, il se manifeste des obstructions abdominales, des épanchemens dans l'abdomen, mais plus ordinairement quelque affection hépatique. Dans le second, à cause de l'influence sympathique du tube digestif sur les organes de la respiration, on voit naître des toux opiniâtres, et même la phthisie pulmonaire, ainsi que Stoll, Finke et autres médecins l'ont observé pendant le règne des épidémies bilieuses qu'ils ont décrites.

Il arrive souvent dans des maladies aiguës fébriles, dont la terminaison s'opère ordinairement par une évacuation critique par la peau, le tube intestinal ou les voies urinaires, que si le mouvement critique qui doit être dirigé du centre à la péripherie est contrarié par la faiblesse de la nature ou par le spasme fixé sur quelque viscère, il en résulte que la solution de la maladie n'a pas lieu, et la matière critique se dépose sur un organe affaibli ou irrité par une cause quelconque, ou dans quelque autre endroit de l'économie animale, et donne lieu à une infinité de maladies chroniques, dont le caractère varie suivant le viscère affecté, suivant le degré de stimulus dont jouit la cause morbide, et suivant la sensibilité de l'individu qui éprouve une pareille métastase. Dans tous ces cas, les secours de l'art doivent tendre à favoriser les mouvemens de la nature du centre à la circonférence, afin d'évacuer le produit de la coction par les organes excrétoires ; à combattre le spasme ou la débilité suivant que l'une ou l'autre de ces causes a contribué à la dégénération de l'affection aiguë en chronique.

Nous avons connu un jeune homme de vingt à vingt-cinq ans, très-robuste et d'une excellente constitution, qui, à la suite d'une rougeole rentrée en partie par des circonstances imprévues, fut sujet pendant long-temps à un engorgement d'une jambe, suivi d'un large ulcère d'une apparence scorbutique. Une infinité de remèdes pour se débarrasser de cette infirmité furent inutiles ; toutes les fois qu'on obtenait une certaine amélioration dans l'état de la jambe, il se manifestait une aliénation mentale qui nécessitait l'usage des exutoires sur la partie affectée. Le vésicatoire, le cautère, l'application du feu avaient été plusieurs fois d'une nécessité indispensable pour faire disparaître l'affection du cerveau.

Toutes les affections chroniques dont nous venons de parler conservent encore une parfaite ressemblance avec les aiguës qui leur ont donné naissance, puisque la cause en est la même, soit que la gastricité en soit le principe, ou qu'une phlegmasie de quelque tissu organique produise la maladie, ou qu'elle soit le résultat de quelque fièvre d'un type continu. Dans tous ces cas, la différence la plus essentielle se tire de l'épuisement de la nature dont nous avons déjà parlé, et qui l'empêche de réagir contre la cause morbide. Mais celle-ci étant toujours la même, le traitement ne devra pas être différent, excepté qu'il devra être modifié par la circonstance de l'affaiblissement des forces vitales. Ce traitement devra être dirigé contre la cause morbifique et les effets qu'elle aura produits, et qui augmentent la gravité du mal. Tels sont, dans le cas de gastricité, les engorgemens des viscères abdominaux et le mauvais état du poumon ; dans celui du catarrhe, les épanchemens séreux ou séroso-purulens ; dans celui de phlegmasie des viscères, l'état purulent ou l'épanchement du liquide dans les cavités ; tels sont encore les dépôts sur les viscères, résultant de mauvaises crises à la suite de certaines fièvres.

Ce que nous venons de dire montre les différences et les analogies qui existent entre les maladies aiguës et les affections chroniques qui leur succèdent ; mais nombre d'elles conservent les plus grands rapports, et ne changent point de nature quand l'affection primitive aiguë passe à l'état chronique avec tous les caractères qu'elle avait auparavant.

Ainsi, par rapport aux phlegmasies vives, la pleurésie et la péripneumonie, l'hépatite et la péritonite aiguës peuvent passer à l'état chronique avec tous les caractères qui existaient auparavant dans l'inflammation. Il en est de même des phlegmasies des membranes muqueuses. Tous les catarrhes peuvent éprouver ce passage sans changer en aucune manière de nature. Ainsi le catarrhe pulmonaire, la dysenterie inflammatoire, la blennorrhagie, le catarrhe de la vessie perdent leur forme aiguë et se présentent sous une forme lente en conservant toujours le même caractère. Le croup lui-même peut également abandonner sa marche ordinairement très-aiguë, pour se montrer sous une forme lente.

Les affections bilieuses peuvent également subir ce changement de forme, sans que leur nature

change, et sans exiger une thérapeutique différente. Stoll, comme nous l'avons déjà dit, a vu
succéder pendant le règne des maladies bilieuses,
la manie à la phrénésie. L'ictère est quelquefois
la suite de la fièvre bilieuse. (PRINGLE , *Mal. des
armées.*)

Les maladies nerveuses chroniques peuvent succéder à de certaines fièvres où l'irritation nerveuse
se rencontre, et dont le cours se prolonge. (Du-
MAS , *Théorie génér. des Mal. chr.* , pag. 178.)

Ainsi , en considérant les nombreux rapports
que les maladies chroniques ont avec les aiguës
auxquelles elles succèdent, et en ayant égard aux
différences qu'elles montrent dans leur marche,
on ne saurait les classer d'une manière plus convenable, qu'à la suite des affections lentes qui
sont le produit des constitutions médicales et épidémiques ; que nous avons vu être absolument
les mêmes pour leur nature et leur caractère,
que les maladies aiguës produites par les mêmes
causes.

CHAPITRE II.

Maladies chroniques produites par les substances vénéneuses.

Nous avons déjà dit que la marche des maladies dépendait beaucoup de leur siége et de la nature des causes qui les produisent. Toutes celles qui
agissent subitement , et à l'irritation desquelles

nature ne peut s'habituer, développent ordinairement des maladies aiguës. Les causes qui agissent
lentement et qui ne produisent que des dérangemens insensibles dans l'organisme, engendrent
presque toujours des affections chroniques. Ainsi
une mauvaise nourriture et des boissons d'une
mauvaise qualité produisent plutôt des affections
chroniques que des aiguës.

Nous dirons ici en passant qu'on accuse souvent la mauvaise nourriture comme cause des
fièvres, et surtout des gastriques, quoique ces
maladies soient produites par d'autres agens. Ainsi
Sarcone faisait dépendre en partie de cette cause
l'épidémie muqueuse qui s'était manifestée à Naples. Rœderer et Wagler mettaient aussi ce principe morbide au nombre de ceux qui avaient développé celle de Goettingue ; mais il faut convenir que l'influence des qualités sensibles ou occultes
de l'air contribue beaucoup plus à la production des épidémies que toutes les autres causes (1).

______

(1) Il a régné en France, en 1812 et 1817, une disette
épouvantable ; les denrées étaient d'une cherté alarmante. Le
Gouvernement fut obligé, dans la première année, de venir
au secours du pauvre en faisant distribuer des soupes écono-
miques. La disette ne fut pas moins grande en 1817. Le froid
continuel de toute l'année de 1816 avait été cause que les
grains avaient manqué en grande partie et étaient d'une très-
mauvaise qualité. Le pauvre ne pouvait s'en procurer une
quantité suffisante ; les orages, d'ailleurs, avaient tout emporté
dans certains pays des Alpes. Les légumes, les plantes pota-

Les substances vénéneuses , prises à une certaine dose, produisent, en agissant tout-à-coup sur le système nerveux et en développant par leur qualité corrosive une inflammation ulcéreuse, des maladies aiguës promptement mortelles (1) ; mais

---

gères, les grains manquaient presque totalement. On voyait en 1812, dans certains villages des basses Alpes, des misérables qui n'avaient pas goûté de pain depuis long-temps, et qui étaient obligés de se nourrir des substances les plus grossières et les plus dégoûtantes. D'autres étaient réduits, dans le printemps, à prendre pour toute nourriture des soupes faites avec l'herbe des champs sans assaisonnement. Eh bien ! ces deux années ont peut-être été moins fécondes en maladies que celles où l'abondance était généralement répandue par l'effet de bonnes récoltes ; et les affections régnantes qui se manifestaient à ces époques étaient loin de dépendre des causes qui engendrent ordinairement les maladies qui proviennent de la diète ou d'une mauvaise nourriture. Tant il est vrai que de pareilles causes ont moins d'influence qu'on ne le croit vulgairement pour produire les maladies épidémiques. Hippocrate, à qui certains auteurs ont reproché de donner trop à l'influence de l'air pour le développement des épidémies, était assurément bien fondé dans son étiologie.

(1) L'arsenic et le sublimé corrosif donnent quelquefois la mort en agissant promptement sur le système nerveux avant que les symptômes inflammatoires et corrosifs se soient développés. On a vu (Barthez, *Nouv. Élém. de la Science de l'Homme*) des rats et des lapins empoisonnés par ces substances, qui n'offraient après la mort aucun signe d'inflammation. M. Orfila (*Toxicol.*, part. 1re, pag. 155) rapporte plusieurs cas semblables touchant des personnes empoisonnées par l'oxide blanc d'arsenic.

si elles sont avalées à une faible dose, ou si elles rencontrent des sujets peu irritables, les maux qui en résultent offrent une marche lente.

Le virus vénérien, qui, sous un certain rapport, peut être considéré comme un véritable poison, donne lieu à une affection aiguë en développant la blennorrhagie, puisque c'est une inflammation vive de la muqueuse de l'urèthre qui exige tout l'appareil du traitement anti-phlogistique. Mais la nature s'habituant peu à peu à l'action de ce virus, le mal dégénère en une affection chronique. La maladie syphilitique, bien développée par l'action profonde du virus dans l'économie animale, et par le développement de ses effets débilitans sur les systèmes lymphatique, glanduleux et osseux, est une maladie essentiellement chronique.

Les substances vénéneuses qui donnent presque toujours naissance à des maladies chroniques, sont celles qui proviennent des émanations métalliques, du plomb et du mercure. Ces substances en pénétrant dans l'économie animale par diverses voies, produisent la colique des plombiers ou des peintres, ou d'autres affections nerveuses provenant de l'action sédative de ces métaux sur le système sensitif. Soit que l'on combatte cette colique par l'usage des drastiques, selon la méthode employée depuis long-temps à l'hôpital de la Charité de Paris, ou par les huileux d'après de Haën, ou par l'opium si préconisé en pareil cas par Stoll, c'est toujours une affection d'une nature chronique, et qui doit figurer parmi les maux de longue durée.

Les maladies qui sont le produit des substances vénéneuses forment par conséquent un ordre d'affections lentes qui se rapprochent des aiguës et des chroniques, et fournissent une classe mixte entre ces deux classes de maladies. La plupart des poisons ont la propriété, comme les miasmes contagieux et les différens virus, de produire subitement des désordres dans l'économie animale, d'éveiller les sympathies nerveuses par le degré d'irritation qu'ils excitent dans les organes et sur le système nerveux. La fièvre s'associe d'ordinaire à ce trouble et le mode aigu s'établit facilement; et si le poison n'est pas évacué ou neutralisé, la mort s'ensuit nécessairement.

Mais, comme nous l'avons déjà observé, suivant la faiblesse, la dose et le genre de poison, suivant la sensibilité du sujet, et suivant le mode d'introduction de ce poison, il s'établit des maux chroniques tels que ceux dont nous avons parlé.

Cet ordre d'affections chroniques doit donc être naturellement placé après le précédent, à cause des analogies qu'il conserve avec les aiguës, et par les rapports qui les rapprochent des chroniques.

La différence essentielle qui doit séparer ce genre d'affections de celles qui leur ressemblent par le caractère inflammatoire ou nerveux, c'est que le stimulus qui les produit doit être chassé du corps ou neutralisé avant que de s'occuper de combattre l'inflammation, ou l'état nerveux qui en est le résultat. Ainsi l'indication générale d'évacuer ou de neutraliser le poison fournit un caractère distinctif des maladies qui nous occupent, des autres phlegmasies ou affections nerveuses.

Il n'existe presque aucun poison dans les trois règnes de la nature, quelle que soit sa qualité corrosive, qui ne puisse produire une maladie très-lente, s'il est pris à petite dose, ou si les sujets qui en sont les victimes sont naturellement peu irritables, et que leur système nerveux ne soit pas susceptible de s'exalter par leur influence pernicieuse.

L'arsenic ou l'acide arsénieux, qui figure à juste titre à la tête de toutes les espèces de poisons, produit quelquefois des maladies essentiellement chroniques. De Haën (1) rapporte une observation curieuse des effets de l'arsenic pris à une certaine dose, dont les effets furent modifiés par une boisson abondante avalée antérieurement, et par beaucoup de lait et d'huileux administrés après le poison. Celui-ci produisit dans l'espace d'un an la paralysie complète des bras et des jambes, la chute de l'épiderme et un prurit très-incommode à la peau. Après l'usage de beaucoup de remèdes, l'auteur vint à bout de rendre la liberté aux membres paralysés. A ce fait on peut joindre une observation intéressante, tirée de Renault et rapportée par M. Orfila (2),

____

(1) *Rat. med.*, tom. v, par. ix, pag. 183.
(2) *Toxicol.*, part. 1ʳᵉ, pag. 182.

d'une fille de chambre jalouse d'une autre qui ser-
vait les mêmes maîtres : elle mettait chaque jour
un peu d'arsenic dans la soupe de sa rivale ; celle-
ci vomissait son dîner et le poison. Le manège fut
continué chaque jour pendant six semaines ; et
alors survinrent une vive sensibilité de l'estomac,
douleurs d'entrailles, maigreur extrême, crachement de sang, spasmes, convulsions à la moindre
cause. Elle se remit un peu après deux mois de séjour à la campagne. A cette époque dose plus forte
d'arsenic, qui la mit à deux doigts du tombeau.
Cependant des soins bien entendus la rendirent à
la santé.

L'application de ce poison à l'extérieur peut
aussi développer des affections chroniques : témoin le cas dont parle Hippocrate au sujet de
Tackenius, qui fut empoisonné par l'arsenic en vapeurs. Après les symptômes aigus, il resta pendant long-temps une toux sèche, une espèce de
fièvre hectique qui cessèrent par les boissons
abondantes et les choux pour alimens. Témoin
encore l'observation mentionnée dans la Médecine légale de Belloc (pag. 153), où il s'agit
d'une malade qui, après avoir fait usage d'une
eau arsenicale pour dissiper la gale, fut délivrée
à la vérité de cette affection ; mais cette guérison
fut payée cher par deux ans de souffrances, par un
tremblement général dans tous les membres, qui
fut mortel au bout de deux ans.

Les observations d'affections lentes par l'effet

du sublimé corrosif ne sont pas bien rares.
M. Orfila (1) cite l'observation d'un enfant de
deux ans et demi qui avala environ huit grains
de cette substance. Les symptômes aigus disparurent par l'usage des évacuans et des adoucissans.
Après trois mois il était menacé de phthisie. Le
lait, les fleurs de mauve et les semences de coing
firent du bien. (Obs. tirée de la biblioth. de Man-
get, tom. IV, part. II, page 455.)

Tous les praticiens ont observé que la liqueur
de Van-Swieten , donnée sans précaution ou à
forte dose, produit une irritation dans la poitrine
chez les personnes qui l'ont naturellement délicate , dont les suites sont bien souvent fâcheuses.
Le docteur Orfila (2) en cite un exemple remarquable. Le sublimé corrosif continué long-temps
fit éclore des coliques, la difficulté de digérer, le
hoquet par la moindre nourriture, enfin des redoublemens de fièvre, le marasme et la mort.

Pour ce qui est de l'acide nitrique, le docteur
Fodéré (3) dit, d'après des faits puisés dans le Journal général de Médecine, que ce poison produit
quelquefois un empoisonnement lent, dans lequel
les malades maigrissent beaucoup ; le corps se
dessèche, les muscles et le tissu cellulaire se flé-
trissent, les os deviennent plus fragiles, le canal

---

(1) *Loc. cit.,* tom. 1er, pag. 67.
(2) *Loc. cit.,* tom. II, part. II, pag. 314.
(3) *Méd. lég.,* tom. IV, pag. 101.

alimentaire se rétrécit et offre un épaississement dans les parois. Le docteur Bayle (1) confirme ces faits, en disant qu'un pareil empoisonnement jeta dans un marasme parfait un sujet soumis à son observation; il produisit en outre une inflammation lente de la partie inférieure de l'œsophage, avec un tel rétrécissement, qu'à peine on pouvait y passer le tuyau d'une plume à écrire.

On a vu les cantharides (2) agir d'une manière lente et ne tuer qu'au bout de trois mois. A l'ouverture du cadavre, l'estomac et le duodenum étaient parsemés à l'intérieur de tubercules fongueux, de varices, d'érosions et de petits ulcères.

Selon Fordyce, cité par M. Orfila (3), une femme fut en proie à des coliques pendant trente ans pour avoir pris une infusion de coloquinte dans la bière. Le docteur Picco de Turin parle dans un Mémoire sur les champignons, couronné en 1788, à Mantoue, des maux chroniques que peut développer ce genre de poison, tels que des crampes, des douleurs, la dyspepsie avec émaciation (4).

Parmi tous les poisons, le plomb, ainsi que nous

---

(1) *Dict. des Sciences méd.*, art. CANCER.

(2) *Loc. cit.*, pag. 119. (FODÉRÉ.)

(3) *Loc. cit.*, part. III, pag. 22.

(4) FODÉRÉ, tom. IV, p. 65. *Journ. gén. de Méd.*, tom. XXIV, pag. 215.

l'avons déjà observé, est celui qui agit le plus lentement dans l'économie animale, et qui donne naissance aux maladies les plus chroniques. Ses effets sont à-peu-près les mêmes, soit qu'on l'emploie à l'intérieur à titre de remède, ou qu'il pénètre dans l'économie par l'usage des vins frelatés, des ustensiles de plomb, ou celui de l'eau qui a passé dans des tuyaux de ce métal; ou bien qu'il s'introduise dans le corps vivant au moyen des émanations métalliques de cette substance, comme cela arrive chez les peintres, les plombiers, les potiers, etc.

Les principaux phénomènes que ce poison développe sont le spasme de l'artère, des coliques avec contraction des muscles abdominaux, une constipation opiniâtre, et finalement la paralysie : la fièvre accompagne très-rarement ces symptômes.

Quoique les effets du plomb pris intérieurement ou introduit à l'extérieur au moyen des molécules très-déliées de ce métal, soient à-peu-près les mêmes pour les affections nerveuses qui en résultent, néanmoins, le docteur Orfila (*loc. cit.*, part. II, pag. 270) a observé que ce poison introduit dans l'estomac à une certaine dose, produit l'inflammation de ce viscère et quelquefois des taches noires ; tandis que pénétrant par d'autres voies au moyen des émanations de ce métal, les nerfs se trouvent plus affectés, et il n'existe point d'inflammation dans la muqueuse du tube digestif; les molécules métalliques sont nichées, dans ce cas, dans le canal intestinal sans qu'elles paraissent.

Cette remarque rend raison de la différence totale qui existe dans deux méthodes thérapeutiques vantées pour traiter la colique des peintres, et du succès que chacune d'elles peut avoir eu dans certaines circonstances. Le traitement de la Charité de Paris est composé de lavemens purgatifs, de l'émétique, des bois sudorifiques et des drastiques : tandis que la méthode de De Haën, Bordeu et Tronchin repose entièrement sur les huileux et les mucilagineux. On conçoit que cette dernière réussira complètement dans les cas d'empoisonnement où une certaine dose de préparations métalliques de plomb aura été introduite dans l'estomac , et aura produit la phlogose et l'inflammation de cet organe. Tandis que celle de la Charité de Paris, qui serait meurtrière en pareille circonstance, aura un plein succès dans les cas d'empoisonnement par les émanations métalliques, où l'estomac ni les intestins n'étant point enflammés , les molécules de plomb nichées dans le canal digestif demandent une certaine secousse pour être délayées et évacuées : ce qui est effectué par l'usage des sudorifiques et des drastiques.

Le plomb combiné avec l'arsenic forme un poison lent dont des monstres n'ont que trop souvent usé pour conduire plus lentement mais plus sûrement leurs victimes au tombeau. (FODÉRÉ., *loc, cit.*, pag. 173.)

Les maladies produites par les poisons, bien qu'elles soient pour la plupart des affections aiguës dont la marche est extrêmement active, fournissent pourtant un ordre d'affections qui commencent à s'éloigner du caractère essentiel des maladies aiguës, qui est celui de l'utilité de la réaction vitale dans ces maladies.

Dans les fièvres proprement dites, et toutes les maladies aiguës où cette réaction est salutaire, l'élément morbide peut être atteint et expulsé par cette réaction. Mais ici la cause morbifique ou le poison agit d'une manière locale et pour ainsi dire mécanique. La fièvre qu'il allume à cause des sympathies nerveuses qu'il met en jeu, et par l'irritation inflammatoire qu'il suscite dans l'estomac, loin d'être salutaire, est très-nuisible, parce qu'elle favorise l'inflammation, augmente l'état pathologique et épuise les forces à pure perte. D'ailleurs, le poison donne souvent la mort dans peu de temps avant que la fièvre s'allume, ce qui produit, comme le dit Dumas du *cholera morbus* (*Doctr. gén. des mal.*, chap. III), une maladie qui n'est ni aiguë ni chronique. Par conséquent, les maladies par les poisons, même celles qui sont les plus aiguës, diffèrent sous ce rapport des affections vives, et en diffèrent plus que celles de l'ordre précédent, où le défaut d'énergie vitale les rend, à la vérité, peu susceptibles d'actes critiques; mais la nature y a pourtant plus de prise sur l'élément morbide, et peut produire, soit avec les secours de l'art, ou en reprenant d'elle-même une certaine vigueur, la solution critique de ces maladies.

Un second caractère des maladies par les poisons, c'est que nombre de ces derniers développent des maux chroniques en exerçant une action débilitante sur le système nerveux, qui empêche la nature de réagir ; et cette cause augmente celle qui s'oppose aux opérations critiques.

Une troisième circonstance qui sépare encore ces maladies des affections aiguës, surtout lorsqu'elles se développent avec un caractère de lenteur considérable, c'est l'altération qu'elles produisent dans certains organes , et qui forme quelquefois des maladies entièrement organiques: or , c'est là une des principales causes de la durée des maladies lentes, et celle qui tend le plus à leur enlever les rapports avec les affections aiguës.

CHAPITRE III.

Maladies chroniques périodiques.

Les maladies à paroxysmes comprennent toutes les fièvres intermittentes, de quelque type qu'elles soient. Ces affections sont quelquefois le produit des constitutions médicales; mais la cause la plus ordinaire est due aux effluves qui se dégagent des marais et des pays marécageux : conséquemment nous pouvons classer toutes les affections lentes qui tiennent à ce caractère à la suite des maladies causées par les substances vénéneuses, puisque ces effluves sont de véritables poisons qui affec ent l'économie animale à leur manière, et produisent souvent des affections extrêmement graves, et aussi promptement mortelles que la plupart des maux causés par les substances vénéneuses.

D'ailleurs, les auteurs de toxicologie font une classe de poisons des substances septiques qui fournissent des miasmes putrides et contagieux; et considèrent la peste, la fièvre jaune, le typhus comme de véritables empoisonnemens. En effet, ces miasmes, en agissant sur le système nerveux et la masse humorale, produisent des altérations promptement funestes.

Les intermittentes pernicieuses, si bien étudiées et si bien connues de nos jours, se manifestent d'ordinaire avec la même gravité ; leur cause dérive de la même source que celle des fièvres typhoïdes et ataxiques, et sont, sous le même rapport, des affections produites par un véritable poison. A ces mots de fièvres intermittentes pernicieuses, on doit s'écrier avec tous les médecins philanthropes : que les détracteurs de la médecine se taisent; que les discussions et contradictions apparentes des gens de l'art ne soient point pour eux un motif de raillerie ou de mépris; la médecine connaît parfaitement la nature de certains maux graves, et peut arracher à la mort nom-

bre de victimes, par le secours d'un remède héroïque dans ses effets et certain dans ses résultats.

Indépendamment des fièvres intermittentes dont
quelques-unes offrent tous les caractères des maladies aiguës, et d'autres, comme la quotidienne et
surtout la quarte, présentent tant de points de
contact avec les chroniques, il est un grand nombre d'affections lentes dont ces fièvres empruntent
les traits, et qui se laissent toujours démasquer
par leur caractère de périodicité. Quel que soit le
masque que prennent ces fièvres ainsi déguisées,
le quinquina est toujours le remède souverain
pour les combattre avec succès, et pour confirmer
l'étiologie que l'on établit sur leur caractère.

Il est, en outre, encore une infinité de maux
chroniques qui, quoique n'empruntant point ce
caractère de périodicité de quelque fièvre intermittente, le présentent néanmoins dans leur
marche, et cèdent de même à l'action de ce remède héroïque.

Les affections qui offrent quelquefois ce caractère sont ordinairement de la famille des nerveuses, ou des maux chroniques, dont la douleur est le principal élément. Il y a pourtant sur
ce point une distinction délicate à faire ; car si, dans
tous les maux nerveux, ou dans les affections douloureuses affectant un caractère d'intermittence ou
une forme périodique, on employait le quinquina
pour les faire disparaître, on s'exposerait à des er-

reurs infiniment graves. Les douleurs de l'enfantement reviennent à des intervalles réglés; les souffrances de la goutte offrent une marche périodique; la gravelle, qui irrite les reins, laisse jouir de bons intervalles de repos. Les douleurs de l'iléus ne sont pas continuelles, et souvent on voit des intervalles de calme insidieux et trompeur. Dans tous ces cas, les intervalles de repos, fussent-ils parfaitement périodiques, le quinquina ne pourrait être que pernicieux.

Ainsi l'administration de cette écorce, qui est le véritable antidote de certaines affections lentes périodiques, comme elle l'est des fièvres intermittentes, ne doit être faite que dans les cas où il n'existe aucune cause matérielle de ces maladies; que l'affection est purement nerveuse ou l'effet de l'habitude; car tel est le résultat de notre organisation, que dans la plupart des actes de la vie, soit en santé comme dans l'état pathologique, il suffit qu'un ensemble de phénomènes se soit manifesté une fois dans l'économie animale pour qu'il se répète dans la suite, quoique la cause qui les a produits n'existe plus, et cela par les seules lois de l'habitude.

Dans de pareilles circonstances, si, avant d'administrer le quinquina on ne prescrivait pas les remèdes nécessaires contre la cause matérielle de la maladie, surtout si cette cause tient à un état inflammatoire et à l'engorgement interne de la partie où semble être fixée l'affection périodique, l'écorce du Pérou, au lieu d'être un excellent remède, serait un véritable poison qui augmenterait le mal et le rendrait mortel.

Richter (*Obs.*, *Fascic.* 2, p. 71) parle d'un homme chargé de graisse et grand buveur, atteint d'un affaiblissement de la vue qui se manifestait un jour, l'autre non, et qui disparaissait entièrement les jours d'intervalles. Les digestifs, les doux laxatifs donnés pendant quinze jours ne produisirent aucun effet. L'usage du quinquina aggrava tellement le mal, qu'après son administration le paroxysme durait deux jours, ne laissant de libre que le troisième. Les remèdes nervins stimulans amenèrent ensuite un état soporeux apoplectique. L'engorgement des vaisseaux de la rétine fut augmenté d'une manière pernicieuse par l'usage de ces remèdes.

Le quinquina peut être également nuisible après des coups graves à la tête, dans des douleurs fatigantes qui reviennent périodiquement. En pareil cas les révulsifs, l'application des sangsues, les tempérans, les pédiluves seront bien plus utiles que cette substance, en dégorgeant la partie où la douleur périodique prend sa source. Néanmoins le quinquina pourrait être utile et procurer la guérison, si, après avoir employé les remèdes propres à diminuer l'irritation et l'engorgement du cerveau, il ne restait qu'un état nerveux par faiblesse qui entretienne cette douleur intermittente. Rahn (*Adv. Med. pract.*, p. 230) rapporte qu'une femme de soixante ans, après une chute grave sur la tête, se fit une plaie qui fut traitée méthodiquement. Il survint après la guérison, qui datait de quelques semaines, une migraine périodique très-forte qui se manifestait subitement tous les jours à dix heures du matin, et finissait à midi d'une manière également subite. Il n'y avait aucun signe de lésion interne. Cette femme se portait bien dans les intervalles. On fit usage des purgatifs, des anti-phlogistiques, des sangsues derrière les oreilles et aux tempes, le tout sans succès. La douleur revenait toujours à l'heure accoutumée. L'usage du quinquina, à la dose de huit onces dans l'espace d'une semaine, dissipa le mal.

Les affections lentes qui affectent une forme périodique et qui trouvent leur solution dans l'usage du quinquina, ne sont pas toutes de la famille des nerveuses ou de celles où la douleur prédomine; il est une infinité d'autres maladies chroniques qui peuvent revêtir cette forme et céder également à l'action du fébrifuge. Quelques exemples suffiront pour prouver la chose.

On trouve dans l'ancien *Journal de Médecine* (tom. VI, p. 197) l'observation curieuse d'un coryza opiniâtre, sans fièvre, avec enflure de la tête, qui revenait tous les matins et se dissipait à midi. Les diaphorétiques étant inutiles, on se retourna du côté des purgatifs et du quinquina, qui en opérèrent la guérison. On a vu, selon Bergius, des éternuemens considérables qui avaient duré pendant des semaines et qui revenaient à certains intervalles (Ann. 1760.). Le Journal de Médecine cité (tom. VI, p. 195) renferme l'histoire d'un délire périodique sans fièvre, venant tous les deux jours, et fatiguant un malade qui était épuisé par les plaisirs vénériens : le mal fut guéri par le quinquina.

Tode (*Med. Bibli.*, p. 161) a vu la guérison de convulsions épileptiques périodiques par l'usage de cet amer; et cette observation rappelle celle de Dumas consignée dans le *Journal général de Médecine* et dans le *Traité des Maladies chroniques* de cet auteur, d'une épilepsie à accès irréguliers dont il vint à bout de rendre la marche plus régulière et périodique, et alors le quinquina en fut le véritable remède.

Storck (*Ann. Med.*, 1) parle d'une cécité qui fut également guérie par le quinquina; d'un tétanos par cause interne qui céda à l'action de ce fébrifuge. Sauvages (*Nos. meth.*, tom. II) a observé une paralysie périodique qui fut heureusement traitée par cette même écorce. Le docteur Picqué (*Journ. de Méd.*, tom. XLII, p. 431) employa avec le plus grand succès ce remède dans un cas d'hémorrhagie utérine, où il n'y avait ni chaleur ni fièvre, qui revenait tous les jours à six heures du matin pour cesser à l'heure de midi. Enfin, on lit dans le *Journal général* (tom. XXV, p. 256) l'observation d'une toux gutturale périodique et sans fièvre à la suite d'une fièvre intermittente dont la convalescence était mal assurée, qui fut dissipée par l'usage du quinquina.

Les maladies périodiques sans fièvre forment un ordre naturel d'affections qui doit être distingué de tous les autres, puisqu'elles cèdent à une méthode thérapeutique, et à l'usage d'un remède qui ne réussit point avec le même avantage dans les autres maladies. Ces mêmes affections sont véritablement des maladies lentes, puisqu'elles ne s'accompagnent point de réaction vitale, et qu'elles réunissent tous les caractères des fièvres intermittentes, excepté la fièvre elle-même, comme l'observe Rahn (*loc. cit.*).

Elles doivent venir après les maladies du chapitre précédent, puisque les causes sont ordinairement des miasmes marécageux qui agissent sur le système nerveux et les forces vitales à la manière des poisons. Mais le genre de poison des intermittentes et des affections périodiques agit en débilitant le système nerveux et toute l'économie animale; au lieu que la plupart des poisons minéraux de la classe précédente ont une vertu stimulante et corrosive qui produit des inflammations violentes, et, par conséquent des maladies très-aiguës. Le caractère débilitant qu'imprime l'action du premier de ces poisons ou celui des intermittentes rapproche les maladies qui en résultent des maladies lentes.

D'ailleurs, le remède qui les guérit, outre sa vertu spécifique contre l'état de périodicité, est un des meilleurs fortifians du système nerveux, et celui qui produit les plus grands effets dans toutes les affections lentes et atoniques. Cependant, comme ces sortes de maux périodiques ne diffèrent des affections du même ordre qui se présentent sous une forme aiguë, que par la circonstance de n'être point associés à un état fébrile, et que cette circonstance seule les classe dans l'ordre des chroniques, ainsi que cela a lieu pour les maladies épidémiques lentes ou aiguës qui marchent avec ou sans fièvre, il en résulte que les affections lentes périodiques conservent des rapports avec les affections vives, et plus encore que toutes les maladies des chapitres suivans.

CHAPITRE IV.

Phlegmasies chroniques.

En élaguant de cette classe de chroniques les phlegmasies qui sont dues à l'influence de l'air, des constitutions médicales ou des épidémies, et en laissant dans un autre chapitre celles qui sont produites par les poisons âcres et corrosifs, ou qui succèdent aux inflammations aiguës, il nous reste les inflammations lentes qui sont dues aux vices spécifiques, ou qui se développent par le concours de plusieurs causes stimulantes dans des constitutions faibles et cachectiques.

Ces sortes de maladies sont, pour ainsi dire,

entées sur d'autres affections, et on doit les considérer comme des épiphénomènes qui surviennent dans des maladies déjà existantes ou qui dépendent d'un état de débilité dans l'économie animale; et, comme nous l'avons dit dans l'avertissement en tête de notre Mémoire sur les maladies chroniques, elles sont moins une classe de maladies primitives que des lésions secondaires qui compliquent d'autres maladies de long cours, entretenues par une faiblesse générale, ou qui sont elles-mêmes le produit de cette faiblesse.

La célèbre Société de Médecine pratique de Montpellier (*Ann. clin.*, tom. XXXI, p. 86) était loin d'adopter notre manière de voir, et croyait qu'une telle doctrine pouvait ouvrir la porte à de grandes erreurs. Quoique nous regardions les inflammations chroniques comme secondaires, nous ne pensons pas pour cela que l'état inflammatoire doive être considéré comme rien dans le traitement de ces maladies, et qu'il suffise de combattre le principe qui les occasione, quel qu'il soit, sans s'occuper de la phlegmasie existante. Nous croyons, au contraire, et nous pensons l'avoir assez montré par le traitement que nous conseillons dans cette classe de maux, que la méthode anti-phlogistique doit être exclusivement employée jusqu'à ce que l'état inflammatoire soit dompté; mais nous sommes persuadé aussi que cette indication se trouve modifiée par cela même que l'inflammation est chronique, parce que cette inflammation diffère de l'aiguë par une infinité de circonstances essentielles, et que la méthode anti-phlogistique, poussée trop loin, pourrait être meur-trière.

On confond assez généralement, et nous avons confondu nous-même dans notre ouvrage, l'inflammation lente avec l'inflammation occulte ou latente. Ces deux maladies ont sans doute le plus grand rapport entre elles, puisque la plupart des symptômes de l'inflammation manquent dans l'une et dans l'autre. Le caractère du mal y est insidieux et trompeur, et les sympathies organiques et l'état fébrile manquent également dans les deux cas.

Cependant il y a cette différence que dans l'occulte un vice de la sensibilité empêche de percevoir la douleur, et les symptômes qui se développent ne répondent point à la gravité du mal, quoique celui-ci marche assez rapidement et que sa terminaison ait lieu par la gangrène, tandis que dans l'inflammation lente ou chronique la phlegmasie ne s'empare que peu à peu de l'organe; sa marche est très-lente; la faiblesse de l'individu ou les causes débilitantes qui l'accompagnent font que la réaction vitale est légère, et la terminaison, si elle ne s'effectue pas par résolution ou la suppuration, a lieu par la carnification ou désorganisation de l'organe enflammé et non par la gangrène.

Ainsi les observations de Morgagni (*de Causis et Sed. Morb.*, *epist. XXXV*, n°s 14 et 15) sont des exemples d'une inflammation occulte ou latente. Dans la première observation, dont un jeune garçon était le sujet, la douleur était légère, il y avait eu un relâche de quelques jours, le malade pouvait dormir dans une certaine position; mais au moment où le mieux paraissait décidé par le bon état du visage, des forces, et du pouls, qui n'avait jamais été fébrile, les douleurs redoublèrent et firent rendre le dernier soupir. Combien les ravages de l'inflammation étaient peu en rapport avec le caractère bénin du mal! Tous les intestins grêles ressemblaient à du charbon, la rate gangrénée en partie, épanchement d'une matière extrêmement fétide qui empêcha de voir à l'intérieur l'estomac et les gros boyaux. Dans la seconde, les symptômes de l'iléus furent très-modérés : néanmoins le foie, les intestins grêles et le colon étaient très-enflammés et gangrénés en partie.

Selon De Haen (*Rat. med.*, *pars VI, cap. VI*, § 2), un jeune homme n'avait pour tout symptôme d'une gastrite que le vomissement, qui venait par intervalle. L'estomac fut trouvé enflammé, épaissi et gorgé de sang dans des endroits, et dans d'autres, tant à l'intérieur qu'à l'extérieur, il était d'une couleur pourpre et gangrené. Cependant le sujet de cette observation n'avait dans sa maladie ni fièvre ni douleur, et l'appétit existait encore.

Une jeune personne (*pars IX, cap. I*, § 4).

avait vomi sept fois et avait eu un égal nombre
de selles au commencement d'une maladie aiguë;
les vomissemens cessèrent ensuite ; les boissons
et les bouillons n'incommodaient point pendant
cinq jours qu'elle vécut encore. Le cadavre fit
voir une inflammation dans toutes les membranes
de l'estomac, et une grande portion de ce viscère
gangrenée.

Rivière (cent. III, n° 26) parle d'un homme
qui s'était plaint de douleurs au ventre le premier jour de sa maladie ; elles disparurent jusqu'au
treizième jour, qui fut mortel. La fièvre s'alluma
le troisième ; il y eut soif, sécheresse de la langue
et un vomissement considérable jusqu'au septième
jour, après quoi le ventre se lâcha, et les déjections furent abondantes. L'absence de la douleur
devait rassurer sur l'inflammation. Eh bien ! après
la mort, l'intestin iléon était replié sur lui-même
en plusieurs endroits, et ne faisait qu'une masse
épaissie frappée de gangrène à laquelle participait
le mésentère correspondant. Le même auteur fournit d'autres observations semblables.

Morgagni (*Epist. XXI*, n° 9) nous donne encore l'observation d'un iléus qui n'avait présenté
aucun signe de son existence pendant la vie ; le
malade n'avait ressenti aucune douleur. Néanmoins la portion enflammée de l'intestin grêle était
noire partout, les vaisseaux sanguins injectés,
odeur fétide, etc.

Stoll (*Rat. Med.*, tom. Ier, sect. cad. 19) rapporte aussi un cas d'inflammation générale des intestins, du mésentère, du péritoine et de l'épiploon, où la fièvre était presque nulle et la douleur légère.

Thomas Simson a vu des gastrites, même des plus graves et des plus aiguës, sans aucun symptôme fébrile. (*Voy*. Pujol, *Infl. chron.*)

Voilà tout autant d'exemples d'inflammations occultes, latentes ou insidieuses dans lesquelles-les signes les plus essentiels de l'inflammation de l'estomac ou des intestins sont bien peu marqués ou manquent entièrement, et entre autres la douleur (1), la fièvre, la constipation, le météorisme, le vomissement. Mais, dans tous les cas la marche de la maladie est rapide, et la gangrène en est presque toujours la suite. Il existe probablement en pareille circonstance une espèce de paralysie dans la partie enflammée qui empêche la perception de la douleur et le développement de la réaction vitale. Dans l'inflammation chronique, au contraire, quoique la plupart des signes de la phlegmasie ne se développent point, tels que la douleur, la fièvre, la lésion des fonctions de l'organe souffrant, la maladie met un temps

____

(1) Combien ces exemples doivent faire modifier l'opinion du docteur Broussais, qui dit que c'est la douleur qui est la cause provocatrice des phlegmasies, et qu'il est très-exact de dire que les troubles sympathiques sont, aussi-bien que les désordres locaux, en raison directe de la douleur. (*Phlegm. chron.*, Prolégomènes.)

plus long dans sa marche , la terminaison a plutôt lieu par l'hépatisation ou une désorganisation complète de l'organe enflammé que par la gangrène.

Si nous venons à prouver que les inflammations qui composent ce chapitre, et que nous distinguons des inflammations latentes ou occultes, dont la marche est insidieuse et en même temps aiguë , sont soumises à l'influence des causes débilitantes et qu'elles se forment dans toutes les circonstances où il a existé une maladie antérieure qu'il faut rapporter à ces mêmes causes ; ou si les individus qui en sont ordinairement atteints sont travaillés de quelque vice spécifique qui agit en débilitant l'économie animale, nous aurons eu raison d'avancer que les inflammations chroniques diffèrent de beaucoup des aiguës, non-seulement par rapport à leur marche , mais par une infinité d'autres caractères qui influent sur leur essence et sur le traitement à employer.

En examinant le siége des inflammations chroniques , nous verrons qu'il a lieu dans les systèmes d'organes qui exercent leurs fonctions avec lenteur, qui sont frappés de maladies atoniques, ou sur lesquels les différens vices spécifiques portent leurs pernicieux effets. Ainsi la phthisie pulmonaire attaque les faisceaux lymphatiques du poumon ; le carreau ou l'inflammation du mésentère affecte les glandes mésentériques. Hoffmann (*de Febr. lent. et hect.*, sect. II) dit qu'il se forme souvent des suppurations dans le mésentère sans douleur. Or, la plupart des engorgemens glanduleux qui s'enflamment et suppurent ensuite, se montrent dans le carreau ou dans d'autres circonstances où les vices scrofuleux et rachitique sont la source de ces engorgemens. Selon Dreyssig (*Traité du diagn. méd.*), ce sont les glandes, les organes glanduleux et le poumon qui sont les plus sujets aux inflammations lentes; et si le poumon est le plus fréquemment atteint de cette espèce d'inflammation, c'est que la phthisie tuberculeuse est la plus fréquente de toutes et qu'elle est le résultat du vice scrofuleux.

L'inflammation lente des reins et de la vessie a pour cause ordinaire le calcul ou un principe arthritique. Après les glandes et le poumon, c'est le foie qui offre le plus d'exemples d'inflammations chroniques. Or, n'est-ce pas pour l'ordinaire un calcul biliaire, un engorgement lent ou squirrheux du foie qui précèdent ou produisent l'inflammation lente de ce viscère? Les inflammations chroniques de la matrice, du vagin et du canal de l'urètre, ne proviennent-elles pas d'ordinaire de quelque vice de la lymphe, des engorgemens fibreux et squirrheux de la matrice ou de l'influence des vices scrofuleux et vénérien? Petit (*Mém. de l'Acad. de chir.*, t. IV, p. 105) rapporte nombre d'observations d'abcès au foie qui étaient compliqués ou d'engorgemens, ou de squirrhe, ou d'autres maladies chroniques de ce viscère. Dans deux cas il y avait un principe syphilitique.

Si des organes internes nous passons à ceux placés à l'extérieur, nous observerons la même chose. Nul organe n'est plus sujet à l'inflammation chronique que l'œil : or, cette inflammation ne dépend-elle pas ordinairement d'un vice interne ? l'ophthalmie chronique la plus fréquente n'est-elle pas scrofuleuse ou vénérienne ? et n'est-ce pas un vésicatoire, un cautère ou un séton à la nuque qui déplace l'irritation, qui ouvre une porte aux effets du vice existant, et qui, combiné avec les moyens qui combattent les vices spécifiques, est plutôt le remède d'une pareille inflammation que des évacuations sanguines abondantes? Et n'est-ce pas l'usage des collyres toniques et astringens qui facilite la guérison, plutôt que les émolliens et les relâchans?

Pour ce qui est du tempérament, c'est le phlegmatique dont le ressort artériel est peu actif et se prête peu aux inflammations aiguës, qui est le plus sujet aux phlegmasies chroniques. C'est le nerveux, chez qui les nerfs sont très-mobiles et s'opposent à l'action du système artériel, qui devient encore très-sujet aux inflammations lentes. Pujol (*Mém. sur les Infl. chron.*) assure avoir observé pareilles inflammations chez les personnes hystériques et hypochondriaques.

Les grands exercices, en énervant les forces vitales et en empêchant la réaction fébrile, sont aussi, d'après le même auteur, une cause favorable aux affections lentes. L'âge de l'enfance et celui

de la vieillesse favorisent encore ces espèces d'inflammations à la tête et aux viscères abdominaux.
Les longs chagrins exercent la même influence sur
l'économie animale et deviennent la source de pareilles maladies (1).

La plupart des causes directes ou occasionelles
des inflammations lentes sont les vices scrofuleux,
vénérien, cancéreux, arthritique et rhumatismal,
qui en se déplaçant, ou après avoir produit des engorgemens dans les viscères, et secondés par quelque cause stimulante ou même sans leur concours,
développent presque toutes les phlegmasies chroniques à l'intérieur ou sur la surface du corps.
La goutte remontée produit une infinité d'inflammations aiguës ou chroniques dans les viscères. Le
développement du cancer est le résultat de l'inflammation ou fonte squirrheuse ; le vice scrofuleux est,
comme nous l'avons dit, la principale source des
inflammations lentes du poumon et du mésentère,
et le vénérien développe presque toutes les phlegmasies chroniques des organes internes et externes

---

(1) Les gens de cabinet qui mènent une vie sédentaire,
car la vie sédentaire affaiblit comme l'exercice immodéré,
sont les plus sujets à ces phlegmasies. L'usage trop long des
évacuans stimulans produit les mêmes maux par faiblesse in-
directe. Enfin la matière critique d'une maladie aiguë jetée sur
quelque viscère y produit une inflammation lente, parce que
le principe vital épuisé ne peut réagir et former une inflammation aiguë.

de la génération. Le docteur Broussais, qui a étudié avec le plus de succès les phlegmasies chroniques dit (tom. I, pag. 533, art. *du traitement de la phthisie*) « que rien n'est plus commun dans

» l'exercice de la médecine que de rencontrer la

» coïncidence de l'inflammation avec la faiblesse;

» il faut, dit-il, même admettre en principe que les

» phlegmasies sont plutôt l'apanage de la fai-

» blesse que de la force, parce qu'un homme

» fort résiste aux causes qui la produisent, telles

» que le froid; l'homme faible et nerveux est

» toujours prédisposé à l'inflammation. »

Le même auteur dans le même ouvrage (tom. Ier., *Hist. génér. du Catarrhe*), fait dépendre l'induration sanguine chronique du poumon, qui est l'état chronique du catarrhe et de la pneumonie, du froid et de la débilité. « Les hommes très-robustes

» étaient ceux qui guérissaient avec le plus de fa-

» cilité. Ceux qui étaient d'un tempérament san-

» guin voyaient céder plus promptement les sym-

» ptômes les plus violens, et étaient moins sujets

» aux rechutes. Les sous – officiers languissaient

» moins dans le catarrhe, à moins qu'ils ne fussent

» phthisiques, etc. »

Enfin Dumas (*Doctr. gén. des Mal. chr.*) assure qu'il ne connaît pas d'observation directe et concluante d'où l'on puisse déduire la solution naturelle des phlegmasies chroniques par des hémorrhagies; il en explique la cause en disant que la faiblesse du système général, l'atonie des or-

ganes affectés , la congestion passive établie sur les
vaisseaux capillaires, empêchent que les évacuations sanguines n'y soient utiles, comme elles le
seraient dans les inflammations aiguës.

Il est facile de reconnaître une phlegmasie aiguë,
puisqu'une douleur plus ou moins vive , la lésion
des fonctions de l'organe atteint , et une fièvre
assez vive, jointes à d'autres symptômes qui annoncent l'exaltation des propriétés vitales et un surcroît d'énergie dans le système artériel , forment
un cortége de symptômes qui ne permettent pas
de méconnaître le mal. Cependant, dans quelques
cas, la plupart de ces symptômes ne se manifestent point , quoiqu'il existe dans un organe même
très-sensible les traces de la plus violente inflammation, ainsi que nous en avons rapporté des exemples. Le mal , quoique lent , est néanmoins aigu ;
et il n'est pas plus raisonnable de le placer parmi
les chroniques qu'une fièvre maligne , où le pouls
semble naturel, et les symptômes sont si doux que
la maladie paraît légère quoiqu'elle soit très-grave.
Les systèmes nerveux et artériel sont en pareil
cas tellement enchaînés par le principe morbide,
qu'un mal si bénin en apparence se termine bientôt d'une manière tragique.

L'inflammation chronique est bien plus difficile
à reconnaître : la douleur n'existe point, ou elle est
très-légère ; la chaleur est douce ou presque nulle ;
la fièvre, si elle se développe , est extrêmement
modérée ; l'organe souffrant est peu lésé dans ses

fonctions, et il est difficile de distinguer cette lésion du spasme ou d'un engorgement non inflammatoire de l'organe affecté. Pour établir le diagnostic en pareil cas, il faut avoir égard à toutes
les circonstances qui ont précédé ou accompagné
la maladie, aux causes que nous avons rappelées
et qui y donnent ordinairement naissance, et aux
phénomènes, quoique souvent fugitifs, qui les accompagnent. Au reste, nous renvoyons pour ce
diagnostic à l'ouvrage du docteur Pujol sur les inflammations chroniques des viscères, où tous les
symptômes des phlegmasies, les lésions des fonctions et les sympathies générales et locales produites par les inflammations lentes sont passées en
revue et discutées avec beaucoup de sagacité, et
où on puisera avec fruit les caractères de ces sortes
d'inflammations.

Si nous avons prouvé que les inflammations
lentes diffèrent de beaucoup des aiguës par rapport aux circonstances qui accompagnent leur formation, et qui sont liées à un état de débilité du
système, ou à des maladies chroniques qui ont
amené une faiblesse dans l'économie animale,
on trouvera la raison de la place que nous
faisons occuper à ces maux dans notre cadre nosologique, qui est fondé sur les rapports que ces
affections conservent avec les aiguës et sur les différences qui les en séparent. Ces dernières nous
les ont fait placer après les chroniques dont nous
avons parlé avant celles-ci.

Le traitement des phlegmasies lentes doit être sans doute, comme celui de toutes les inflammations, un traitement *anti-phlogistique ;* il doit se composer des évacuations sanguines générales ou locales, des boissons tempérantes et mucilagineuses, d'un régime adoucissant, la diète végétale, les potions relâchantes, etc., etc.

Mais ce traitement doit être plus modéré et moins prolongé que celui des phlegmasies aiguës. Il faut que les saignées soient moins abondantes, qu'elles soient plus locales que générales ; et à mesure que l'état inflammatoire cède, il faut de suite combattre la maladie chronique primitive qui a produit l'inflammation lente, combiner de légers stimulans avec les anti-phlogistiques, surtout si la maladie est ancienne, et si l'organe enflammé a déjà perdu sa force tonique. D'ailleurs, les exutoires, tous les excitans de la peau et propres à déplacer l'"irritation du vice qui produit l'inflammation lente, sont, ainsi que nous l'avons déjà insinué en parlant des inflammations chroniques de l'œil, de meilleurs anti-phlogistiques que des saignées copieuses et un traitement débilitant. On doit encore avoir égard à l'âge du malade, à la durée de l'inflammation, aux causes qui l'ont produite ; et, suivant la nature de ces causes, il faut, si c'est un vice spécifique quelconque, combiner avec les anti-phlogistiques les remèdes que l'observation a démontré utiles pour combattre avec fruit le vice existant.

7

CHAPITRE V.

Maladies chroniques des Viscères abdominaux.

Il semble, au premier coup-d'œil, que l'on ne doit point faire un ordre particulier des maladies chroniques des viscères abdominaux, et qu'elles n'exigent pas plus d'être réunies en un seul chapitre que les affections qui attaquent l'organe pulmonaire, ceux de la circulation, ou qui ont leur siége dans la tête. Cette marche paraît se rapprocher des méthodes descriptives où l'on passe successivement en revue toutes les maladies internes des grandes cavités, quels que soient les rapports ou ressemblances qu'elles ont entre elles ; tandis que dans une méthode où l'on cherche à classer les maladies chroniques suivant les analogies ou les différences qu'elles ont avec les aiguës, suivant leur nature particulière sur laquelle doit être basée la méthode curative, on devrait renoncer à faire un ordre de maladies d'après le siége dans telle ou telle cavité.

Ces objections, toute spécieuses qu'elles sont, tomberont, si on fait attention que les viscères de l'abdomen sont sujets à une foule de maladies qui ne tiennent à aucun des caractères de celles dont il a été question jusqu'à présent, ou dont nous parlerons dans les chapitres qui vont suivre ; que les maladies chroniques de la tête, et qui sont l'apanage de l'enfance, dépendent ordinairement d'une lésion des systèmes lymphatique et nerveux ; et que ces ordres de maladies nous occuperont bientôt ; que des maladies du poumon et des organes de la circulation, dont les jeunes-gens sont les victimes, les unes font partie des maladies aiguës, parce que les systèmes artériel et pulmonaire sont d'ordinaire le siége des affections vives ; et les autres, qui sont chroniques, formeront des chapitres particuliers ; tandis que, au contraire, les affections des viscères abdominaux font une classe particulière, qui ne peut figurer ni parmi les affections lymphatiques ou nerveuses, ni parmi les phlegmasies, ni avec les autres espèces de maladies lentes. D'après cela on sera convaincu que ces maladies doivent être réunies dans un chapitre particulier.

Il y a beaucoup d'affections chroniques affectant les viscères de l'abdomen, qui deviennent la source des obstructions abdominales (1), et qui exigent une place dans un cadre nosologique. Ces maladies attaquent principalement la virilité et le déclin de l'âge dans l'un et l'autre sexe. La raison en est que les mouvemens naturels et

______

(1) Kæmp. (*Enchirid. med. præmium*), *int. causas sæpe occultas, infarctus viscerum abdominis potissimum numerandi, qui crebius quam vulgo creditur mihi quotidie obveniunt et dē quibus in curatione morborum chronicorum et acutorum semper cogitandum.*

fluxionnaires se portent dans cette cavité par le seul effet de l'âge, et que chez les femmes il survient une suppression naturelle dans le flux périodique, qui devient l'une des causes les plus fréquentes des engorgemens des viscères de labdomen, malgré que le reflux du sang et la déviation des mouvemens fluxionnaires puissent être également la source d'autres engorgemens dans les viscères des autres cavités.

La même pléthore qui fatigue les femmes à cette époque de la vie s'établit aussi à l'âge de cinquante ans chez les hommes; il en résulte une difficulté dans la circulation du sang dans la veine porte, que Stahl appelait avec tant de raison *porta malorum*, qui est la source d'une infinité de maladies chroniques chez les hommes.

Comme toutes les affections lentes qui résultent de cet état pléthorique et des mouvemens fluxionnaires dirigés dans la cavité abdominale sont des maladies dont l'abondance du sang est la principale cause, et qui exigent un traitement qui offre beaucoup d'analogie avec celui qui convient aux phlegmasies; et comme, d'un autre côté, ces maladies n'ont rien d'essentiellement inflammatoire, elles forment un ordre qui doit être séparé des phlegmasies, mais un ordre qui doit marcher à leur suite.

Les maladies qui nous occupent ne montrent point les mêmes rapports avec les affections aiguës que les maladies précédentes. A part cette disposition inflammatoire provenant des engorgemens et stases sanguines, elles offrent tous les caractères des affections les plus chroniques. Ces maladies se forment peu à peu ; leur marche est lente ; elles sont la suite ordinaire de l'âge, des causes et des choses dites *non-naturelles* ; le défaut d'exercice les favorise ; elles se développent aussi par l'usage des alimens trop substantiels. Tous les levains morbifiques qui étaient assoupis depuis long-temps s'éveillent à l'âge de retour, et, secondés par les causes dont nous venons de parler, ils deviennent la source des maux chroniques en question, de dégénérations organiques, et d'une foule d'autres maux plus ou moins graves.

Suivant que le reflux du sang a lieu vers tel ou tel viscère, la maladie offre une forme différente. Si l'estomac éprouve ce reflux, il se manifeste des gastrodynies, un dérangement dans les digestions, un gonflement à l'épigastre, des vomissemens plus ou moins fréquens qui sont suivis quelquefois de l'hématémèse ou de la maladie noire.

Si le foie est l'organe, comme il arrive fréquemment, qui reçoit la décharge, on voit se former des engorgemens dans ce viscère, les fonctions digestives languissent, il se manifeste l'ictère, des squirrhosités ou des tumeurs d'une autre nature. Lorsque la rate devient l'organe souffrant, il en résulte tous les symptômes que les anciens faisaient dépendre de l'atrabile, et qui ne sont que l'effet du refoulement du sang veineux abdominal dans ce viscère.

C'est à l'âge de cinquante ans que se développent également chez les femmes une foule de maladies dont elles avaient déjà été atteintes avant l'éruption des mois, et qui se renouvellent par l'effet de cette suppression : tels sont les engorgemens fibreux ou squirrheux de la matrice, de l'ovaire ou du sein, la ménorrhagie, la leucorrhée. Beaucoup de maladies des autres viscères se manifestent encore. Heureux l'un et l'autre sexe si à cette époque de la vie ils en sont quittes pour une pléthore de sucs graisseux, et si l'embonpoint qui se développe à cet âge met à l'abri d'une maladie plus ou moins grave!

Les maladies sympathiques qui se déclarent à cette époque sont l'épilepsie, comme l'avait observé Hippocrate, et d'autres maladies du cerveau. Les effets sympathiques se propageant à la poitrine, il en résulte des maladies plus ou moins fâcheuses, qui dérivent de la même source que celles qui attaquent les viscères abdominaux. Toutes ces affections doivent être combattues avec les mêmes moyens, et doivent trouver leur solution dans le même traitement.

Cette méthode thérapeutique, consacrée par l'expérience, est basée sur les évacuations sanguines qui dégorgent le système de la veine porte, sur l'emploi des apéritifs doux qui rendent le sang plus coulant et augmentent la sécrétion des urines. Tels sont les chicoracées, les savonneux, et les remèdes appelés *fondans*; tels sont encore les lavemens viscéraux de Kæmp. Cette méthode comprend encore l'exercice, qui donne des secousses aux viscères, facilite la circulation, le dégorgement des vaisseaux, et donne le ton nécessaire aux parties engorgées pour se débarrasser des fluides qui les engouent ; et l'usage des eaux minérales, qui a le triple avantage d'augmenter les évacuations, stimuler les organes, et favoriser les secousses produites par l'exercice.

Parmi les évacuations sanguines, l'application des sangsues à l'anus est la plus salutaire ; elle dégorge plus directement le système veineux abdominal, et seconde parfaitement les vues de la nature, qui établit dans de pareilles maladies un flux périodique qui en opère la solution, ou prévient leur développement lorsqu'elles ne sont pas encore déclarées.

Les exutoires sont encore fort utiles, surtout chez les personnes du sexe menacées de quelque tumeur cancéreuse, afin de donner une autre direction aux mouvemens fluxionnaires des organes, et prévenir des engorgemens d'une nature très-dangereuse.

CHAPITRE VI.

Hémorrhagies passives.

Lorsqu'il existe des engorgemens dans les viscères abdominaux à la suite de la pléthore qui s'établit dans l'un et l'autre sexe à l'âge de cinquante ans, la nature remédie à cet état pathologique par un flux sanguin connu sous le nom d'*hémorrhoïdal*, ou par des pertes utérines chez la femme, dans lesquelles la fluxion sanguine peut être encore active, quoique ce ne soit pas à cet âge où le flux sanguin s'établisse par les voies sexuelles.

Mais très-souvent aussi il se manifeste des hémorrhagies absolument passives causées par la difficulté de la circulation du sang dans le système abdominal, par l'état variqueux des veines des viscères engorgés, et par la faiblesse des exhalans de l'organe où s'effectue l'hémorrhagie.

Ces flux sanguins prennent différens noms suivant l'organe par lequel l'hémorrhagie a lieu. Ainsi l'hématémèse, le flux hémorrhoïdal excessif, l'hématurie, la ménorrhagie peuvent se manifester en pareil cas. Si le sang reflue aux organes thoraciques ou cérébral, et si quelqu'un d'entre eux se trouve affaibli par une cause quelconque, le sang pourra s'écouler par l'organe faible, et l'hémorrhagie prendra un autre nom, quoiqu'elle soit de même nature, et qu'elle dépende des mêmes causes que les flux sanguins qui ont lieu par les voies inférieures.

Les différentes espèces d'hémorrhagies passives dont nous avons rapporté quelques exemples dans notre Mémoire sur les maladies chroniques, offrent un caractère entièrement opposé à celui des hémorrhagies actives. Nul signe de fluxion active du sang sur l'organe qui doit fournir ce fluide, point de ces appareils hémorrhagiques qui se font sentir dans toute l'économie animale, et qui aboutissent à l'organe en question ; symptômes généraux de faiblesse et de cachexie ; évacuation du sang absolument passive, et souvent très-abondante si elle n'est pas arrêtée par les remèdes appropriés ; peu ou presque point de soulagement par l'effet de l'écoulement du sang ; augmentation au contraire de la faiblesse et du relâchement des organes.

Ces espèces d'hémorrhagies peuvent se présenter dans les circonstances précitées et dans tous les cas d'obstructions froides et lentes des viscères, dans l'hydropisie, dans l'état cachectique, ou lorsque le vice scorbutique a agi sur tous les fluides et principalement sur le sanguin.

Ainsi toutes les causes qui produisent la débilité générale, le relâchement des organes, qui gênent la circulation du sang veineux et qui favorisent le défaut de cohésion de ce fluide, sont les causes propres à produire ces hémorrhagies. Beaucoup d'entre elles peuvent être symptomatiques, et provenir des effets d'une autre maladie chronique ; mais assez souvent la maladie est primitive comme dans le scorbut et toutes les maladies où domine le principe scorbutique, comme, par exemple, l'affection rare mais observée quelquefois, connue sous le nom d'*affection tachetée hémorrhagique*.

Les hémorrhagies passives, que l'on doit soigneusement distinguer des actives, puisque les caractères en sont diamétralement opposés (*voyez* notre Mémoire), doivent être combattues par des remèdes essentiellement différens , tels que les toniques, les astringens, les spiritueux, et tous les moyens capables d'augmenter le ton général du système, et de remédier à la faiblesse locale de la partie qui fournit l'écoulement du sang.

Dans ces sortes d'affections, les rapports des chroniques avec les aiguës s'affaiblissent de plus en plus , et le caractère de chronicité y domine d'une manière évidente. L'état asthénique , la débilité générale, la circonstance d'accompagner ou d'être produites par des maladies longues et cachectiques, nul symptôme d'irritation , nulle influence de l'air et des causes propres à engendrer les aiguës , marche lente , impression de toutes les causes débilitantes ; telles sont les circonstances qui accompagnent ou qui se réunissent pour la formation de pareilles hémorrhagies.

CHAPITRE VII.

Maladies du Système lymphatique.

Rien de plus admirable dans l'économie vivante que ce nombre prodigieux de petits vaisseaux dont la connaissance a échappé pendant long – temps aux recherches anatomiques, et qui n'a enfin été acquise que par les travaux les plus constans et les plus éclairés des modernes. Cette connais-

sance nous rend raison d'une infinité de phénomènes physiologiques et morbides dont il était impossible d'avoir auparavant une idée satisfaisante.

Le système lymphatique se compose de cet
ensemble merveilleux de tuyaux qui pompent à
la surface cutanée tous les principes morbifiques qui sont en contact avec la peau, ou qui
exhalent à travers cet organe d'autres principes
hétérogènes ou excrétoires dont le séjour dans le
corps serait inutile ou nuisible; de ces tuyaux chy-
lifères qui prennent leur origine dans le tube intestinal, et portent le chyle au réservoir commun
pour être versé de là dans les canaux de la circulation; de ce nombre non moins prodigieux de
vaisseaux qui laissent échapper dans le tissu cellulaire ou à la surface des membranes séreuses cette
rosée qui facilite le jeu des organes, et qui est
absorbée de nouveau après avoir rempli son usage.
Ce système se compose encore de ces pelotons glanduleux à travers lesquels ces vaisseaux passent et
se replient de mille manières, et où le fluide qu'ils
portent séjourne quelque temps; de ce fluide
transparent que la plupart de ces vaisseaux trans-
portent et dont ce système emprunte sa dénomi-
nation; enfin de cet autre liquide moins limpide,
extrait des substances alimentaires, et qui doit réparer les pertes que fait continuellement la machine animale.

Nous ajouterons à cet ensemble de parties anatomiques qui forment ce système, l'appareil des

membranes muqueuses, puisque la membrane de cette famille qui tapisse le canal alimentaire a une infinité de rapports avec les lymphatiques, que beaucoup de faits prouvent l'existence des absorbans sur les surfaces muqueuses, et que d'ailleurs les maladies de cette classe de membranes ont beaucoup d'analogie, et se confondent quelquefois avec les affections du système lymphatique.

Ainsi ces sortes de vaisseaux, qui ne sont point soumis à l'influence d'une force active comme le système vasculaire sanguin, se déploient d'une part sur la surface de la peau, à l'intérieur sur les membranes muqueuses, les séreuses et le tissu cellulaire; ils se ramifient encore sur tous les organes; ils communiquent et s'anastomosent avec une foule de rameaux appartenant au même système; toutes les branches qui le composent sont obligées de passer à travers les ganglions parsemés sur leur route et placés de distance en distance.

La structure des parties de ce système, la marche lente des fluides qu'il renferme, et leur séjour dans les replis infinis que les vaisseaux lymphatiques éprouvent dans le tissu des glandes; mais surtout le peu d'énergie des propriétés vitales dans ces tuyaux et la privation d'une force active à la tête de ce système, comme celle du cœur dans l'appareil artériel; toutes ces causes réunies font que l'action de ce système est lente, que toutes les maladies qui se forment dans son étendue ont une marche chronique.

Ce système est véritablement le domaine des affections lentes. Ici les rapports de ces maladies avec les aiguës s'affaiblissent et disparaissent. Celui que l'on peut remarquer encore et qui concerne plus particulièrement les maladies muqueuses, est l'analogie que nous avons signalée dans les épidémies muqueuses décrites par les auteurs, lorsque la fièvre coexiste avec ces affections, et dans cet état même ces maladies empruntent bien plus des traits caractéristiques des chroniques que des aiguës.

Une autre cause qui fait que le système lymphatique est l'apanage des affections lentes, c'est, ainsi qu'on l'a observé depuis long-temps, que sa prédominance dans l'économie animale, comme celle du système nerveux, a toujours lieu aux dépens du système artériel, qui est l'agent de la fièvre ; ce qui fait que celle-ci s'établit difficilement dans les maladies lymphatiques. Ajoutez à cette cause celle qui dérive des circonstances qui favorisent ces affections et qui tiennent toujours à des causes débilitantes. Or, comme nous le verrons bientôt, cette faiblesse introduite dans l'économie par des agens débilitans est un obstacle aux efforts du principe conservateur. Une troisième raison se déduit de l'action de ces agens, qui est toujours lente, et n'amène que peu à peu des désordres dans la machine animale, d'où s'ensuit encore la marche lente de ces maladies.

Le système lymphatique, qui est celui de la nutrition et de l'accroissement , prédomine d'une manière sensible dans l'enfance. On remarque à cet âge l'épanouissement du tissu cellulaire , le développement des glandes lymphatiques , des sécrétions muqueuses abondantes, un relâchement dans le tissu des solides. On rencontre encore ces phénomènes chez les femmes et les tempéramens lymphatiques , et voilà les sujets chez qui les maladies de ce système se développent, et qui ont une marche lente.

Dans ces maladies, que nous considérons comme le prototype des affections chroniques , nous observons tous les caractères qui servent à distinguer les maladies lentes des aiguës ; les coctions et les crises y sont rares; celles qui s'y montrent ne se manifestent d'ordinaire qu'à la puberté , ou à de certaines époques où le système artériel , prenant le dessus, devient le frein des maladies lymphatiques et en opère la solution. La fièvre les accompagne rarement; lorsqu'elle existe , ce n'est qu'une fièvre pernicieuse provenant de l'altération des sucs lymphatiques ou de la dégénérescence des tumeurs dans les organes , excepté dans les cas où la nature la suscite dans un effort critique; et la fièvre alors, au lieu de devenir leur compagne, en est le terme ; leur cause est éloignée du système vasculaire sanguin , et elles trouvent ordinairement leur solution dans l'usage des remèdes toniques et stimulans.

Nous ne comprendrons point dans cette classe de

maladies celles où les absorbans ne jouent que le rôle de conducteurs du principe morbide, quel qu'il soit, sans que les glandes, les vaisseaux lymphatiques ou l'appareil muqueux soient affectés d'une manière particulière ; sans quoi toutes les maladies contagieuses et virulentes, les poisons mis en contact avec l'organe cutané, tous les principes formés à l'intérieur et charriés dans diverses parties de l'économie par les tuyaux absorbans, toutes les affections métastatiques pourraient être comprises dans cet ordre d'affections. Ainsi, contre la manière de voir de certains auteurs, nous élaguerons de notre classe de maladies lymphatiques les affections purulentes, qui doivent figurer dans les inflammations chroniques ou dans les maladies qui succèdent aux aiguës ; les affections catarrhales que les modernes classent parmi les phlegmasies ; la maladie scorbutique, où le sang paraît bien plus affecté que la lymphe ; et la rage, qui est une maladie vraiment nerveuse et ataxique, quoique les absorbans soient les premiers en contact avec le venin qui la produit. Mais nous y ferons figurer le rhumatisme chronique et la goutte asthénique, dans lesquels le système lymphatique paraît jouer un rôle actif, et qui offrent d'ailleurs beaucoup de caractères qui les rapprochent des autres affections de ce système (1).

____

(1) Voici comment s'exprime l'auteur de l'article GOUTTE du *Dictionnaire des Sciences médicales,* tom. XIX : On peut

Indépendamment de ces deux maladies, nous comprenons parmi les affections lymphatiques toutes celles où il y a une diminution des propriétés vitales dans ces vaisseaux sans le concours d'un vice spécifique, et celles où pareil vice se rencontre, telles que les maladies scrofuleuses, syphilitiques, cancéreuses, rachitiques; et les maladies de la peau, comme la lèpre, les dartres, la croûte de lait, etc., dans lesquelles il y a une altération de la lymphe et un mode changé dans les propriétés vitales des exhalans et inhalans répandus sur l'organe de la peau.

Que cette diminution dans les forces vitales des vaisseaux lymphatiques soit primitive ou la suite d'un ensemble de causes débilitantes, ou qu'elle dépende de l'un des vices ci-dessus, les résultats sont à-peu-près les mêmes; il y a toujours dimi-

---

attribuer cette maladie à une affection du système lymphatique, ou du moins il y joue un grand rôle. Il y a lésion des vaisseaux lymphatiques qui se distribuent aux capsules, à la synoviale, au périoste et à l'os. Il se rend raison des tophus dans et hors l'articulation par l'action de ces lymphatiques.

Frédéric Hoffmann (*Fund. path. spec.*) attribuait aussi la plupart des phénomènes de la goutte dans les articulations à une lésion des vaisseaux lymphatiques, soit inflammation, rupture, etc.

Musgrave (*de Artrith. primig.*) pensait que la goutte est, comme les écrouelles, une maladie des glandes dans les articulations.

nution d'activité des absorbans, altération de la lymphe et engorgement des glandes.

Parmi les maux qui résultent de la diminution de vitalité des absorbans, on doit compter l'empâtement du tissu cellulaire, la stagnation des sucs lymphatiques, l'engorgement froid du système glanduleux, les hydropisies générales et locales, les embarras et obstructions froides des viscères, les flux muqueux abondans et sans irritation; enfin l'altération de la lymphe, qui fait qu'elle est mal élaborée, et impropre à fournir de bons matériaux à la nutrition.

Les symptômes qui accompagnent de pareilles maladies sont la petitesse et faiblesse du pouls, la figure pâle, peu animée et comme bouffie; les yeux perdent leur expression; les malades ne cherchent que le repos; l'état d'inertie enchaîne leurs forces; les chairs sont flasques et molles; l'appétit manque; les digestions sont laborieuses et accompagnées de vents, de rapports aigres; les sécrétions peu abondantes, excepté les selles, qui fournissent beaucoup d'évacuations muqueuses et glaireuses; les tumeurs glanduleuses sont indolentes; les empâtemens des viscères n'offrent ni chaleur ni douleur.

Les causes qui produisent ces maladies sont toutes débilitantes : les hémorrhagies ou les évacuations excessives, l'air froid et humide, une nourriture grossière et végétale, les passions tristes de l'âme, l'inaction et le défaut d'exercice,

les boissons aqueuses abondantes, des maladies antérieures qui ont épuisé : telles sont les causes les
plus ordinaires qui développent ces affections.

Les vices spécifiques engendrent la même faiblesse
dans les vaisseaux lymphatiques , engorgent les
glandes , et produisent des symptômes particuliers
suivant la nature du vice. Le rachitique affecte
spécialement les os , diminue leur consistance,
la force de cohésion, et attaque les glandes du mésentère pour produire la chartre. Le scrofuleux
se jette plus particulièrement sur les glandes, et
produit les tubercules , d'où provient la maladie
chronique la plus fréquente et la plus redoutable , la phthisie pulmonaire. Le cancéreux, qui
n'est qu'une variété des écrouelles, donne naissance à une autre maladie plus redoutable et plus
cruelle encore. Le syphilitique porte son action
spéciale à la peau et aux membranes muqueuses.
Enfin les maladies cutanées offrent des caractères
qui frappent la vue et qui les distinguent des autres affections de cette classe.

Nous ne portons pas dans cet ordre de maladies
celles qui résultent de l'augmentation du ton et
de la vitalité des absorbans, parmi lesquelles figure le marasme essentiel. Cette affection offre les
symptômes de la phlogose et de l'irritation. Ce caractère, joint à celui d'exiger dans son traitement
les relâchans et les anti-phlogistiques, la classe
naturellement parmi les phlegmasies. Nous en dirons de même des engorgemens des viscères et

des glandes qui donnent des marques de chaleur et d'irritation, et qui annoncent un degré plus ou moins prononcé d'inflammation. La même objection pourrait se faire pour le vice cancéreux ; mais tout est froid et atonique dans les effets de ce vice, jusqu'à ce qu'une fermentation particulière ait produit tous les caractères du cancer ouvert et confirmé ; et alors c'est une maladie vraiment *sui generis*, qui n'offre rien de commun avec le caractère des autres maladies ; c'est un monstre en pathologie, aussi singulier dans son essence que cruel et formidable par ses résultats.

Les remèdes généraux propres à combattre les maladies du système lymphatique doivent être dirigés contre l'atonie et le relâchement des organes, l'épaississement et l'état peu animalisé de la lymphe, enfin contre l'état morbide de ce système.

Ainsi dans tous les cas d'obstructions glanduleuses simples sans concours des vices spécifiques ci-dessus , mais seulement avec engouement des solides, on mettra en usage les toniques, les stimulans , les remèdes connus sous le nom de *fondans*, et tous ceux qui augmentent et animent les forces vitales des absorbans. A l'extérieur les frictions générales ou locales simples ou aromatiques, les exutoires, les stimulans épispastiques. A l'intérieur les vomitifs et purgatifs drastiques, qui favorisent par les secousses l'absorption des sucs stagnans , et éveillent les propriétés absorbantes des lymphatiques. Les aromates, les amers, les martiaux, les remèdes salins ; enfin les secours de la gymnastique, qui produisent souvent autant d'effet à eux seuls que tous ceux que l'on peut retirer de la pharmacie. On modifie et on varie ces moyens curatifs suivant l'ancienneté du mal, la constitution, le sexe, l'âge et le tempérament.

Les remèdes à appliquer sur les tumeurs à l'extérieur doivent être puisés dans la même classe. Les frictions, les linimens aromatiques, les emplâtres fondans exciteront les absorbans et détermineront une fonte dans les sucs épaissis. Mais on aura l'attention de ne pas fatiguer en vain une glande squirrheuse qui ne saurait se résoudre, et dont un traitement trop actif faciliterait la dégénérescence cancéreuse.

Si la maladie du système lymphatique provient de l'action d'un vice spécifique, le traitement sera à-peu-près le même, parce qu'un pareil vice agit comme débilitant dans ce système, ralentit l'action des absorbans, et favorise le séjour de la lymphe à travers les rameaux infinis et les pelotons glanduleux qu'elle doit parcourir. Néanmoins, comme l'expérience a indiqué des remèdes qui sont plus utiles dans des cas que dans d'autres, il faut faire choix de ceux que l'observation a fait connaître comme les plus efficaces.

Ce seront, pour le rachitis, les alkalis combinés avec les martiaux, le quinquina, les frictions sèches et aromatiques, le kermès minéral, et surtout les bains froids, dont la vertu tonique et for-

tifiante a été reconnue par beaucoup de médecins;
une bonne nourriture, l'air sec de la campagne,
une habitation sèche et exposée à l'influence de
la lumière, l'usage du vin, un exercice propor-
tionné aux forces des frêles individus qui sont
victimes de ce mal : tels sont les moyens curatifs
qui sont les plus appropriés contre cette maladie.
Si le mal se présente sous la forme du carreau, on
donnera la préférence aux stomachiques amers,
au muriate doux de mercure, et principalement à
l'eau de chaux.

Le traitement du rachitis convient au vice scrofuleux; ce sont deux enfans de la même famille.
Cependant l'extrait de ciguë, les amers combinés
avec les anti-scorbutiques et quelque mercuriel,
comme le sirop du docteur Portal, le remède anti-scrofuleux de Peirylhe, semblent avoir quelque chose de plus spécifique. Une chose essentielle
à observer dans le traitement des écrouelles, c'est
d'insister moins sur les stimulans et de les associer avec les adoucissans et les mucilagineux, à un
certain âge, lorsque l'inflammation peut s'emparer
des glandes à l'intérieur, et devenir la source
d'une suppuration mortelle.

Les mêmes réflexions doivent s'appliquer aux
glandes qui peuvent dégénérer en cancer. Les
stimulans doivent être plus doux et donnés avec
plus de circonspection. Les extraits de saponnaire,
de jusquiame, de verge d'or, de véronique mâle,
le fondant de Quarin, composé de ces deux der-

nières plantes et de la ciguë, paraissent produire plus d'effet, et offrir moins d'inconvénient en pareil cas que des fondans plus actifs.

On sait que le mercure est le véritable spécifique de la maladie vénérienne : cependant la pratique a appris, dans son administration, qu'il était avantageux de le combiner avec les tempérans, les adoucissans, tels que les bains, les tisanes mucilagineuses, un régime doux : toutefois ce remède agit en augmentant les propriétés vitales des absorbans, en aiguillonnant le système artériel, et en produisant une espèce de fièvre, comme le pensent les meilleurs praticiens.

Les saignées abondantes et le régime débilitant apaisent les accès d'une goutte aiguë ou sthénique. Le remède spécifique, tant contre cette espèce que pour guérir la goutte asthénique, est encore à trouver, malgré les milliers de remèdes préconisés par les auteurs contre cette maladie. S'il en existe un, et si l'on peut donner ce nom au régime sobre et à l'exercice, on trouvera peut-être dans la combinaison de ces deux moyens le véritable remède de cette affection. Les brillans éloges du Vénitien Cornaro en faveur de la diète, et l'observation suivante, semblent donner beaucoup de poids à cette proposition (1). Un jeune homme âgé de vingt-cinq ans, de la grosseur la plus considérable et la plus énorme dont on puisse se

---

(1) *Dictionnaire des Sciences médicales*, t. XIX, p. 258.

faire une idée, fils unique et riche, eut un accès de goutte qui l'effraya. Il prit le parti de faire un grand exercice et de consacrer une bonne partie de son temps à des exercices variés, comme le jeu de paume, du mail, la chasse, les courses à pied et à cheval, l'exercice des armes. Dans dix-huit mois il se trouva d'une taille et d'un embonpoint très-ordinaires, bien dispos, vigoureux et à l'abri de la goutte.

Les remèdes les plus efficaces contre la goutte asthénique sont les amers, les stomachiques, les alkalins, les chicoracées. Pareils moyens sont également ceux qui conviennent aux maladies lymphatiques, ce qui confirme que cette affection appartient à cette classe de maladies.

Le rhumatisme chronique dont l'origine ne peut être rapportée à l'influence des constitutions médicales, diffère encore plus du rhumatisme aigu que la goutte atonique ne diffère de la goutte sthénique. Dans l'espèce de rhumatisme en question, on n'observe rien d'inflammatoire; le mal offre tous les caractères des maladies lymphatiques, et sans doute la lésion du système lymphatique entre pour beaucoup dans cette maladie. Les remèdes excitans et stimulans qu'elle réclame doivent être de la famille de ceux qui agissent sur l'organe cutané. Les bains chauds, ceux de vapeur, ceux d'eaux minérales, le kermès minéral à haute dose, les bois dits *sudorifiques*, les vésicatoires, tels sont les remèdes que l'expérience a indiqués contre cette affection. Nul doute que ces remèdes échauffans ne fussent nuisibles et dangereux s'il existait quelque phlegmasie dans les parties douloureuses.

Enfin les remèdes que nous venons de signaler conviennent encore dans les maladies cutanées. Cependant le soufre et les préparations sulfureuses ont quelque chose de spécifique contre les dar-tres (1).

La lèpre n'excite plus la sollicitude des médecins; les autres maladies de la peau demandent une modification dans le traitement, suivant les espèces et les circonstances qui les accompagnent.

Les divers traitemens qui réussissent contre les maladies qui entrent dans notre ordre de lymphatiques produisent à-peu-près le même effet, celui d'augmenter l'énergie du système artériel, de produire une espèce de fièvre, qui est le véritable remède de ces maladies.

Ce que l'art n'opère qu'avec des efforts et souvent sans résultats heureux, la nature le produit elle-même à l'époque de la puberté. On est souvent

---

(1) Le soufre guérit les dartres, selon M. Alibert (*Diction. des Scienc. méd.*, tom. VIII, pag. 73), en excitant une sorte de mouvement fébrile, en réveillant l'action tonique du tissu cellulaire, en augmentant les propriétés vitales de la peau, et en rétablissant le plein exercice de la transpiration. Le même auteur, en parlant des eaux minérales sulfureuses, dit qu'elles suscitent dans tout le système de l'économie animale une sorte de fièvre artificielle qui imprime aux dartres un caractère aigu en augmentant les oscillations du tissu cellulaire.

étonné de voir les écrouelles, le rachitis, la teigne (1), et d'autres maladies de cette classe, résister aux traitemens les plus appropriés, et disparaître enfin lorsque la nature, chez l'un et l'autre sexe, a produit cette révolution étonnante, et que la force, les belles couleurs, l'activité physique et morale, un équilibre dans toutes les fonctions, succèdent à un air pâle, bouffi, à la mollesse des chairs, à l'insouciance morale, à l'insensibilité, et à tout le cortége des symptômes d'atonie que l'on remarque dans les maladies lymphatiques du premier âge.

Des milliers d'observations constatent les bons effets d'une fièvre accidentelle, suscitée par l'art ou produite par une influence épidémique, pour combattre heureusement ces maladies. L'inoculation de la petite-vérole, de la gale, des achores, de la vaccine et d'autres virus analogues; les secousses produites par la boisson des eaux minérales ou par un exercice actif, sont des moyens, ainsi que nous en avons donné des exemples dans notre Mémoire sur les maladies chroniques, qui allument la fièvre, excitent l'énergie du système artériel, d'où résulte un état véritablement inflammatoire, qui modifie les maladies de la lymphe, et en opère la solution.

---

(1) Klein (*Interpres. clin.*, pag. 212) dit que la teigne se dissipe quelquefois par le changement d'âge, après que l'on a employé en vain tous les remèdes possibles.

L'aspersion avec l'eau froide ou le bain froid, après laquelle on favorise la réaction vitale par les couvertures et les boissons excitantes, les bains de vapeur, peuvent également développer la fièvre, et suppléer à l'action stimulante et inflammatoire des virus ci-dessus.

Cette fièvre a été reconnue très-utile dans les écrouelles. Lalouette (1) a vu des tumeurs scrofuleuses très-anciennes se résoudre, de vieux ulcères se cicatriser, d'anciennes caries s'exfolier par des fièvres accidentelles et naturelles qui suscitaient par les selles, la peau ou les urines, des évacuations vraiment critiques. Bordeu avait aussi observé nombre de fois que l'agitation fébrile était le vrai remède des écrouelles (2). Dumas parle de maladies scrofuleuses qui avaient résisté auparavant aux moyens curatifs les plus appropriés, traitées ensuite avec succès pendant le règne d'une angine gastrique par les remèdes indiqués contre l'épidémie angineuse (3). Stoll nous a signalé des guérisons du rachitis produites par la fièvre varioleuse.

La maladie vénérienne elle-même, qui paraît au premier abord une maladie moins asthénique que celles dont nous venons de parler, dont les engorgemens glanduleux ont un cours plus rapide, est

---

(1) *Traité des Scrofules*, tom. I, pag. 157 et suiv.
(2) *Prix de l'Acad. de Chirurg.*, tom. III.
(3) *Doctr. gén. des Mal. chr.*, pag. 56.

pourtant une affection qui cède aux secousses fébriles accidentelles, ou à d'autres moyens tirés de
l'hygiène, qui activent la circulation du sang, et
produisent dans l'économie animale un effet semblable à celui de la fièvre, lors même que le remède spécifique a complètement échoué.

Les médecins connaissent l'observation de Stoll
touchant un homme couvert d'ulcères vénériens à
la tête, traité pendant deux ans par le mercure et
les autres anti-syphilitiques (1), qui guérit en
moins de trois semaines après avoir éprouvé en
automne un fièvre inflammatoire bilieuse compli-
quée d'un érysipèle à la face, qui nécessita deux
saignées, l'émétique et les purgatifs. On trouve,
dans le *Journal général de Médecine* (2), un rapport de M. Cullerier sur un bubon jugé vénérien.
Parmi les excellentes réflexions que l'on y voit se
trouve celle qui se rapporte au vice syphilitique. Il
peut, selon le rapporteur, être modifié par les climats, les maladies aiguës, les suppurations abondantes, etc. Il ajoute que des fièvres aiguës ont
souvent mis fin à des symptômes qui étonnaient et
désolaient le médecin par leur opiniâtreté. Van-
Swieten (3) vint à bout de guérir une maladie vé-

---

(1) Dumas, qui rapporte cette observation dans sa *Doctrine
générale*, pag. 55, a laissé exister une erreur grave concernant les remèdes employés : il y a *anti-phlogistiques* au lieu
de *anti-syphilitiques*.

(2) Tom. LX, pag. 344.

(3) *Comment. in Aph., Boerh.*, t. V, p. 521. Voici ce que

nérienne qui avait résisté nombre de fois aux frictions et aux tisanes sudorifiques, en soumettant son malade à une vie dure et laborieuse.

CHAPITRE VIII.

Affections Nerveuses.

Si les recherches anatomiques dans l'appareil glanduleux et lymphatique ont jeté un grand jour sur les maladies de ce système, nous n'en pouvons dire autant des affections du système nerveux. Tous les efforts des médecins, leurs recherches les plus minutieuses, n'ont soulevé aucune portion du voile qui enveloppe les fonctions de l'appareil sensitif, et les affections morbides dont il est le siége. Les recherches du docteur Gall sont curieuses, les rapprochemens qu'il a faits piquans, et ses inductions très-ingénieuses ; mais nous n'en sommes pas pour cela plus avancés sur l'influence du système nerveux sur l'organisme que du temps d'Hippocrate.

Cependant ce système fait l'homme intérieur, comme disait Bordeu ; c'est celui qui donne l'impulsion dans la machine, qui l'anime et la vivifie ; tous les autres appareils d'organes ne sont que des

---

rapporte Klein (*loc. cit.*, p. 405) : *Tumorem testium venereum chronicum novi fibre resolutum plenarie, ante hæc panaceis mercurialibus perperam à medico exceptum.*

rouages, fort utiles sans doute, mais incapables d'entretenir les mouvemens vitaux, incapables de marcher par eux-mêmes sans l'influence du système nerveux. Et quoique tous les mouvemens de la vie et la réaction des organes les uns sur les autres ne forment, comme l'a dit Hippocrate, qu'un cercle, on ne peut méconnaître la prééminence du système sensitif sur tout le reste dans la portion du cercle où commence à agir ce système.

La connaissance de l'appareil nerveux et des lois en vertu desquelles il agit dans l'économie vivante, serait bien utile sans doute, et nous ignorons néanmoins la manière dont s'exercent les sympathies organiques par l'influence nerveuse, comment et de quelle manière la sensibilité est lésée, quel genre d'altération produit cette lésion dans le tissu des nerfs, comment la lésion de ce système influe sur les organes, et comment la lésion des organes influe à son tour sur le système des nerfs.

Les recherches anatomiques ne donnent aucune connaissance des fonctions du cerveau ni des productions médullaires qui partent ou qui aboutissent à ce viscère. La manière dont le physique tient au moral, le rôle que jouent le cerveau et les nerfs dans les facultés intellectuelles, tout cela échappe aux dissections anatomiques. Le moral tient au physique par des liens bien étroits; ils sont intimement unis ensemble; on ne peut chiffonner l'un sans chiffonner l'autre, comme disait certain auteur; mais tout est obscur pour nous, tout est recouvert d'un mystère impénétrable. Nous sommes donc forcés, dans l'étude des maladies nerveuses, d'examiner les phénomènes morbides qu'offrent ces maladies, les comparer entre eux, étudier les causes qui tendent à les développer, et chercher les moyens que l'observation a fait connaître pour diminuer l'exaltation nerveuse, et la réduire à un état moyen d'influence d'où dépend l'équilibre des fonctions.

Faudra-t-il comprendre dans l'ordre des maladies nerveuses toutes celles où le cerveau, la moelle allongée, la moelle épinière, ou les cordons nerveux qui y prennent origine, sont affectés? Et faudra-t-il donner le nom de *nerveuses* à toutes les affections qui offrent dans leur développement des symptômes nerveux?

Si telle était notre manière de voir, il faudrait appeler *nerveuses* une foule de maladies qui tiennent à des causes graves, dont le caractère les rapproche des classes précédentes. Ainsi l'inflammation du cerveau, un dépôt formé dans ce viscère, une tumeur fongueuse développée sur la dure-mère, et occasionant par sa compression des symptômes nerveux, une exostose vénérienne produisant les mêmes phénomènes, nous fourniraient dans les affections qui en résultent des maladies nerveuses.

La paralysie des membres abdominaux provenant d'une lésion de la moelle épinière par la carie des vertèbres et la courbure du rachis, ne mérite pas mieux le nom de maladie nerveuse, malgré que le prolongement rachidien soit vivement affecté.

Faudra-t-il appeler *nerveuses* l'épilepsie, les maux produits par des vices d'organisation du crâne, par une pointe osseuse irritant continuellement l'organe encéphalique ou ses enveloppes?

Le tétanos traumatique occasioné par une blessure grave aux parties tendineuses ou nerveuses, sera-t-il une maladie purement nerveuse?

Presque toutes les maladies offrent des phénomènes nerveux, parce que, dans la plupart, la sensibilité est plus ou moins lésée, et que les phénomènes morbides sont souvent l'effet de l'influence nerveuse sur les différens organes où ces phénomènes se développent. Ainsi l'état inflammatoire, l'embarras gastrique et presque tous les élémens morbides, donnent lieu à des symptômes nerveux: cependant personne n'est tenté d'appeler la pleurésie, la fièvre gastrique bilieuse, des maladies nerveuses.

Il est donc nécessaire de n'appeler telles que les maladies affectant les individus dont la mobilité nerveuse est si forte que les causes les plus légères produisent le trouble dans le système nerveux et dans la plupart des fonctions, de manière que les phénomènes qui en résultent n'ont aucun rapport entre eux, ni avec les causes qui leur donnent naissance. Ces phénomènes s'apaisent aussi facilement qu'ils se sont développés. La moindre cause aussi tend à les renouveler et à les faire reparaître. Il suit de là que les convulsions qui se déclarent chez une femme dont l'éducation molle, l'imagination exaltée par la lecture des romans et les passions de tout genre, ont rendu les nerfs excessivement mobiles après la suppression de la transpiration ou par la moindre contrariété, sont une maladie véritablement nerveuse; tandis que l'état convulsif produit par un poison violent chez un homme robuste et bien constitué, ou à la suite d'une congestion cérébrale sanguine ou lymphatique, sera loin de mériter le nom d'affection nerveuse, les convulsions n'étant, dans ce dernier cas, que le symptôme d'une autre maladie grave.

Des médecins se plaisent aujourd'hui à appeler fièvres nerveuses celles qui présentent, à la vérité, beaucoup de symptômes nerveux, à cause de la lésion du cerveau et des nerfs, et qu'on désignait autrefois sous le nom de *fièvres malignes* ou *typhoïdes*. Dans ces sortes de fièvres, l'action des miasmes contagieux qui troublent l'encéphale et le système nerveux, quelle que soit la vigueur de la constitution, est une cause grave qui lèse les parties les plus essentielles de l'économie animale, dont les résultats sont fâcheux; mais ici il y a rapport entre la cause et les effets. Il en est de même de la peste, dont le virus, toujours très-actif, développe des symptômes très-graves sur tous les sujets qui en éprouvent l'action. Or, ces maladies ne sont point des affections nerveuses. L'épithète d'*ataxiques* ne leur convient pas davantage, parce que l'ataxie et le désordre dans les mouvemens et les fonctions des organes se rencontrent également dans les maladies véritablement nerveuses. Ce désordre provient, dans les maladies malignes, d'une cause pernicieuse qui agit sur le système nerveux, et, dans les autres, elle tient à la susceptibilité des nerfs, qui produit un grand trouble dans l'économie animale ; lorsqu'elle est mise en jeu par une cause souvent bien légère.

Le caractère de nos maladies nerveuses repose donc dans cette grande mobilité des nerfs et dans l'exclusion de tout vice organique, lésion des tissus et autres élémens morbides, tels que phlegmasie, états bilieux, muqueux, fluxionnaire, etc.

Les symptômes nerveux qui caractérisent cette classe de maladies sont très-variés. Ils comprennent le spasme le plus léger jusqu'aux convulsions les plus effrayantes. Ces symptômes alarment d'ordinaire les sujets qui les éprouvent, parce que le spasme et les mouvemens spasmodiques qui se montrent dans différentes parties du corps, leur donnent un malaise tel que leur état leur paraît excessivement critique. Cette idée les occupe malgré que l'expérience d'un nombre infini d'attaques leur ait appris que cette position n'est pas dangereuse. Ainsi, on observe, parmi les symptômes nerveux, le passage presque subit de cet état critique à un état presque naturel ; la

succession rapide du froid et du chaud; des variations continuelles dans l'état du pouls; la séche-
-resse de la langue ou du gosier sans soif, ou celle-ci
lorsque le palais et l'arrière-bouche sont humectés;
des douleurs vagues ou permanentes dans telle
ou telle partie du corps : ces douleurs se manifestent sans cause, et cessent de même; des variations
infinies dans les fonctions digestives; des palpitations du cœur; resserrement spasmodique à l'abdomen, l'œsophage ou dans les membres; mouvemens convulsifs dans différentes parties; fré-
missement par le moindre bruit; trouble dans l'é-
conomie à la moindre nouvelle ou par une passion
légère; influence des changemens atmosphériques
pour la production de tous ces phénomènes; le passage du chaud au froid, imperceptible pour d'autres
personnes, donnant le même résultat. Mêmes inconvéniens pour le plus léger écart dans le régime; enfin la susceptibilité nerveuse générale
ou d'un seul organe est telle que la plus légère
variété dans les agens destinés à l'entretien de la
vie suffit pour produire les plus grands désordres.

Les circonstances qui favorisent le développement des maladies nerveuses, ou qui produisent
cette grande mobilité des nerfs qui prépare ces maladies, sont, à part l'influence héréditaire dont nous
parlerons dans la suite, toutes celles qui tendent à
introduire une certaine débilité dans l'économie
animale, à relâcher le tissu des solides, et à faire

prédominer les systèmes nerveux et lymphatique sur les appareils artériel et musculaire.

Toutes les fois que la circulation se fait avec activité, que le cœur et les artères jouissent d'une certaine énergie, que les autres muscles soumis à l'empire de la volonté sont fortement prononcés ; oh ! dans pareils cas les affections nerveuses sont extrêmement rares. Le système nerveux est alors sous l'influence de l'artériel, et n'est pas facilement mis en jeu par les causes excitantes. Voilà pourquoi le paysan, qui, d'après les remarques de Tissot, ne devient vaporeux qu'en s'adonnant à l'oisiveté, n'est point sujet aux maladies nerveuses. Voilà pourquoi les arts mécaniques qui exercent les membres, et les professions qui exigent un grand exercice, ne fournissent point de vaporeux, d'hypochondriaques, etc. Aussi les coureurs, les piétons, les portefaix, l'homme qui se livre à la chasse ou qui fait le métier des armes ne sont point travaillés des affections nerveuses ; tandis que les arts et métiers qui nécessitent une vie sédentaire et qui ne fatiguent pas les membres, favorisent beacoup ces maladies.

L'homme de lettres et de cabinet qui exerce beaucoup les facultés morales et très-peu les forces musculaires ; les femmes, dont le sexe et la constitution exigent un travail plus doux, et les fonctions de la maternité des changemens variés dans leur manière d'être, et dont, d'ailleurs, la sensibilité est si souvent mise à l'épreuve par une infinité de causes; les enfans, dont le tissu des solides est si lâche, chez qui les systèmes nerveux et lymphatique prédominent d'une manière si évidente, sont, par les mêmes raisons, très-sujets aux affections nerveuses.

Voilà encore la raison pourquoi les hommes dont la constitution grêle et délicate approche de celle des femmes et des enfans, sont également plus souvent atteints de ces sortes d'affections. Elles sont plus fréquentes dans les villes, parce que les causes morales y sont plus familières, les facultés intellectuelles plus exercées et la sensibilité plus souvent mise en jeu. A la campagne, on n'y exerce que les muscles par le travail; on y active la circulation; les sécrétions s'y font mieux, et les passions de l'âme y troublent rarement l'ordre des fonctions.

Les affections nerveuses dépendent directement des causes débilitantes, lorsqu'elles sont occasionées, comme cela arrive très-fréquemment, par des maladies de longue durée, par des hémorrhagies excessives, ou par des fatigues physiques ou morales poussées trop loin. Les affections nerveuses sont également le résultat des plaisirs vénériens excessifs et de l'épuisement par l'allaitement. Une éducation molle et efféminée, lorsque la constitution est déjà délicate (1), est une des

---

(1) Selon Barthez (*Elémens de la Science de l'Homme,* chap. xiii), il faut observer les signes des excès de sensibilité

principales causes qui conduisent, d'après Lorry, à la mélancolie nerveuse.

A ces causes on peut ajouter de longues privations physiques ou morales, et surtout la continence chez le sexe à l'époque où les vœux de la nature tendent à la reproduction ; les passions débilitantes, comme la tristesse, le chagrin, la frayeur, l'amour malheureux. Toutes ces causes agissent en exaltant la sensibilité, en affaiblissant l'économie animale, et en faisant prédominer le système nerveux sur les autres appareils organiques.

S'il est vrai que les affections nerveuses proviennent de cette prédominance d'action du système sensitif sur les autres systèmes, et principalement sur l'artériel, l'indication à remplir dans ces sortes de maladies consiste à éveiller l'énergie de ce dernier, et à rétablir par ce moyen l'équilibre dans les fonctions.

Toutefois, avant de remplir cette indication, il faut écarter toutes les causes accidentelles qui, en stimulant l'appareil nerveux et en rendant son influence encore plus forte, tendent à entretenir et prolonger ces maladies.

Ainsi une évacuation sanguine placée à propos, le rappel de celle qui était supprimée, un

---

ou de mobilité qui peuvent exister dans chaque homme, pour s'en servir à connaître la faiblesse des forces radicales de la constitution.

évacuant des premières voies si la gastricité exerce une influence morbide sur les nerfs ; l'application d'un exutoire ou d'un rubéfiant, si l'on suppose qu'un principe rhumatismal goutteux, scrofuleux ou psorique, irrite le système nerveux ; les remèdes propres à désobstruer les organes dont l'embarras peut aussi produire des secousses nerveuses chez des personnes éminemment irritables, seront tout autant de remèdes qui seront avantageusement placés suivant l'influence que peuvent avoir les unes ou les autres de ces causes sur les maladies nerveuses.

Il faudra encore éloigner tous les agens qui peuvent favoriser la mobilité nerveuse et la mettre en jeu d'une manière effrayante. Comme l'exercice des facultés intellectuelles a lieu aux dépens des fonctions digestives et musculaires, supprimez ou diminuez, autant que possible, ce genre d'exercice ; que les hommes de cabinet se livrent à des occupations d'un autre genre, ou du moins qu'ils n'exercent leur cerveau que long-temps après le repas. Que les personnes nerveuses évitent les causes morales qui exaltent leur sensibilité ; qu'elles trouvent une diversion salutaire dans des consolations douces en cas de chagrins cuisans ; qu'elles s'éloignent des objets qui ont été la cause d'une grande frayeur, ou des personnes avec lesquelles elles étaient liées par un attachement étroit et qui ne peuvent pourtant faire leur bonheur. Il faut encore les séparer des individus atteints de maladies nerveuses effrayantes, parce que, par imitation, les mêmes maux peuvent se déclarer chez les sujets témoins de pareils paroxysmes. La distraction, l'air de la campagne, une société agréable, des occupations douces, doivent être opposés aux causes en question.

Pour fortifier le système musculaire et augmenter l'activité de la circulation , rien ne convient mieux que l'exercice. La gestation, l'escarpolette et la voiture serviront aux personnes trop faibles qui ne pourraient supporter un exercice plus actif. Viendra ensuite l'équitation, si justement préconisée par tant d'auteurs contre les affections chroniques nerveuses ; et à mesure que les forces le permettront, les malades feront de longues promenades à pied, s'exerceront au jeu de paume , du billard, du mail ; se livreront à la danse, à la chasse, et feront ensuite des voyages de long cours.

Ces sortes d'exercices activent et fortifient le système musculaire, accélèrent la circulation du sang, et produisent une fièvre factice qui fait circuler les humeurs , augmente les excrétions , surtout celle de la peau , aiguise l'appétit, et modère par ce moyen la prédominance nerveuse.

On sait que le célèbre Tronchin faisait courir les dames vaporeuses ou qui souffraient d'autres maladies nerveuses , et sa méthode était fort utile. Un régime légèrement fortifiant et la respiration d'un air salutaire (1) doivent seconder les bons bons effets de l'exercice.

Les frictions sèches ou aromatiques , les forti-fians pris intérieurement , comme le quinquina, les martiaux , les eaux minérales ferrugineuses , les stimulans ou anti-spasmodiques préconisés par la plupart des auteurs qui ont écrit sur les maladies nerveuses , tels que Sydenham , Boerhaave, Whytt , Tissot , Gorter , Cheyne , etc. , sont des remèdes qui peuvent agir de la même manière , exciter l'action artérielle , augmenter le mouvement du sang , et mettre un frein à l'activité nerveuse.

Cependant l'usage des toniques et des fortifians, quoique bien indiqué dans les maladies nerveuses chroniques, doit être fait avec précaution , parce que tout ce qui irrite et tout ce qui peut agacer le système nerveux peut aggraver le mal. On doit aussi avoir égard, dans leur administration, au sexe,

______

(1) L'air est d'autant plus à considérer que les animaux qui ont les organes pulmonaires les plus actifs et chez lesquels la respiration est la plus parfaite, le système musculaire se trouve très-prononcé. Les poitrines carrées ont des muscles très-forts, sont athlétiques, leur cœur est fort et la circulation active. Les poitrines étroites et resserrées ont des muscles grêles, leur respiration est moins active, leur constitution faible, efféminée; on n'observe chez elles que délicatesse et mobilité nerveuse. C'est en partie aux bonnes qualités de l'air que l'on doit rapporter la force de la constitution dans les campagnes et sur les montagnes, et la moindre fréquence des maladies nerveuses.

à l'âge, au tempérament, au climat. Car si le docteur Pomme a tant vanté les adoucissans et les délayans dans sa méthode exclusive de traiter les maux de nerfs, c'est qu'il habitait un pays sec, méridional, où cette méthode pouvait être souvent mise en usage ; tandis que les auteurs anglais, qui ont écrit en faveur des toniques, habitaient un pays où l'air est ordinairement froid, humide et lourd, et par conséquent très-favorable au relâchement des solides. D'ailleurs, il n'y a rien d'exclusif en médecine. La méthode délayante peut être avantageusement employée chez les individus secs, bilieux, dont le tissu des solides est resserré, et chez qui les causes morales ou héréditaires ont développé les maladies nerveuses.

En mettant en pratique la méthode fortifiante dans les affections nerveuses, il faut choisir les remèdes les plus doux, y habituer les malades pour en venir peu à peu à ceux qui sont plus actifs, afin que la sensibilité ne soit point augmentée, et le genre nerveux trop ébranlé par leurs effets. On modifie leur action par l'usage des bains, des tempérans, des mucilagineux, qui leur serviront comme de correctif (1). A mesure que la nature s'habitue à

---

(1) Cette méthode nous explique l'utilité de celle conseillée par Barthez dans ces sortes de maladies, composée des adoucissans et des toniques, des bains tièdes et l'équitation, le lait et le quinquina. (*Elém. de la Science de l'homme,* chap. XII.)

leurs effets, on abandonne les adoucissans pour
ne faire usage que des toniques et des excitans, afin
d'augmenter les propriétés vitales du système artériel. C'est en augmentant l'énergie de ce système
qu'agissent la plupart des anti-spasmodiques d'une
nature stimulante et résineuse, les spiritueux,
l'éther, le camphre, et autres substances aromatiques que l'on emploie tous les jours dans la médecine clinique pour combattre les affections nerveuses.

La nature guérit, par un changement d'influence
d'un système sur l'autre, la plupart des maladies
nerveuses de l'enfance à l'époque de la puberté.
Cette révolution si remarquable resserre le tissu
cellulaire et en général tous les solides, diminue
l'action du système lymphatique, fortifie les organes, augmente la force du cœur, des muscles
et des artères ; et par cette augmentation la sensibilité est modifiée au point que la disposition aux
convulsions et à toutes les affections nerveuses est
réfrénée par l'énergie des forces vitales.

Ce que l'art cherche à produire en imitant cette
révolution critique de l'âge, par les secours de la
gymnastique, d'un régime convenable, des toniques et des stimulans employés avec prudence, la
nature le fait dans peu de temps par une secousse
subite, dans laquelle la fièvre fait tous les frais
de la guérison.

Il n'est point de genre de maladies chroniques
dans lequel, d'après l'expérience de tous les temps,

le témoignage unanime des auteurs et l'observation journalière, la fièvre soit plus utile et moins sujette à des inconvéniens que dans les affections nerveuses chroniques. Dans d'autres maladies, on a souvent à redouter l'ancienneté du mal, le mauvais état des solides et des fluides, une irritation inflammatoire ; mais dans les nerveuses simples, soit que la fièvre soit produite spontanément par les efforts conservateurs de la nature, ou qu'elle soit le résultat d'une affection épidémique dont le caractère n'est pas assez grave pour compromettre les jours du malade, ou qu'elle dépende de l'usage des moyens stimulans fait avec prudence par le médecin, dans tous les cas la fièvre est toujours utile ; l'agitation fébrile agit en les dissipant sans retour, ou en les modifiant à un point que le mal devient infiniment plus doux et plus léger, ou bien en les faisant disparaître, au moins, pendant tout le temps que la fièvre dure. Aussi l'expérience prouve journellement qu'il n'est pas de maladie d'un caractère vraiment nerveux qui ne puisse être dissipée par l'énergie des forces vitales développée dans les secousses fébriles.

Parmi les moyens propres à allumer la fièvre, la boisson des eaux minérales chaudes et stimulantes doit tenir le premier rang. Nous avons cité dans notre Mémoire plusieurs observations puisées dans le *Traité des Maladies chroniques* de Bordeu, où la boisson des eaux de Barèges et de Cauterets excitait un état fébrile et guérissait des maladies nerveuses dont le siége était dans les viscères abdominaux. Pour ce qui est des maladies épidémiques, nous avons rappelé celle d'une rougeole qui dissipa une maladie convulsive très-opiniâtre ; une fièvre épidémique qui, selon le témoignage de Tissot, fit disparaître une épilepsie qui avait résisté à tous les remèdes ; des convulsions rebelles qui cédèrent, d'après l'observation du docteur Gondinet, au développement d'une fièvre quarte.

Ajoutons à ces faits des observations empruntées des meilleurs auteurs, qui ne laissent aucun doute sur l'utilité de la fièvre dans toutes les espèces d'affections nerveuses.

Selon Hippocrate (1), la fièvre quarte, surtout lorsqu'elle est invétérée, guérit l'épilepsie. Il ajoute dans un autre endroit que non-seulement elle guérit de cette maladie, mais encore qu'elle peut en préserver (2).

Galien, dans ses Commentaires, porte le même jugement ; il va même plus loin en disant que toutes les fièvres sont utiles aux épileptiques, surtout lorsqu'elles se prolongent. Néanmoins il accorde une supériorité d'effet aux fièvres quartes. Bartholin (3) rapporte une observation où une brûlure des deux mains chez un épileptique excita

____

(1) *De Morb. vul.*, lib. i.
(2) *Loc cit.*, lib. vi.
(3) TH. BARTHOLINUS, *Obs., cent. ii, obs. LXVIII.*

une inflammation vive accompagnée d'un état fébrile qui, après avoir duré quelque temps, dissipa le mal caduc, même après la cicatrice des brûlures.

Boerhaave (1) regarde la fièvre comme un très-puissant moyen contre la manie; et son commentateur Van-Swieten parle d'une céphalalgie et d'une douleur fixe sur l'épaule droite qu'une fièvre quarte fit disparaître.

Pour ce qui regarde les maladies nerveuses de la poitrine, le père de la médecine (2) nous dit que la fièvre est fort utile dans l'athsme nerveux. Baglivi (3) assure que la fièvre est non-seulement utile dans les convulsions, mais encore dans l'athsme et le catarrhe suffocant.

Pareille chose est confirmée par Klein (4), lorsqu'il avance que la fièvre quarte guérit ou met à l'abri de l'athsme convulsif et d'autres maladies nerveuses. Lahire ne fut délivré des palpitations du cœur qui le tourmentaient depuis long-temps, que par une fièvre d'accès; et il prolongea sa carrière jusqu'à quatre-vingts ans.

Les maux nerveux qui fatiguent les entrailles

(1) Aph. 589.

(2) *Coac. Præn. Ex magnâ spirandi molestiâ, si febris accedat, solutio contingit.*

(3) *De Fib. mot. et morb.* (cap. 1). *Ut quartana sanat epilepsiam, febris convulsionem, catarrhum, asthma,* etc.

(4) *Interp. Klin. feb. int.* p. 133.

trouvent aussi leur solution dans l'excitation fébrile. Ainsi, d'après Hippocrate (1), la fièvre guérit les douleurs spasmodiques des hypochondres
qui ne sont point associées avec un état inflammatoire. Frédéric Hoffmann (2) a vu des passions hypochondriaques très-anciennes guéries par des fièvres tierces et quartes long-temps prolongées. Ré-
veillon éprouva pendant six mois un soulagement
dans son hypochondrie, et pendant cet intervalle,
il fut travaillé d'une fièvre intermittente qui laissa
reparaître, quinze jours après sa terminaison, l'hypochondrie qui existait auparavant. Reil pense que
les hypochondriaques sont à l'abri des maladies
contagieuses et épidémiques ; et dans le cas où ils
en sont atteints, l'hypochondrie, dit-il, cessé (3).

Stoll (4) nous raconte que deux jeunes filles attaquées de la danse de Saint-Guy étaient traitées
en vain par tous les anti-spasmodiques indiqués,
et à une dose assez forte. Une fièvre pétéchiale
atteignit ces jeunes personnes. Celle-ci fut traitée
par les remèdes qu'elle réclamait sans aucun égard
à l'affection nerveuse. Cette dernière maladie di-
minua et cessa pourtant quand l'affection épidémique fut terminée.

***

(1) *Quibus ad hypochondrium dolores fiunt, absque in-
flammatione, his febris superveniens, solvit dolorem* Aph.,
sect. VII. 52.

(2) *De Opt. nat. morb. med. met.,* § XV.

(3) *Dict. des Sciences méd.,* tom. XXIII, pag. 134.

(4) *Dissert. de Font. ind.,* pag. 14.

Les maladies nerveuses ont ordinairement une marche chronique, parce que ces maux deviennent facilement habituels, et que l'état de périodicité que la plupart d'entre eux affectent tend à les prolonger. D'ailleurs, le spasme, qui est leur élément essentiel, est un obstacle continuel à leur terminaison. L'antagonisme qui existe entre le système nerveux et l'appareil artériel, fait que la prédominance du premier dans les maladies nerveuses s'oppose au développement des actes fébriles, et rend les coctions et les crises qui pourraient juger ces affections, extrêmement rares. Ajoutez à ces causes une débilité générale ou partielle qui s'associe ou produit ordinairement les affections nerveuses, et qui fait que la nature est paralysée dans ses efforts conservateurs. Aussi ces maladies, même à l'état aigu, ont une marche fort lente ; la nature ne travaille que d'une manière faible et languissante à leur solution.

Ces divers caractères des maladies nerveuses sont ceux que nous avons reconnus aux affections les plus lentes, et qui perdent presque toutes les analogies que les maux chroniques ont avec les aigus. Ces caractères nous justifieront sans doute, aux yeux de nos lecteurs, de la dernière place que nous assignons aux maux nerveux dans notre seconde classe de maladies chroniques.

CLASSE III.

MALADIES ORGANIQUES.

CETTE classe de maux, où les efforts de la nature
sont impuissans, où les moyens conservateurs sont
même tournés contre le malade, puisque c'est
l'altération des propriétés vitales d'un organe qui
amène celle de son tissu; où les secours de l'art
sont toujours inutiles, puisqu'il n'est pas au pouvoir de l'homme de changer la contexture des organes, de ramener leur tissu altéré, changé ou
transformé, à leur mode primitif; ces maladies,
dis-je, ne sont pas malheureusement les moins
communes; elles forment au contraire un ordre
très-nombreux de maladies chroniques.

Les affections qui y entrent ne conservent plus
aucun rapport avec les maladies aiguës; les phénomènes vitaux et fébriles qui se rencontrent dans
ces dernières n'ont point d'influence utile sur les
maladies organiques, et lorsqu'ils s'associent à
elles, ils en augmentent le danger et précipitent
leur cours d'une manière fâcheuse.

Ces maladies se préparent lentement, troublent
peu les fonctions dans le principe, et souvent
même elles n'y apportent aucun changement,

puisqu'on a vu des altérations organiques très-
graves, dont la mort aurait été le résultat dans
des sujets qui avaient succombé à d'autres maladies, et qui, de leur vivant, n'avaient offert aucun symptôme résultant de ces altérations.

Si elles se rencontrent dans des organes dont
les fonctions ne sont pas indispensables à l'entretien de la vie, elles peuvent exister long-temps
sans donner la mort; les malades peuvent vivre
avec des infirmités qui sont inséparables de certaines lésions de tissu. Lorsqu'elles ont leur siége
dans des viscères importans, comme le cœur,
le poumon, le cerveau et d'autres organes placés
dans l'abdomen, alors, soit par la gêne qu'elles
occasionent dans l'exercice des fonctions de ces
organes, ou d'autres qui leur sont contigus, ou
qui leur sont liés par des rapports sympathiques;
ou soit par la nature même de la dégénérescence organique qui est naturellement délétère et mortelle
dans quelque organe qu'elle se rencontre; la mort
s'ensuit nécessairement après un certain temps,
qui varie suivant l'importance de l'organe affecté,
l'étendue de sa lésion, la sensibilité du sujet, et
les phénomènes sympathiques qui se joignent à
la maladie primitive.

Rien de plus merveilleux et de plus pénible à
considérer que les changemens morbides et les
transformations semblables ou étrangères aux tissus vivans, que l'on rencontre dans les sujets atteints de maladies organiques. Tantôt ce sont de

nouvelles membranes avec tous leurs caractères, qui s'offrent à nos regards ; tantôt des poches ou des sacs remplis de liquides de différente nature ; d'autres fois ce sont des vers connus sous le nom d'*hydatides*, que l'on a long-temps pris pour des kystes séreux, ou des dilatations excessives des vaisseaux lymphatiques ; dans d'autres circonstances, ce sont des poches qui enveloppent des corps étrangers venus du dehors, comme des balles de plomb, etc. ; ou formés à l'intérieur, tels qu'un fœtus, des calculs de la vessie. Tantôt c'est la dégénérescence d'un organe en substance fibreuse, cartilagineuse ou osseuse, ou bien en graisse ; et souvent enfin les dégénérescences se font en une masse solide ou ramollie qui n'offre plus de caractères d'organisation, et que ceux qui s'occupent d'anatomie pathologique ont distinguées entre elles par des caractères essentiels.

Que de causes conspirent contre la vie des animaux et surtout de l'homme ! Les agens extérieurs qui contribuent le plus à sa conservation tendent sans cesse, dans de certaines circonstances, à lui donner la mort, comme s'ils étaient jaloux de son existence, et comme s'ils ne contribuaient qu'à regret à la lui conserver ! Que penser encore de ces causes internes et infinies qui se préparent lentement, qui attaquent les organes les plus essentiels à la vie et y portent une désorganisation mortelle ? Que cette âme à laquelle les animistes supposent le gouvernement de tous les actes de la vie serait aveugle et son influence sur les fonctions déplorable, si elle présidait aux phénomènes vitaux qui altèrent le tissu des organes et amènent une dissolution funeste !

Les maladies organiques forment une des classes les plus intéressantes de affections lentes, tant par rapport aux admirables changemens qu'elles produisent dans les organes, aux nombreuses variations de ces changemens, que par l'impuissance où se trouve l'art vis-à-vis d'elles, et l'ignorance où nous sommes des rapports de ces maladies avec les causes qui produisent d'autres affec-, tions.

On a bien observé que les maladies nerveuses produisent par leur durée, surtout lorsqu'elles se concentrent dans un organe, l'altération de son tissu. On a également vu que de certaines professions, des genres particuliers d'occupation, que l'action des vices spécifiques, que la succession des âges et les révolutions qu'elles suscitent, que la rétrocession de certaines affections extérieures et peu dangereuses sur des organes internes et essentiels, avaient certains rapports et une influence marquée sur des lésions organiques. Mais que ces rapports sont peu de chose pour établir une bonne doctrine de ces maladies ! Combien de fois elles ont jeté des racines mortelles sans qu'elles aient donné encore aucun signe de leur existence ! Combien de fois enfin l'altération organique ne montre aucun rapport avec toutes les causes remarquées dans d'autres occasions comme capables de la produire!

C'est sans doute dans les hôpitaux et les amphithéâtres que la doctrine de ces maladies pourra être acquise. Mais il n'y a pas toujours dans les uns et les autres les rapports nécessaires pour cet objet; on observe souvent dans les amphithéâtres des altérations organiques que l'on note avec soin, mais que l'on ne peut comparer avec les symptômes de la maladie, parce qu'ils n'ont pas été observés, ou parce que la maladie qui amène la mort n'avait aucun rapport avec l'altération organique. D'ailleurs, il y a trop de malades dans les grands hôpitaux pour qu'on puisse y tenir une note exacte de toutes les maladies que l'on y traite, et pour qu'on puisse ensuite chercher dans les cadavres les véritables causes de la mort.

Ces recherches doivent être réservées aux médecins qui s'occupent de l'anatomie pathologique, et qui travaillent dans les amphithéâtres; et ceux-ci manquent ordinairement de renseignemens sur l'historique des maladies.

Les médecins qui exercent dans les villes et les campagnes, ayant moins de malades à voir, et ayant plus de temps à consacrer à l'étude de l'anatomie pathologique, pourraient étudier cette branche de la médecine avec plus de fruit, si les préjugés et d'autres obstacles semés dans la pratique ne les privaient presque toujours de joindre à l'historique des maladies les recherches anatomiques. Ces causes, jointes à l'obscurité du sujet et aux variations infinies des lésions organiques, seront long-temps un obstacle aux progrès de l'anatomie pathologique.

Cependant il faut convenir que ces causes n'ont pas été un obstacle aux progrès que l'on a fait faire aux connaissances acquises sur les maladies du cœur. Que l'on veuille admettre que ces maladies sont plus communes depuis ving-cinq ans, à cause des orages de la révolution, ou que la direction des études médicales vers ce genre de maladies depuis quelque temps les a fait plus souvent remarquer par les praticiens, il est certain que le célèbre professeur qui s'en est occupé par une étude constante et éclairée, tant sur le vivant que sur le cadavre, a donné sur ces maux une doctrine aussi satisfaisante qu'il soit possible à l'homme de former dans l'histoire des maladies.

Les différentes espèces de maladies du cœur, leurs phénomènes distinctifs, leur influence sur les divers systèmes de l'économie, les signes qui les distinguent d'autres maladies analogues, sont présentés et tracés avec toute la perfection possible.

Les détracteurs de la médecine diront qu'il manque dans ce travail la partie la plus essentielle, c'est-à-dire, les moyens de guérir de pareilles maladies ; mais est-il au pouvoir de la médecine de remédier aux dégénérescences organiques, et de ramener les tissus à leur mode primitif? Ici comme dans d'autres cas il faut s'attacher à prévenir le mal; car une fois formé, la médecine échoue complètement. Néanmoins une connaissance exacte de ces maux nous mettra à même d'empêcher que des maladies nerveuses ne deviennent organiques. Elle ne nous laissera point tourmenter des malades par des remèdes inutiles et même nuisibles, comme cela arrivait si souvent autrefois. Cette connaissance, d'ailleurs, éclaire la science du pronostic, qui était la partie de l'art où brillait le plus l'immortel Hippocrate.

Nous avons pourtant lieu d'espérer que ce que l'illustre auteur du traité des Maladies des principaux organes de la circulation a exécuté avec tant de succès, le zèle de tant de médecins réunis, qui s'occupent aujourd'hui d'anatomie pathologique, le fera pour les autres genres de maladies organiques qui affectent les autres systèmes, et qui ne sont ni moins fréquentes ni moins redoutables.

Les maladies organiques sont lentes à se former, parce que tout dérangement grave et subit dans l'économie vivante devient mortel. La lenteur, au contraire, amène des désordres incroyables, au point que la continuation de la vie paraît un phénomène inexplicable (1). Selon notre manière de voir, toutes les maladies organiques sont nécessai-

---

(1) Corvisart (*Essais sur les Maladies du cœur*, pag. 214 et 215) explique de cette manière le rétrécissement presque complet des orifices des tubes artériels, lequel peut exis-

rement de la famille des lentes. Nous refusons ce titre à certaines altérations organiques que l'on rencontre quelquefois dans les cadavres à la suite des maladies aiguës. Pareilles lésions ne sont point mortelles par elles-mêmes; la vie ne s'éteint alors que par l'altération des forces vitales qui forme l'essence de ces maladies; tandis que dans les affections organiques, les altérations observées dans les tissus des organes sont elles-mêmes la cause de la mort, en gênant et détruisant les fonctions de l'organe affecté, ou sympathiquement celles des autres organes, ou en formant un obstacle aux actes importans de la nutrition.

Ainsi les suites de l'inflammation aiguë ou les lésions organiques, telles que l'accumulation du sang dans les petits vaisseaux de l'organe, ou l'épanchement de la lymphe concrescible dans son tissu, ne constituent pas absolument une maladie organique, puisque ces deux effets peuvent se dissiper, et l'organe rentrer dans son état naturel, ainsi que l'a observé Baillie (*Anat. path.*). Mais c'est la grande altération des propriétés vitales qui a lieu dans une inflammation vive qui est la cause des désordres mortels. Conséquemment il n'y a pas dans ce cas-là une maladie organique, parce que dans une maladie de cette es-

---

ter pendant la vie, et assez long-temps, en se formant peu à peu, tandis que s'il se formait subitement, l'entrave mise à la circulation serait bientôt mortelle.

pèce, la dégénérescence d'un tissu ne peut faire un pas rétrograde, et l'organe ne peut revenir à son état primitif. Nous pouvons en dire autant de la gangrène, qui est une atonie d'un organe portée à son comble, ou une véritable mort de la partie affectée. Dans une maladie organique, au contraire, il y a véritablement dégénérescence du tissu en une matière analogue ou non des tissus vivans; mais l'organe conserve encore les attributs de la vitalité, quelque grande que soit son altération. Il y a encore sensibilité et contractilité, qui en sont les deux grands caractères. La première de ces propriétés est exaltée dans les dégénérescences cancéreuses, qui sont celles qui offrent quelque rapport avec la gangrène.

Il est vrai que l'inflammation peut éprouver une autre terminaison qui est une véritable dégénérescence du tissu organique, et qui consiste dans la carnification ou induration rouge de la partie enflammée; mais cette dégénération est bien plus fréquente à la suite des phlegmasies chroniques que des aiguës.

La suppuration d'un organe, qui est encore une des terminaisons d'une phlegmasie aiguë, ne constitue pas non plus une maladie organique, parce que le liquide étranger à l'économie étant évacué, l'organe reprend ses fonctions, et tout rentre dans le calme.

Les adhérences que les inflammations des membranes séreuses produisent au moyen d'une lymphe épaissie ou par un tissu lamineux, sont rarement par elles-mêmes une cause de mort; on les trouve souvent dans des cadavres sans que rien le fît présumer pendant la vie; et si les désordres qu'elles occasionent dans les viscères enveloppés de ces membranes produisent une affection morbide, la marche en devient ordinairement chronique.

Les autres maladies aiguës offrent rarement après leur terminaison funeste des traces de lésions organiques auxquelles on puisse imputer la mort. Nous le répétons, c'est l'altération des forces vitales ou l'épanchement d'un fluide qui comprime un organe essentiel et le gêne dans ses fonctions, qui déterminent d'ordinaire des symptômes mortels; car une lésion organique grave ou l'altération profonde d'un tissu, supposent toujours un laps de temps considérable avant qu'elles se soient effectuées.

La classe des maladies organiques est très-vaste et embrasse beaucoup d'affections chroniques; nombre de ces maux n'ont aucun rapport essentiel entr'eux, présentent des phénomènes disparates et ne peuvent être soumis au même traitement. Cette remarque doit les faire diviser en plusieurs sections, dans chacune desquelles doivent se trouver les maladies de même nature. Cela n'empêche pas que ce ne soit une classe naturelle qui renferme des maladies analogues, et que toutes ces affections ne donnent la mort par la lésion des fonctions résultant d'une profonde altération organique.

Les pathologistes modernes ont observé que les transformations et dégénérescences organiques attaquaient la plupart des viscères sans distinction de tissu, quel que fût leur siége dans telle ou telle cavité, et quel que fût leur mode d'organisation. Or, la division la plus naturelle des maladies organiques devra être basée sur les différentes espèces de dégénérescences organiques, sans égard à leur siége et à l'espèce d'organe lésé. Cette division est plus naturelle que celle qui se rapporte au siége des maladies organiques, et qu'ont adoptée la plupart des médecins qui se sont occupés d'une pareille matière. Le principal vice d'une telle méthode est de réunir dans un même ordre des maladies tout-à-fait disparates, et qui n'offrent aucune espèce de rapport entre elles; celle que nous adoptons réunit, au contraire, des maladies analogues, quoique les symptômes en soient différens. La méthode curative qui leur convient, lorsqu'elle est admissible, est basée sur l'emploi des mêmes remèdes.

Dans un ouvrage tel que celui-ci, nous nous bornerons à des divisions générales ; nous ne les pouserons point jusqu'aux genres et espèces, laissant le travail de cette classification aux médecins qui s'occupent spécialement d'anatomie pathologique.

Nous ne comprendrons point dans cette classe de maladies les affections organiques provenant

d'une altération de tissus que l'on a observée trop
peu souvent, et qui, à cause de leur rareté, ne
doivent point figurer dans un cadre tel que celui-
ci : telles sont les dégénérescences graisseuses et les
mélanoses. Nous n'y comprendrons pas non plus
celles qui, quoique moins rares, ne produisent
pas d'ordinaire une lésion dans les fonctions de la
vie qui doive tôt ou tard amener nécessairement
la mort.

Nous nous bornerons conséquemment à diviser
cette classe en plusieurs sections, dont la première
réunira les maladies organiques qui altèrent les
organes dans leur forme et leur volume, telles que
les affections anévrysmales.

La deuxième renfermera celles qui transfor-
ment les organes en des substances analogues à
celles du corps vivant ; elle comprendra en conséquence les dégénérations fibreuses, cartilagineuses
et osseuses.

Nous réunirons dans la troisième les différentes
tumeurs enkystées, dont l'effet est de troubler,
par une pression mécanique, les fonctions des organes.

La quatrième fera la matière des dégénérations
organiques occasionées par une espèce de ver qui
produit sur les viscères et les tissus des effets semblables à ceux des kystes, dont la présence sur
les organes amène des résultats fàcheux et la cessation de leurs fonctions : nous entendons parler
des hydatides.

La cinquième et sixième feront connaître les dégénérescences tout-à-fait étrangères au corps vivant, qui, indépendamment de la pression mécanique qu'elles exercent sur les organes, ont encore la fâcheuse propriété de troubler les fonctions comme une espèce de poison, surtout lorsque leur substance se ramollit, et que ce ramollissement porte une atteinte grave à la nutrition. Ces deux sections comprendront les affections tuberculeuses et les maladies cancéreuses.

CHAPITRE PREMIER.

Affections anévrysmales.

Il ne s'agira dans ce chapitre que des anévrysmes internes, laissant à la chirurgie ceux qui se manifestent à l'extérieur et qui sont du ressort de la pathologie externe. Cette altération organique peut atteindre toutes les branches du système artériel; elle affecte néanmoins plus particulièrement le cœur et l'artère aorte. Son caractère consiste dans une dilatation contre nature de ces agens de la circulation.

Les anévrysmes du cœur, peu observés autrefois, paraissaient des maladies rares; mais aujourd'hui les observations cliniques et les recherches sur le cadavre ont démontré leur fréquence, au point que le professeur Corvisart, à qui l'on doit les connaissances les plus positives sur ce genre de maladies, pense qu'après la phthisie pulmonaire, les affections anévrysmales du cœur sont celles que l'on rencontre le plus fréquemment.

On distingue aujourd'hui les anévrysmes de ce viscère en actifs et en passifs. Il y a dans les premiers une dilatation considérable avec augmentation d'épaisseur des parois du cœur, et, surtout de celles du ventricule gauche. Cet anévrysme se manifeste plus ordinairement dans ce ventricule. Le passif, au contraire, se rencontre plus fréquemment dans le ventricule droit; la contexture plus faible et plus mince de celui-ci fait que les parois cèdent plus facilement à l'obstacle qui s'oppose au libre cours du sang, et la dilatation a lieu sans accroissement de nutrition et d'épaississement des parois; de là le nom de *dilatation passive*.

Les anévrysmes actifs et passifs du cœur sont toujours dus à un obstacle qu'éprouve la circulation du sang dans cet organe, placé en avant de l'endroit où se fait la dilatation : ainsi le rétrécissement de l'embouchure de l'aorte ou de l'artère pulmonaire, celui des oreillettes dans leur communication aux ventricules, occasioné par l'ossification des valvules, ou par tel autre obstacle, produisent cette dilatation anévrysmale qui devient active ou passive, suivant le siége de l'obstacle, suivant les forces de la constitution, et autres circonstances qui favorisent plus ou moins l'une ou l'autre de ces dilatations.

Les signes des anévrysmes se confondent pres-

que toujours dans le commencement avec des palpitations d'un caractère nerveux ; mais dans la
suite, les battemens du cœur, qui sont très-forts
dans l'actif, qui ont lieu dans une plus grande
étendue que dans l'état de santé, puisqu'ils se font
sentir quelquefois au côté droit et sous l'appendice
xyphoïde, la force et la plénitude du pouls, le son
mat que rend le côté gauche, la gêne croissante
de la respiration, la couleur foncée et livide des lèvres et quelquefois d'une partie du visage, et finalement l'épanchement séreux dans le tissu cellulaire, ne permettent plus de confondre le mal
avec d'autres affections de la poitrine.

L'anévrysme actif se développe dans les constitutions fortes, athlétiques, chez les individus bien
musclés, à la suite d'un effort violent ou d'une passion vive de l'âme. La face est très-colorée en
rouge, les battemens du cœur très-forts, au point
de soulever la main et les couvertures, et d'être
entendus d'une certaine distance. Le pouls est
également fort, plein, vibrant, et ne cède point
à la pression des doigts.

Le passif attaque les constitutions faibles, lymphatiques et nerveuses, les personnes atteintes
de maladies chroniques, et principalement d'affections pulmonaires. Les causes en sont plus lentes
et plus débilitantes que celles de l'actif; la face est
plutôt injectée que rouge ; les battemens du cœur
sont plus sourds, moins forts ; le pouls est petit et
faible.

Les principales causes des anévrysmes sont ordinairement des affections morales, ce qui a fait dire que ces maladies s'étaient multipliées pendant la révolution. Après ces causes viennent les efforts et les secousses qui produisent quelque obstacle à la circulation, un principe héréditaire, et une gêne dans le mouvement du sang par la courbure du corps et la pression de l'aorte dans certaines professions et métiers; enfin toutes les causes qui peuvent développer les maladies organiques.

Les anévrysmes actifs et passifs du cœur sont très-souvent dus à quelque rétrécissement cartilagineux ou osseux des orifices auriculaires ou artériels, à cause de l'ossification des valvules sigmoïdes, ou du développement d'excroissances fongueuses à ces orifices, qui tantôt diminuent leur diamètre par leur ballotement, et tantôt leur laissent une plus grande ouverture. Les signes de pareils vices organiques aux orifices du ventricule et oreillette droits, et de l'artère pulmonaire, ne peuvent se déduire que d'une plus grande gêne de la respiration, et de la difficulté de la circulation du sang veineux : le visage et les lèvres sont alors plus injectés. Si l'obstacle existe au ventricule gauche et qu'il soit constant, on observe un bruissement dans les battemens du cœur, l'inégalité des pulsations artérielles et une moindre force dans le pouls. Si le rétrécissement n'a lieu que par intervalles, il sera décélé par l'état du pouls, tantôt fort dans un moment, et faible dans l'autre ; mais surtout par des lipothymies ou défaillances déterminées par l'accumulation subite du sang, et la cessation momentanée de la circulation, lorsque l'embouchure de l'aorte est totalement fermée par l'excroissance flottante.

Le traitement des anévrysmes du cœur n'est que palliatif quand le mal a fait quelque progrès. La méthode débilitante de Valsalva n'est admissible que dans les cas d'anévrysmes actifs ; mise en usage contre les dilatations passives du cœur, elle favoriserait ces dilatations et la diathèse séreuse qui les complique ordinairement. L'immersion des membres thoraciques dans l'eau chaude, recommandée par Morgagni, est encore un moyen qui soulage, mais qui n'est que palliatif.

Les anévrysmes de l'aorte se forment ordinairement à sa crosse et dans la partie thoracique ; ils sont produits par la dilatation du tube artériel, ou par la rupture des tuniques, ou par une poche fournie par le tissu cellulaire soujacent.

Les signes particuliers à ces anévrysmes qui les distinguent de ceux du cœur ou des maladies de la poitrine, sont un bruissement particulier qui se fait sentir au-dessus de la place du cœur (les battemens de celui-ci ayant lieu à l'endroit ordinaire) ; la partie supérieure de la poitrine ne résonne point ; on observe encore la petitesse du pouls et son inégalité aux deux bras, une grande gêne de la respiration, surtout dans l'acte de l'inspiration, accompagnée de sifflement; difficulté de se coucher à plat, et soulagement en se courbant en avant.

Ces symptômes sont accompagnés des mêmes phénomènes morbides généraux que ceux produits par les anévrysmes du cœur; mais celui qui est le plus essentiel et le plus sûr pour le diagnostic, c'est l'apparition d'une tumeur qui s'élève près du sternum, à sa partie latérale, qui use et détruit une partie de cet os, dont les battemens sont isochrones avec ceux du pouls. Si l'anévrysme existe dans l'aorte descendante, la tumeur se manifeste au dos, sur la partie latérale gauche de la colonne vertébrale; et lorsque c'est l'aorte ventrale qui est dilatée, c'est sur les parties latérales de la colonne lombaire que la tumeur fait saillie.

Les causes de ces anévrysmes sont une trop grande énergie du cœur, qui force l'aorte à se dilater, une disproportion de force entre cet organe et le tube artériel, ou un obstacle quelconque placé en-deçà de l'anévrysme; ou bien l'affaiblissement d'une portion de ce tube causé par des efforts violens, par exemple, un coup à la poitrine; ou par un principe intérieur de quelque nature que ce soit, qui, agissant sur les tuniques de l'artère, y produit une débilité relative et ensuite la dilatation. L'existence de cette dernière cause est prouvée d'une manière évidente par les cas d'anévrysmes multiples dans le tube de l'aorte ou dans d'autres artères sur le même individu.

Le traitement des anévrysmes artériels n'offre pas plus de ressources que celui qui est employé contre les anévrysmes du cœur. Les saignées réitérées, qui forment le traitement débilitant de Valsalva, peuvent en arrêter les progrès. On retirera quelque avantage des réfrigérans astringens appliqués sur la tumeur, si elle paraît à l'extérieur, pourvu qu'ils n'exercent point de compression sur elle: mais ces moyens n'empêchent point le mal d'arriver à son terme funeste.

Les anévrysmes des autres tubes artériels internes sont beaucoup plus rares que ceux de l'artère aorte : néanmoins les observations faites sur les cadavres prouvent que ces dilatations morbides peuvent se former dans presque toutes les artères. Le docteur Portal (*Cours d'Anat. méd.*, tom. III, pag. 137) assure que l'artère pulmonaire peut éprouver une pareille dilatation à la suite de différentes maladies du poumon qui gênent le libre cours du sang dans ce viscère. Le même auteur (*loc. cit.*, tom. IV) dit que les artères de la dure-mère peuvent être atteintes d'anévrysmes, dont la rupture donne lieu à des épanchemens abondans. Le célèbre Storck en rapporte une observation fournie par Lieutaud (*Hist. anat. med.*, tom. II). Il s'agit d'une femme qui avait éprouvé des battemens affreux dans la partie droite de la tête. Il s'y forma une tumeur avec pulsation, qui devint aussi grosse qu'un œuf de poule. A l'ouverture du cadavre on trouva un sac anévrysmatique adhérent à la dure-mère, avec carie des os du crâne.

Les branches du tronc cœliaque sont quelquefois affectées d'anévrysme lorsque les viscères où elles se distribuent, tels que l'estomac, le foie et la rate, sont obstrués, endurcis ou farcis de tumeurs qui y gênent la circulation du sang, et le font refluer vers le tronc artériel. Cependant Corvisart pense que l'anévrysme de la cœliaque est rare, il ne l'a pas observé souvent, et il est tenté de croire que certains auteurs s'en sont laissé imposer à un anévrysme du cœur, qui, par son extension, descend à l'épigastre et y fait sentir ses battemens.

L'anévrysme des carotides externes s'observe quelquefois; celui des internes est plus rare. Il a néanmoins été observé par Baillie (*Anat. path.*, trad. de Guerbois) à l'origine de ces artères et dans chacune d'elles; et une autre fois sur les côtés de la selle turcique. L'une des tumeurs était de la grosseur d'une cerise. Léclerc a observé en 1806, sur le même individu, un anévrysme à l'artère carotide primitive, et un autre à l'artère radiale. Les iliaques primitives et les internes sont aussi quelquefois atteintes de pareilles tumeurs.

Corvisart (*loc. cit.*, p. 328) a vu l'anévrysme formé en deux ou trois endroits de l'aorte ventrale; les iliaques primitives et les iliaques internes en présentèrent aussi de chaque côté sur le même sujet.

La grosseur que peut acquérir la tumeur anévrysmale est quelquefois très-considérable, surtout lorsqu'elle se forme aux dépens de l'aorte.
Morgagni (*Epist. XL*, n° 26) parle d'un anévrysme de cette artère à sa portion ventrale, qui
occupait en long la moitié de la cavité abdominale, allant du diaphragme au bassin, repoussant à
droite tous les viscères situés à gauche , au point
que le rein de ce côté était à l'ombilic, et les parois abdominales de devant et à gauche étaient
celles de la tumeur anévrysmale.

Le traitement des anévrysmes externes a été per-
fectionné autant que possible, tant à raison de la
modification des procédés et de leur simplicité, que
des accessoires qui en assurent la güerison. Une
heureuse témérité est venue à bout de guérir des
anévrysmes dont le siége et le volume ne pouvaient faire espérer de succès. Ainsi Cooper, chirurgien à Londres, a eu la hardiesse de lier la carotide primitive atteinte d'anévrysme, sur un portefaix de cinquante ans, qui guérit si bien qu'il put
reprendre les travaux fatigans de son état.

Benjamin Travers, autre chirurgien à Londres,
fit aussi avec succès, en 1809, la ligature de la carotide primitive chez une femme atteinte d'anévrysme de la cavité orbitaire gauche.

Indépendamment des saignées , de la diète, et
du régime débilitant , qui sont presque les seuls
moyens que la médecine puisse employer contre
les anévrysmes internes , l'expérience a fait con-

naître certaines propriétés dans la digitale pourprée , telles que celle de diminuer les palpitations
du cœur et la fréquence des pulsations artérielles,
qui peuvent produire de bons effets dans les maladies en question. Ce simple paraît avoir contribué à guérir un anévrysme de l'artère sous-
clavière qui n'était pas susceptible d'être opéré.
(*Journal général de Méd.* , tom. LV, pag. 129.)

CHAPITRE II.

Maladies organiques fibreuses, cartilagi-
neuses et osseuses.

On peut rassembler dans un même ordre les maladies organiques qui sont dues à ces différentes
transformations des organes, ou à des productions
accidentelles d'un caractère fibreux, cartilagineux
ou osseux. Ces trois manières d'être des tissus, dans
l'état physiologique comme dans l'état pathologique, ne sont que trois degrés de la même organisation ; car les os ne s'ossifient qu'après avoir
passé par l'état cartilagineux. Le tissu fibreux est
celui qui s'endurcit avec le plus de facilité par l'effet de l'âge, et qui passe facilement à l'état osseux. Même chose s'observe dans l'état pathologique, puisque les médecins qui ont étudié les
transformations des organes ont vu que les dégénérescences et productions accidentelles d'un caractère fibreux passaient facilement à l'état carti-

lagineux, et ensuite à l'état osseux ; ce qui doit faire conclure que ces trois dégénérescences sont effectivement trois degrés de la même altération, et qu'elles doivent figurer dans le même chapitre de maladies organiques.

Ces différentes altérations ne sont point susceptibles, comme les tuberculeuses et les cancéreuses, de se ramollir et de subir un mode de dissolution qui exerce une influence délétère sur les fonctions, et principalement sur l'acte de la nutrition ; ce caractère les distingue essentiellement de ces deux ordres de maladies organiques. Leur effet sur les viscères se borne à les comprimer d'une manière mécanique et à gêner leurs fonctions ; conséquemment cet effet est d'autant plus grave que les organes où ces altérations de tissu se manifestent sont plus essentiels à la vie, et que leur siége est dans des parties du même organe dont l'action est plus nécessaire à l'exercice des fonctions.

Ainsi une transformation fibreuse, cartilagineuse ou osseuse sera bien plus dangereuse si son siége est dans le cœur, que si elle attaque la matrice. Et dans le cas où elle se manifeste dans le principal agent de la circulation, les conséquences qui en résulteront seront bien plus fâcheuses si la dégénérescence cartilagineuse ou osseuse a lieu dans les valvules semi-lunaires de l'aorte ou de l'artère pulmonaire, ou dans les artères coronaires, que dans les cloisons des ventricules du cœur. Dans ce dernier cas, les fonctions de cet organe peuvent continuer sans trouble (1). Dans la première supposition, au contraire, il faut s'attendre à une dilatation anévrysmale du cœur, à la gêne de la circulation; et ensuite, à mesure que le rétrécissement des tubes artériels sera plus considérable, la cessation de cette fonction et la mort en seront le résultat. Si les artères coronaires s'ossifient, il en résulte, d'après le témoignage de beaucoup d'auteurs, l'angine de poitrine, maladie très-grave et presque toujours mortelle.

Les maladies organiques dépendant d'une transformation fibreuse d'un organe sont assez rares; néanmoins on a vu le testicule passer à l'état fibreux (2). Le docteur Magendie a observé une dégénération fibreuse de la rétine. Les plaies des artères guérissent par une transformation fibreuse de ces tuyaux. Les muscles, après l'amputation, l'éprouvent, et l'observation l'a fait rencontrer quelquefois dans les piliers du cœur.

Mais les productions fibreuses accidentelles sont bien plus fréquentes. Il peut s'en développer dans divers endroits de l'économie animale. On en a observé dans l'ovaire, dans des adhérences

---

(1) M. Portal (*Anat. méd.*, tom. III, pag. 83) dit qu'on a trouvé des ossifications, même très-grosses, aux cloisons des ventricules sans qu'il se fût manifesté aucun symptôme de maladie. (MORGAGNI, *de Sed. et Caus. Morborum*, etc. *Epist. XXVII*, nos 16-20.)

(2) *Dictionn. des Sciences méd.*, t. XV, art. FIBREUX, etc.

du péritoine après l'inflammation de cette membrane, sous l'angle de la mâchoire. Cependant la
matrice est l'organe où les corps fibreux se développent le plus ordinairement (1).

Le caractère qui les distingue des autres tumeurs avec lesquelles on pourrait les confondre,
est formé des circonstances suivantes : ces corps
varient depuis la grosseur d'un pois jusqu'à
celle d'une tête de nouveau-né ; leur forme varie
également ; leur couleur est blanche, grise et un
peu jaunâtre ; ils ont des fibres en faisceaux avec
une direction variable ; ils ne sont susceptibles
d'aucun ramollissement, et ils n'éprouvent d'autre
altération que celle de passer aux états cartilagineux et osseux.

Développées sur la face interne de la matrice
ou à la surface péritonéale, en petit nombre et
d'un petit volume, ces tumeurs ne produisent aucun symptôme fâcheux ; mais si elles sont nombreuses ou d'une grosseur considérable, elles
amènent un dérangement dans la menstruation,
la leucorrhée, un état cachectique et l'hydropisie.

Il faut remarquer pourtant que de pareilles tumeurs peuvent exister long-temps dans l'utérus
à un très-gros volume, sans que les fonctions
soient lésées, et sans empêcher qu'une femme ne
prolonge sa carrière assez loin. Bayle (*loc. cit.*)

---

(1) Bayle, *Journal de Corvisart*, tom. v, pag. 62. *Dict.*
des Sciences méd., tom. vii, art. Corps Fibreux.

rapporte l'observation curieuse d'une demoiselle qui porta pendant plus de cinquante ans, dans la matrice, une pareille tumeur, de la grosseur de la tête d'un nouveau-né, avec pédicule, sans éprouver des symptômes bien pénibles. La tumeur était fibro-cartilagineuse, et présentait dix points d'ossification.

Il est bien essentiel de distinguer ces sortes de tumeurs du squirrhe, que des auteurs célèbres, tels que Morgagni, Van-Swieten et autres ont confondues, et que l'on confond encore tous les jours dans l'exercice de la médecine. Il les faut aussi distinguer des tubercules, autre dégénérescence bien différente de la fibreuse, que Baillie (*loc. cit.*) confond avec celle-ci.

Les corps fibreux n'ont de commun avec le squirrhe que la dureté extérieure ; intérieurement une tumeur squirrheuse, au lieu d'avoir des fibres, de présenter une couleur d'un blanc gris ou un peu jaunâtre, est formée d'un tissu lardacé, celluleux, luisant et demi-transparent. Cette tumeur est le premier degré du cancer, et développe à l'intérieur des symptômes propres aux affections cancéreuses. Les corps fibreux pressent seulement les organes d'une manière mécanique, gênent de cette manière leurs fonctions, et n'éprouvent d'autre dégénérescence que la cartilagineuse et l'osseuse.

Nous venons de voir que les dégénérescences cartilagineuses proviennent souvent du passage de l'état fibreux au cartilagineux; d'autres fois elles en sont indépendantes, et elles se forment plus particulièrement dans certains organes. Morgagni (1) a vu une portion du péricarde convertie en cartilage. Selon M. Portal (2), la plèvre peut le devenir dans une grande étendue. Cette dégénérescence a été trouvée dans le cœur par le professeur Corvisart, dans le cadavre d'un homme qui offrait pendant la vie les symptômes d'un étouffement violent, avec menace de suffocation au moindre exercice. Le pouls, à peine sensible des deux côtés, était petit, concentré, irrégulièrement intermittent, et comme suspendu pendant deux ou trois pulsations; la main sur le cœur le sentait battre avec force. A l'ouverture du cadavre, le cœur était plus volumineux que d'ordinaire; les valvules mitrales cartilagineuses, la pointe de ce viscère, jusqu'à une certaine hauteur, également cartilagineuse dans toute son épaisseur; les colonnes charnues offraient la même dégénérescence (3).

Bonet (*Sepulchr.*) a vu une portion de l'œsophage qui était devenue cartilagineuse. Baillie

---

(1) *Epist.* xxii, n° 10. Cette dégénérescence du péricarde peut être partielle ou générale, comme l'ont remarqué Vieussens, Lancisi, Duverney et Sénac. *Voyez* Portal, *Anatom. méd.*, tom. iii, pag. 24.

(2) *Loc. cit.*, tom. v, pag. 24.

(3) *Malad. du Cœur*, 2ᵉ édit., pag. 167.

rapporte, dans son *Anatomie pathologique*, qu'on peut rencontrer des excroissances cartilagineuses implantées sur le péritoine, dont les plus grosses sont comme des pois de jardin, qu'elles sont disséminées sur toute la surface de cette membrane, et que leur structure est essentiellement cartilagineuse.

Les membranes qui enveloppent le foie, la rate et d'autres viscères abdominaux, peuvent aussi présenter cette dégénérescence ; mais la rate est le viscère où l'on remarque plus particulièrement cette altération (1). Les testicules ont été également trouvés convertis en cartilage (2).

Parmi les productions cartilagineuses accidentelles, celles que l'on a trouvées dans l'articulation du genou et dans la tunique vaginale, sont les plus fréquentes. Les premières ont été observées depuis long-temps, et les autres, dont le mécanisme de formation est à-peu-près le même, ont été observées par Baillie, Laennec et autres auteurs.

La dégénérescence osseuse est bien plus fréquente que celles dont nous venons de parler. Soit qu'on la considère comme le troisième degré de la fibreuse ou des productions accidentelles de même nature, ou bien que l'altération organique

---

(1) *Voyez* Portal, *loc. cit.*, t. v, p. 342. — Baillie, *l. c.*, p. 211 et suiv.

(2) Baillie, pag. 291.

devienne, par l'effet de l'âge ou par l'influence de quelque cause morbide, d'une nature osseuse sans avoir passé par les autres dégénérescences fibreuses ou cartilagineuses, toujours est-il vrai de dire que cette dégénération se rencontre plus souvent que les autres dans l'économie animale. Il n'est peut-être pas d'organe ou de tissu organique qui ne soit susceptible d'une pareille transformation.

Les auteurs qui se sont occupés de cette branche de la médecine distinguent avec raison cette dégénérescence de l'état de pétrification, qui consiste dans la fixation d'une matière terreuse ou osseuse sur un organe quelconque, sans qu'il y ait ossification. Dans ces sortes de productions osseuses, il y a une espèce de dépôt de cette matière sur son tissu, et elles se manifestent toujours sans avoir passé par l'état cartilagineux. Mais pour les effets et la gêne que ces deux altérations produisent dans l'exercice des fonctions, cette distinction est pour ainsi dire inutile, parce que les mêmes phénomènes morbides en sont le produit.

La dégénérescence osseuse est une altération organique dont les effets sont plus fâcheux dans l'économie vivante que ceux des états fibreux et cartilagineux. L'exercice des fonctions en est plus gêné, et quelquefois il devient impossible : la raison en est que ce mode d'altération fait perdre aux organes la souplesse, la sensibilité et la contractilité, propriétés si essentielles pour remplir les fonctions dont ils sont chargés.

L'ossification des cartilages du larynx est un obstacle à leur flexibilité, et la voix devient basse et rauque par cet état pathologique ; elle cesserait entièrement si les ligamens qui unissent les cartilages s'ossifiaient aussi. Cette dégénérescence du larynx peut produire l'impossibilité d'avaler, et la mort, s'il faut en croire Baillie (1).

Nous avons vu, en parlant des anévrysmes, que l'ossification des valvules sigmoïdes était la cause de grands désordres dans l'exercice des fonctions vitales. L'état fibreux et cartilagineux du tissu du cœur empêche cet organe de se contracter avec facilité, de chasser le sang avec la force nécessaire, d'où résultent la faiblesse et la petitesse du pouls, les étouffemens et les désordres qui naissent d'une circulation languissante. Mais l'ossification parfaite de ce viscère ne peut se supposer, comme l'observe Corvisart, parce que la mort devrait arriver nécessairement avant qu'elle fût entièrement formée. Cependant Bartholin a trouvé la moitié du cœur ossifiée ; et Bordenave presque tout cet organe (2). L'ossification de la plèvre, lorsqu'elle occupe une certaine étendue de cette membrane, doit être un obstacle au développement des poumons et à l'élévation des côtes.

Parmi les tissus, le système fibreux naturel ou accidentel est celui qui éprouve très-souvent la

____

(1) *Loc. cit.*, p. 94.
(2) *Voyez* PORTAL, p. 82 et 83, t. III.

dégénérescence osseuse. Les membranes séreuses sont aussi très-exposées à l'ossification. Ainsi la plèvre, le péricarde, le péritoine, l'arachnoïde ont été souvent atteints, en partie ou dans une grande étendue, de cette altération. Les viscères subissent aussi quelquefois cette transformation. Nous avons déjà vu que le cœur y était sujet. Les poumons n'en sont pas à l'abri. Baillie (1) parle d'une portion des poumons ossifiée par l'effet d'une métastase, à la suite d'une amputation d'un membre pelvien dans lequel il s'était développé une grosse tumeur osseuse. Les enveloppes des viscères abdominaux qui deviennent cartilagineuses offrent assez souvent des lames osseuses. Le rein a été trouvé transformé en substance osseuse, ainsi que les testicules (2). La matrice éprouve à son tour une pareille transformation, et une des observations les plus intéressantes à cet égard est celle rapportée par Louis, d'une femme de quarante ans dont les accès hystériques trouvèrent pour ainsi dire leur solution dans le développement d'une tumeur dure et indolente, dans le bas-ventre, au-dessus du pubis. Cette femme étant

---

(1) Pag. 63.

(2) *Voyez*, dans Baillie, une observation curieuse de sarcocèle aux deux testicules, pesant trente-cinq onces, enlevé par l'opération, où l'on voyait à l'intérieur un grand nombre de points d'ossification. Cette observation est du traducteur, M. Guerbois, pag. 292.

morte au bout de vingt-ans d'infirmités ; on trouva dans son cadavre la matrice très-volumineuse et comme pétrifiée : ses parois avaient quatre lignes d'épaisseur ; on ne put la casser qu'à coups de marteau. Il arrive assez souvent que les corps fibreux de l'utérus deviennent osseux , et qu'ils présentent quelquefois les trois états de dégénérescence fibreuse, cartilagineuse et osseuse.

L'ossification des tuyaux artériels se rencontre encore assez souvent, et paraît moins dangereuse que les fonctions des artères ne sembleraient le faire croire. On a vu l'ossification des carotides ne produire aucun inconvénient (1). Celle de la crosse de l'aorte doit néanmoins être fort dangereuse. Une maladie très-grave et ordinairement mortelle est le résultat de celle des artères coronaires.

Nous avons dit que les transformations osseuses produisaient des effets morbides plus graves que ceux des deux autres dégénérescences. Il faut ajouter à ceux que nous avons signalés, celui d'irriter par leur forme aiguë les organes soujacens. Ainsi l'ossification irrégulière et pointue de la dure-mère produit des mouvemens convulsifs de toutes les parties du corps, des douleurs habituelles, et quelquefois le délire. Les tumeurs osseuses qui se forment à la base du crâne causent,

----

(1) Cruveilhier, *Anatom. path.*, tom. ii, *Transformations org.*, ordre v^e, genre v^e.

par leur compression ou leur forme aiguë, une irritation violente du système nerveux, lors surtout qu'elles pénètrent dans la substance du cerveau. Les ossifications de la plèvre hérissées d'aspérités ne manquent pas d'irriter le poumon, et de développer dans ce viscère une inflammation aiguë ou chronique plus ou moins dangereuse. Il en est de même des autres ossifications qui se forment dans les autres organes.

Les signes qui annoncent les différentes dégénérescences dont il est question dans ce chapitre ne sont pas faciles à saisir; ils se confondent souvent avec ceux d'autres lésions organiques. Dans d'autres circonstances, il n'en existe point de manifeste, parce que l'on n'observe ces dégénérescences que dans les cadavres et dans les viscères néanmoins très-importans, sans que du vivant des sujets il se soit développé aucun symptôme de pareilles altérations.

Toutefois quelques-unes d'entr'elles offrent des symptômes qui peuvent les faire distinguer d'autres maladies organiques : telles sont les tumeurs fibreuses de la matrice qui se forment à la surface péritonéale ou à l'intérieur de cet organe. Le toucher à la région hypogastrique ou au col de la matrice, l'irrégularité de la menstruation, un état cachectique, les douleurs aux lombes et aux hanches, la durée du mal et l'absence des signes des affections cancéreuses, feront distinguer ces productions fibreuses des autres affections utérines, surtout si on compare ces signes distinctifs aux phénomènes morbides qui accompagnent le développement d'autres maladies analogues.

L'état fibreux et cartilagineux du cœur s'annonce par les signes d'une circulation languissante, par le défaut de contraction des ventricules. On aperçoit en pareil cas un pouls faible et petit; il se joint à ce signe l'irrégularité des pulsations et une tendance aux lipothymies; si les valvules semi-lunaires sont ossifiées, et par conséquent l'orifice des tubes artériels rétréci, les défaillances sont d'autant plus fortes, et la mort plus à craindre, que le rétrécissement est produit par des excroissances mobiles qui peuvent fermer tout d'un coup les orifices de l'aorte ou de l'artère pulmonaire. Quand l'ossification a son siége dans les artères coronaires, ou dans l'aorte, ou dans les cartilages des côtes, on voit paraître les signes de l'angine de poitrine ou de la sternalgie de M. le professeur Baumes. Douleur vive ou constriction avec angoisse dans la région du sternum, se propageant au côté gauche de la poitrine et au bras. Cette douleur vient par accès; elle se développe par la marche, la montée ou en allant contre le vent. Viennent ensuite les signes du trouble et de la diminution des forces contractiles du cœur; tendance à la syncope; pouls faible, petit; visage pâle, sueurs froides avec abolition des sens; enfin tous les signes des forces défaillantes du cœur; ce qui a fait donner à cette affection le nom de *syncope angineuse* par le docteur Parry.

Les symptômes caractéristiques des autres dégénérescences organiques n'ont pas été observés avec le même soin : peut-être sera-t-il toujours très-difficile de les saisir, parce qu'ils sont moins prononcés que ceux du principal agent de la circulation. En effet, les battemens du cœur et les pulsations artérielles fournissent par leur différente variation des signes plus ou moins sûrs des dégénérescences qui attaquent ce viscère.

Le traitement des maladies organiques résultant des trois espèces de transformation dont nous nous sommes occupés, se réduit à des moyens palliatifs, lors surtout que la dégénérescence est arrivée à un certain degré. Ici, comme dans toutes les autres affections organiques, le médecin ne peut remédier aux altérations des tissus; son pouvoir tombe nécessairement devant ces changemens extraordinaires, dont les causes et les effets nous sont si souvent inconnus. Ces maladies sont et seront long-temps incurables.

Cependant il faut distinguer des dégénérescences ou productions accidentelles dont il s'agit, les corps fibreux de la matrice, qui, par leur position et leur siége, ne sont pas tout-à-fait hors de la puissance de l'art. Ceux qui ont un pédicule et qui sont situés dans la partie interne de cet organe, peuvent être enlevés au moyen de la ligature.

L'art peut encore débarrasser les individus qui portent dans l'articulation du genou des productions
fibreuses, au moyen d'incisions convenables. On remédie encore à la cachexie et aux épanchemens produits par les corps fibreux, par l'usage des amers et
des toniques. La saignée et le repos sont utiles quand
ils donnent lieu à des symptômes d'irritation.

CHAPITRE III.

Maladies organiques produites par des tumeurs enkystées.

Les maladies organiques qui entrent dans ce
chapitre se rapprochent beaucoup de celles de l'ordre précédent. Elles agissent comme elles par une
pression mécanique sur les différens organes, d'où
résulte une lésion des fonctions qui finit par devenir mortelle. Les désordres qu'elles produisent sont
par la même raison d'autant plus graves que les organes affectés sont plus importans, ou que leur développement se fait d'une manière subite.

Nous appelons *tumeurs enkystées* celles qui sont
formées par un sac sans ouverture, qui se développe dans un appareil organique quelconque,
dont les parois, ainsi que le fluide qu'il exhale,
peuvent varier à l'infini.

Ces kystes, formés sur la surface cutanée, peuvent se développer sur tous les points de son étendue, et occuper telle ou telle portion de sa surface. Leur volume varie depuis celui d'un pois

jusqu'à celui dont l'énormité frappe dans certaines circonstances. Le liquide qu'ils renferment offre également des différences notables : exhalé par les parois internes, il est tantôt séreux, muqueux, et d'autres fois albumineux, huileux, etc. Cette variété dans la couleur et la consistance du fluide épanché avait fait distinguer les kystes aux anciens en méticéris, athérômes, et autres espèces assez insignifiantes, puisqu'elles n'apportent aucune modification au traitement.

La chirurgie possède une infinité de moyens pour faire disparaître ces sortes de tumeurs de la surface du corps, parce que leur siége sur l'organe cutané les rend bien plus accessibles aux moyens curatifs que celui des kystes internes. Les irritans, les caustiques, l'incision du sac, les injections stimulantes, la ligature et l'extirpation sont tout autant de moyens entre les mains des chirurgiens qui triomphent de ces tumeurs, et qu'aucun remède interne ne peut remplacer lorsque leur siége est dans les viscères. Nous laissons aux auteurs qui s'occupent de pathologie externe le soin de décrire les différentes espèces de kystes qui naissent sur la peau, et les ressources de l'art contre ces affections. Il ne sera question ici que de celles qui se développent à l'intérieur sur les divers organes.

Dans une classification d'anatomie pathologique, la réunion des tumeurs enkystées en un seul ordre pourrait être vicieuse, parce que les kystes varient dans leur nature, et sont tantôt séreux, fibreux, et d'autres fois cartilagineux ou osseux : or, chaque kyste d'une nature différente devra figurer dans l'ordre où sont réunies les dégénérescences analogues à la nature du kyste. Mais dans une classification de maladies organiques, la réunion de toutes les tumeurs enkystées peut avoir lieu dans le même chapitre, attendu que les effets de ces sortes de tumeurs sur les appareils organiques sont à-peu-près les mêmes. C'est toujours par la compression exercée sur les viscères, c'est par leur développement dans les organes qui les dénature en quelque manière et lèse leurs fonctions, qu'ils produisent les phénomènes morbides dont la mort est la suite. Ainsi une tumeur enkystée formée dans les organes de la respiration ou de la circulation, produira à-peu-près la même lésion dans les fonctions vitales, quelles que soient la nature du kyste et celle du liquide qu'il contient. Il en sera de même de pareilles tumeurs développées dans d'autres viscères.

On peut établir plusieurs différences fort importantes parmi les tumeurs enkystées qui en supposent une sensible dans les phénomènes pathologiques qu'ils produisent dans l'économie animale. La première, et qui a été faite par un auteur moderne d'anatomie pathologique (CRUVEILHIER, *Anat. path.*), est celle qui distingue les kystes en ceux où le sac préexiste à l'humeur épanchée, et qui acquiert souvent une étendue énorme dans les viscères, et ceux qui se forment autour des corps étrangers. Les pre-

miers sont les plus communs, et leur influence
sur le jeu des organes est très-souvent pernicieuse,
Les autres, au lieu de produire de pareils désordres, semblent être, au contraire, entre les mains
de la nature, un moyen fort utile pour faire cesser
l'irritation d'un corps étranger placé dans l'intérieur. Ainsi ces espèces de kystes sont plus utiles
que nuisibles, et doivent être distingués avec soin
des autres.

Ces derniers, dont on explique la formation par
l'irritation du corps étranger, par l'exsudation d'une
lymphe concrescible qui se change en membrane
et finalement en kyste, prennent naissance autour du caillot de sang qui se forme dans une attaque d'apoplexie, ou lors d'un épanchement de
sang dans la cavité abdominale. On les rencontre
encore servant d'enveloppe aux balles et autres
corps étrangers venus de l'extérieur, aux calculs
de la vessie que l'on appelle *enkystés*, et enfin
aux fœtus dans les grossesses extra-utérines. Ces
enveloppes permettent à ces corps de rester intérieurement une infinité d'années sans nuire beaucoup au libre exercice des diverses fonctions,

De pareils kystes facilitent, par l'exsudation d'une
sérosité qui détrempe les corps étrangers, l'absorption des parties molles et même les parties
dures de ces mêmes corps. On peut donc dire que
ces poches sont d'une très-grande utilité pour neutraliser l'action irritante des corps étrangers qui
séjournent dans l'économie vivante. C'est à leur

action absorbante que l'on rapporte la disparition des caillots de sang qui se forment dans l'a-
poplexie, et les autres épanchemens sanguins dans
les cavités.

Le développement de ces tumeurs enkystées est
toujours borné; leur volume produit rarement
des accidens graves. Ce ne sont point par conséquent ces espèces de tumeurs qui doivent composer l'ordre de maladies organiques dont il est question ici. La nature de ces kystes, que l'on appelle
absorbans à cause de l'effet qu'ils produisent (BRI-
CHETEAU, *Dict. des Sciences méd.*, tom. XXVII,
art. *Kyste*), est bien différente de celle où le sac
préexiste au fluide qu'il renferme, dont le volume
peut devenir très-considérable, et qui laisse renouveler avec la plus grande facilité le liquide après
qu'il a été évacué par un procédé quelconque.

Les autres tumeurs enkystées auxquelles les anciens accordaient des dénominations différentes,
suivant la couleur et la consistance du fluide exhalé, sont distinguées aujourd'hui, par les auteurs
d'anatomie pathologique, suivant la nature du
sac qui forme le kyste et suivant ses propriétés ex-
halantes : de là le nom de *kystes séreux, muqueux,
fibreux, cartilagineux et osseux.* Ces dénominations sont fondées sur le rapport des enveloppes
du kyste avec les membranes séreuses, muqueuses
et fibreuses, et sur la consistance que ces enveloppes ont acquise, et qui se rapproche de la cartilagineuse ou de l'osseuse.

Les kystes muqueux offrent dans leurs parois internes le velouté et la structure des membranes muqueuses ; les villosités, la rougeur, les fongosités sont des caractères qui les distinguent, par conséquent, des kystes séreux, quoique de pareils kystes puissent contenir de la sérosité, attendu que les membranes muqueuses exhalent souvent un pareil fluide : néanmoins le fluide renfermé dans les kystes muqueux est d'ordinaire une matière filante, muqueuse, dont la couleur varie. La plupart de ceux appelés *mélicéris* et *athérômes* sont de cette classe.

On trouve des kystes muqueux dans les différens viscères. Sénac, dans son *Traité des Maladies du Cœur*, a donné l'histoire d'un mélicéris du péricarde. M. Portal a trouvé de pareilles tumeurs de différens volumes dans le tissu cellulaire du cœur. Pareil kyste se forme aussi autour du caillot des apoplectiques, quoiqu'il soit plus ordinairement d'une nature séreuse. La plupart des fistules, des abcès et des vomiques du poumon offrent pour l'ordinaire une poche qui a les caractères des membranes muqueuses. M. Portal en a encore rencontré dans l'estomac qui produisaient des symptômes graves, et amenaient peu à peu le dépérissement. Il en a vu dans le mésentère, le pancréas, la vessie, la matrice, enfin, dans presque tous les viscères de la cavité abdominale.

Les kystes dermoïdes ou cutanés ne semblent

qu'une variété de cette espèce, attendu que les membranes muqueuses ont une infinité de rapports de structure et de fonctions avec le tissu cutané. Ils sont remarquables par les poils et cheveux implantés sur leurs parois internes. On a observé quelquefois des fistules entretenues par des kystes dermoïdes en suppuration ou placés dans l'intérieur du bassin. (Cruveilhier, ouvr. cité.)

Les kystes fibreux, cartilagineux et osseux ne sont que trois variétés de la même espèce, parce que ces trois dégénérescences organiques ne sont, comme nous l'avons remarqué ci-devant, que trois degrés de la même dégénération. Dans certains cas, les kystes fibreux sont en partie cartilagineux, et ceux-ci en partie osseux. Les fibreux ont été confondus quelquefois avec les séreux, parce qu'on a trouvé de la sérosité dans leur poche; mais la nature fibreuse du sac en forme le caractère essentiel. Ces espèces de tumeurs se rencontrent plus souvent dans le foie et les ovaires que dans les autres organes. Ceux qui sont cartilagineux ne le sont souvent qu'à demi, ou bien ils présentent quelques lames osseuses. Ils enveloppent quelquefois le fœtus dans les grossesses extra-utérines. (Bricheteau, *Dict. des Sciences méd., loc. cit.*) Ces sacs deviennent osseux en séjournant longtemps dans l'économie. M. Dupuytren a vu des kystes osseux dans la glande thyroïde. Les ovaires en offrent aussi quelquefois.

Mais les tumeurs enkystées les plus fréquentes

et les plus dangereuses, et qui forment la majeure partie des maladies organiques de la section actuelle, sont les kystes séreux. Que l'on admette avec Louis qu'une dilatation mécanique d'une ou de plusieurs cellules du tissu cellulaire, qui se dilatent aux dépens de celles qui les entourent, produise de pareils kystes; ou que, selon Bichat, ils se forment selon les lois qui président au développement et à l'accroissement des parties de notre corps; ou que ce soit, selon d'autres, l'irritation qui produit l'exhalation d'une matière albumineuse qui se transforme en fausse membrane et ensuite en kyste; de pareilles tumeurs n'en sont pas moins les plus fréquentes, et la source d'une espèce d'hydropisie la plus dangereuse et la plus mortelle.

Comme les muqueux, les kystes séreux peuvent se développer dans tous les organes, acquérir un volume prodigieux, léser et détruire insensiblement les fonctions nécessaires à l'entretien de la vie. Le cerveau en offre souvent de différentes grandeurs après les attaques d'apoplexie; et, dans d'autres circonstances, on en a trouvé dans ce viscère qui égalaient en grosseur un œuf de poule. On en rencontre dans la poitrine; et parmi nombre d'observations intéressantes, on doit citer celle faite par M. le professeur Dupuytren sur un jeune homme qui mourut presque subitement, et dans le cadavre duquel on trouva, dans chaque cavité de la poitrine, un kyste séreux très-volumineux qui refoulait en avant les poumons, et

les avait réduits à une consistance presque solide.
Le même professeur en a observé dans la substance interne de l'oreillette droite du cœur.

Mais le siége ordinaire des kystes séreux est
dans la cavité abdominale; c'est là qu'ils acquièrent un développement énorme, et qu'ils font
naître les phénomènes morbides qui font périr
misérablement ceux qui en sont atteints. Liéu-
taud (*Hist. Anat.*, lib. I.) en a observé dans l'é-
paisseur de l'épiploon qui formaient un sac extrêmement volumineux, et qui avaient laissé évacuer une prodigieuse quantité de sérosité par la
ponction pratiquée deux fois sur le vivant. Le
péritoine leur sert souvent de siége, ainsi que
d'habile chirurgiens, tels que Ledran, Laporte et
autres en ont consigné les observations dans les
Mémoires de l'Académie de Chirurgie (tom. VI,
in-12.).

Nous avons vu souvent de pareilles tumeurs
se former pendant le règne de maladies catarrhales, dont l'influence se faisait sentir sur les viscères abdominaux. Une phlegmasie lente se développait au péritoine; il se faisait une exsudation de
matière albumineuse qui se changeait en membrane et ensuite en kyste. Le sac renfermait une
sérosité purulente dont l'absorption produisait
la fièvre hectique; et amenait une terminaison
funeste. Le mal était presque toujours fâcheux,
quelle que fût la méthode de traitement employée.
L'opération de la paracentèse n'était pas suivie

d'un soulagement durable ; les malades qui y étaient soumis périssaient presque aussitôt que ceux qui étaient comme étouffés par les angoisses que la dilatation énorme du kyste faisait naître chez les sujets atteints de pareils maux.

L'ovaire est une des parties de l'abdomen où le développement de pareils kystes se fait le plus fréquemment. Des milliers d'observations, puisées · dans les ouvrages de médecine pratique et dans ceux d'anatomie pathologique, confirment ce fait. Nombre d'entre elles se trouvent consignées dans les Mémoires de l'Académie de Chirurgie cités. Dehaën avait également observé un grand nombre de tumeurs enkystées dont la quantité de liquide épanché était énorme. (*Rat med.*, tom. II. et VI.) Mais rien ne paraît approcher pour cette quantité de celle dont parle Morgagni (*Epist. XXXVIII*, n° 64) au sujet d'un kyste formé à l'ovaire qui contenait cent cinquante livres de liquide.

Lorsque l'ovaire est atteint de pareilles tumeurs, tantôt sa substance est convertie en un sac qui renferme la sérosité, et tantôt il y a nombre de cellules qui communiquent les unes avec les autres, ou isolées de manière à former tout autant de kystes réunis d'une grosseur différente. Baillie (*Anat path.*, p. 326) dit-que la grosseur du sac peut occuper toute la cavité abdominale, et repousser même le diaphragme pour produire des symptômes d'une suffocation imminente. Ces kystes se forment ordinairement à l'âge de retour, à l'époque où le flux menstruel venant à diminuer ou cesser entièrement, cette révolution produit chez les femmes le développement de tumeurs squirrheuses et cancéreuses, et les kystes séreux dans l'ovaire. Les observations citées de Dehaën, et de Morand, qui avait analysé celles des académiciens de Paris, se rapportent presque toutes à des femmes arrivées à l'époque de la suppression naturelle des mois.

Les signes qui annoncent la présence des tumeurs enkystées à l'intérieur sont fort incertains, et très-souvent il est impossible de les distinguer des autres maladies organiques, surtout lorsqu'elles se développent dans le cerveau, sur ses enveloppes, ou dans les organes de la respiration et de la circulation.

M. Portal (ouvr. cité, tom III) assure pourtant que les kystes muqueux formés sur le péricarde provoquent la dyspnée, des palpitations plus ou moins fortes, avec une variation dans la force et la fréquence du pouls, des syncopes qui deviennent mortelles et que précèdent quelquefois l'enflure des pieds et des mains. Mais ces signes ne sont-ils pas communs à d'autres maladies qui affectent le cœur ou le poumon?

Il en est de même de ceux donnés par le même auteur sur pareilles tumeurs qui attaquent l'estomac, et qui font périr les malades après les avoir fait passer par les voies pénibles et douloureuses du vomissement, d'une constipation continuelle, de la fièvre, de vives douleurs à l'épigastre, de l'enflure des membres inférieurs, etc. M. Portal donne encore pour signes des tumeurs enkystées qui attaquent le mésentère dans l'enfance, et qui sont ordinairement d'une nature scrofuleuse, les coliques, les digestions dérangées, une faim vorace, une chaleur âcre, la fréquence du pouls avec des exacerbations le soir; ensuite le dépérissement, le dévoiement, l'infiltration des jambes et l'épanchement dans l'abdomen.

Nous en dirons autant des signes qui accompagnent la formation de ces espèces de tumeurs dans les autres viscères. Cependant les kystes séreux développés dans la cavité abdominale et surtout dans l'ovaire, peuvent être distingués dans le principe de l'épanchement abdominal ou de l'hydropisie ascite avec laquelle on peut les confondre. Mais lorsqu'ils ont acquis un certain volume, et qu'ils remplissent une grande partie ou toute cette cavité, cette distinction devient presque impossible. On distinguera les kystes séreux dans le principe par leur siége dans une des fosses iliaques, si c'est l'ovaire qui est la partie souffrante, et par la formation d'une tumeur ou la saillie de la partie moyenne de l'abdomen, si le péritoine en est le siége. On les distinguera encore par la forme de la tumeur, sa proéminence en avant, les bosses qu'elle peut former, et par les symptômes de quelque phlegmasie lente dans quelque point des pa-

rois abdominales, que nous avons très-souvent vu
accompagner la formation de semblables tumeurs,
ce qui n'arrive pas ou rarement dans l'ascite.

Ces signes, quoique trompeurs quelquefois, le
sont bien moins que ceux indiqués par certains
auteurs, tels que le défaut de pâleur au visage;
mais plutôt une rosète à chaque joue, la maigreur
du corps, le défaut d'enflure aux jambes, et le peu
d'effet des purgatifs et des diurétiques pour diminuer le volume du ventre. (*Voy*. DEHAEN , *loc.
cit.* , tom. VI ; MORGAGNI , *Epist. XXXVIII.*)

Si la chirurgie est féconde en ressources pour
combattre avec efficacité les tumeurs enkystées qui
se développent à l'extérieur , si elle peut les varier avantageusement suivant la forme , la consistance , le volume et la nature du kyste , la médecine , au contraire, ne possède aucun moyen pour
attaquer d'une manière utile ces sortes de tumeurs
formées à l'intérieur , et très-souvent elle ne peut
s'assurer de leur existence dans les viscères que
par l'ouverture des cadavres. En effet, comment
soupçonner un kyste quelconque dans l'encéphale,
le cœur ou le poumon? Où prendre les signes distinctifs d'une pareille tumeur dans les viscères abdominaux si le kyste n'est pas de la famille des
séreux?

Il semble que les mêmes moyens qui remédient
aux hydropisies ordinaires doivent être utilement
employés contre celles qui sont enkystées; mais,
indépendamment que ces sortes de maux résistent

souvent à tous les secours de la médecine les mieux
concertés, il faut considérer encore que, dans la
famille des enkystées, la sérosité qui remplit le
kyste est hors des voies de la circulation ; c'est
un corps étranger contre lequel les puissances de
la vie ont moins d'influence que lorsque l'épanchement se fait dans une cavité du corps. Les praticiens ont en effet observé que l'évacuation de ce
fluide résiste aux purgatifs et aux diurétiques; son
évacuation par la paracentèse n'offre qu'un soulagement momentané, qui n'empêche pas que le
kyste ne se remplisse encore et ne devienne plus
volumineux dans peu de temps.

Les tumeurs enkystées coexistent presque toujours avec des tumeurs squirrheuses ou cancéreuses, ou d'autres lésions organiques qui font
périr les malades lors même que l'on est assez heureux que d'empêcher la réplétion du sac après son
évacuation. L'inflammation adhésive des parois du
kyste, au moyen d'une incision, ou par l'irritation
de la canule placée à demeure, ou par l'emploi
de tel autre moyen irritant, peut réussir quelquefois, comme Ledran (Mémoires cités) l'a prouvé
par deux observations intéressantes, dans l'une
desquelles la cure fut entièrement radicale. Mais
que de milliers d'obstacles à l'emploi de pareils
moyens ! Si le kyste est flottant dans la cavité abdominale, s'il est composé de plusieurs sacs réunis et adhérens les uns aux autres, si la vessie et
l'estomac dilatés au point d'occuper tout l'abdo-

men en imposent pour un hyste séreux, erreur dont Morgagni rapporte des exemples ; si la tumeur occupe tout le ventre et a contracté des adhérences avec les parois abdominales ou avec les viscères ; si, en un mot, le kyste est attaché à des tumeurs squirrheuses qui peuvent acquérir ou qui ont déjà acquis une dégénération funeste, l'usage des irritans quelconques est-il admissible ? seraient-ils bons à autre chose qu'à aggraver le mal et hâter son issue funeste ?

Ainsi, convenons-en de bonne foi, les affections enkystées contre lesquelles la médecine semble posséder quelque ressource, ne sont pas plus susceptibles de céder à un traitement rationnel que la plupart des autres maladies organiques.

CHAPITRE IV.

Affections hydatigénées.

Comme il est quelquefois très-difficile de distinguer les kystes séreux des hydatides ; comme celles-ci, ou les poches qui les enveloppent, sont susceptibles d'une dilatation telle qu'elles gênent par une compression mécanique la plupart des viscères qui ont des fonctions importantes à remplir, et que, d'un autre côté, il règne beaucoup de confusion chez les auteurs sur les caractères distinctifs des kystes séreux et des enveloppes hydatiques, on ne peut disconvenir qu'il n'y ait un grand rapport entre

ces deux ordres de maladies, et qu'elles ne doivent, à raison de ce, marcher les unes à la suite
des autres.

Cependant, malgré ces rapports, il existe aussi
entr'elles des différences qui ne permettent pas de
les confondre; et grâces aux travaux des hommes
qui s'occupent de l'histoire naturelle, les hydatides
ont été décrites avec tant de soin, leurs espèces
si bien désignées, soit dans l'homme, soit dans
les animaux, qu'on ne peut plus, dans l'état
actuel de la science, réunir dans une même classe
des maladies aussi distinctes, puisque les hydatides sont des êtres organisés, des corps véritablement étrangers à l'économie animale, qui forment
une classe de maux tout-à-fait différente des maladies enkystées.

Ces vers diffèrent néanmoins des autres espèces
qui se développent les unes dans le canal alimentaire, et les autres dans certaines cavités du corps,
ces dernières n'étant que des larves d'insectes qui
y ont été déposées. Cette différence consiste principalement en ce que les vers libres dans les cavités qui les recèlent n'adhèrent point aux tissus
des organes, peuvent être expulsés, par des remèdes appropriés sans qu'il reste aucun vice organique, si on excepte les désordres produits par
leur grande quantité ou par une irritation assez
forte dans certaines circonstances; tandis que les
hydatides ne se forment point dans les cavités, se
développent au contraire dans les parties du corps

les plus cachées, se forment dans les tissus mêmes des organes, y adhèrent d'une manière intime, et constituent de cette manière de véritables affections organiques.

On ne peut plus aujourd'hui partager l'opinion des Ruisch, des Camper, des Litre, des Morgagni, des Lieutaud, et de tant d'autres médecins qui, frappés de la diaphanéité du sac des hydatides et de la lympidité de la sérosité qu'il contient, faisaient dépendre ces sortes de tumeurs, les uns d'une altération des vaisseaux lymphatiques, les autres des follicules glanduleux, d'autres enfin du tissu cellulaire, ou les rapportaient à un changement de nature de l'extrémité des vaisseaux sanguins.

Hartmann et Tyson, à la fin du 17e siècle, découvrirent la véritable nature de cette affection extraordinaire, et les naturalistes, tels que Pallas, Bloch et autres, ont démontré par des caractères non équivoques les rapports des hydatides avec les autres vers, et les différences qui les distinguent des kystes séreux ou d'autres tumeurs analogues.

Cependant certains médecins, ne voulant pas s'en rapporter au témoignage d'autrui, et voulant vérifier par leur propre expérience celle des autres, ont examiné avec soin des hydatides excrétées pendant la vie ou découvertes dans les viscères après la mort, et n'ayant pas trouvé dans leurs recherches, les crochets, les suçoirs, la tête et autres caractères des vers décrits par les naturalistes, ont élevé des doutes sur l'identité de caractère des hydatides de l'homme et de celles des quadrupèdes; et ils ont été tentés d'en revenir à l'opinion des auteurs qui font dépendre ces vers d'une altération des vaisseaux lymphatiques.

Mais des recherches ultérieures ont prouvé cette identité dans certaines circonstances, et les différences essentielles qui existaient dans d'autres, ce qui a fait admettre plusieurs espèces d'hydatides, reconnues aujourd'hui par les naturalistes et les médecins. Parmi ces espèces il faut distinguer celle décrite avec le plus grand soin par l'illustre Laennec, qui semble tenir en même temps et du caractère des kystes séreux et de celui des vésiculaires. En effet, ces vers appelés *acéphalocystes* par ce médecin, c'est-à-dire vessies sans tête, n'ont point effectivement cette partie si essentielle à tous les êtres organisés, ni des crochets comme le tænia, ni de suçoir. Ils ne présentent qu'une grande vessie remplie de sérosité, sans qu'on ait pu remarquer dans leur corps du mouvement en les jetant dans l'eau tiède. Cependant leur analogie avec les autres espèces d'hydatides, à raison du siége qu'ils occupent, du rapport de structure et de formes extérieures, les ont fait placer avec raison parmi les autres espèces; et vraisemblablement, avec le temps, on découvrira les mouvemens de contraction observés dans les autres vers.

Les espèces d'hydatides admises aujourd'hui sont le cysticerque ou animal à queue vésiculaire; le polycéphale, dans lequel on rencontre, comme l'indique son nom, plusieurs têtes; le dytrachicéros, dont le caractère est une corne bifurquée; l'échynococcus, ainsi appelé à cause de ses aspérités et de ses formes rondes; et l'acéphalocyste, dont nous avons déjà parlé.

La troisième et quatrième espèce [doivent être très-rares, puisqu'elles n'ont été observées que par les auteurs qui les ont décrites. Le polycéphale est plus particulier aux animaux, et se développe d'ordinaire dans la substance même du cerveau des veaux, des bœufs, des moutons, etc., et donne lieu à cette maladie qui afflige quelquefois ces quadrupèdes, appelée tournis, parce qu'elle fait marcher rapidement les animaux qui en sont atteints ou en tournant ou en sautant.

Le cysticerque est une des espèces les plus communes dans les bêtes à cornes; le foie est l'organe où on les rencontre le plus fréquemment. Les moutons qui ont mangé des herbes humides ou que l'on a fait paître dans des endroits marécageux y sont très-sujets. Cette espèce revêt tous les caractères propres aux hydatides : une tête, une trompe, des crochets, des suçoirs, ensuite une vessie arrondie, remplie de sérosité. C'est sans doute celle-là qui a fait découvrir aux naturalistes le véritable caractère des hydatides. On a observé dans les animaux une seconde espèce de cysticerque que l'on trouve plus communément dans le cochon. Celle-ci affecte le tissu cellulaire qui unit les faisceaux musculeux, et constitue la ladrerie, maladie assez familière à cette espèce d'animal. Les naturalistes reconnaissent encore d'autres espèces dans ce même genre, qui ont été rarement observées, et que l'on a vues pourtant dans le plexus choroïde du cerveau ou dans les ventricules de ce viscère, chez des individus qui avaient succombé à des maladies cérébrales, et particulièrement à des attaques d'apoplexie.

Il résulte de ce court exposé que, parmi les différentes espèces d'hydatides admises et décrites avec soin par Zeder, Rudolphi, Sutzer et Laennec, le cysticerque et l'acéphalocyste sont les plus communes: La première affecte beaucoup plus souvent les animaux, et l'autre se rencontre d'ordinaire chez l'homme. Celle-ci, sur la description de laquelle on doit, sous ce rapport, insister davantage, est, comme nous l'avons déjà observé, d'une structure très-simple, d'une forme arrondie; les parois du sac incolore, quelquefois d'une couleur grise ou verdâtre. Ce sac est rempli d'une sérosité limpide et albumineuse. Leur grosseur varie depuis celle d'un pois jusqu'à la tête d'un enfant et même davantage; quelquefois une grosse en contient plusieurs autres qui, en grossissant, se détachent et nagent dans la mère commune. Ces hydatides peuvent se développer dans toutes les parties du corps, dans tous les organes, et sont pour l'ordinaire renfermées dans un kyste d'une nature fibreuse et quelquefois cartilagineuse. Ce kyste est tapissé à l'intérieur d'une membrane rugueuse et plongé dans le tissu même de l'organe, et ce n'est que par sa rupture que les hydatides peuvent se répandre dans une cavité du corps et être expulsées à l'extérieur.

Si les autres espèces se rencontrent plus particulièrement dans le cerveau et surtout au plexus choroïde, celle-ci se montre plus fréquemment dans le poumon, le foie, l'utérus, les reins ou dans le tissu cellulaire.

Peut-on distinguer dans le vivant les hydatides des autres maladies organiques? On peut répondre à cette question que s'il est quelquefois extrêmement difficile de distinguer dans le cadavre, où on peut faire usage de tous les sens, ces vers de certains kystes séreux, combien sera-t-il plus difficile encore de les distinguer pendant la vie, non-seulement de ces sortes de tumeurs enkystées, mais encore d'une infinité d'autres maladies organiques avec lesquelles ces vers ont des signes qui se confondent entièrement? En effet, les signes donnés par les auteurs pour distinguer les hydatides des kystes séreux sont assez équivoques, et le deviennent bien davantage pour les acéphalocystes, qui manquent de la plupart des caractères des vers vésiculaires.

Si l'on en croit Baillie (ouvrage cité, pag. 328)

on peut distinguer les hydatides des tumeurs séreuses, en ce que les premières flottent isolées, ou bien une large en contient un grand nombre de petites, ou elles sont fixées sur ses parois ; tandis que lorsque plusieurs kystes séreux sont unis entr'eux, ils le sont par des surfaces plus larges et ne sont point emboîtés l'un dans l'autre ; et lorsqu'ils se sont formés dans l'ovaire, comme cela arrive ordinairement, les kystes adhérens sont dus au développement des vésicules de cet organe.

Mais Lassus (*Path. chirurg.*) prétend que ces kystes emboîtés les uns dans les autres, que des auteurs donnent comme un des caractères des acéphalocystes, ne sont que des kystes séreux. A cela d'autres répondent (BRICHETEAU , *Dict. des Sciences méd.*, art. *Kyste*) que de pareilles tumeurs sont adhérentes aux parties voisines, et que c'est là le caractère des kystes, puisqu'ils ne sont jamais flottans, tandis que les hydatides nagent souvent par centaines dans la sérosité sans être liées _____ elles et sans adhérer aux parties voisines. Si néanmoins de jeunes acéphalocystes adhèrent quelquefois à leur mère avant de s'en détacher et après avoir grossi, et si M. Cruveilhier admet des kystes séreux flottans, que penser de l'importance de ce signe distinctif?

S'il est difficile de prononcer sur la différence de pareilles poches, les mêmes difficultés se rencontrent au sujet du kyste qui enveloppe nombre d'hydatides, qui est souvent d'une nature fibreuse ou fibroso-cartilagineuse, surtout lorsque son siége est dans le foie, ou lorsque, logé dans le tissu cellulaire, il est enveloppé d'une couche de ce tissu et qu'il reçoit des vaisseaux sanguins. Cette enveloppe, qui a tous les caractères des kystes fibreux ou séreux, ne devrait-elle pas figurer parmi les tumeurs enkystées ? Cependant les naturalistes pensent que ce kyste n'est que l'expansion de l'animal et qu'il en fait partie intégrante. Ainsi si dans certaines circonstances, lors surtout que les caractères distinctifs des vers vésiculaires manquent, il est très-difficile de distinguer les hydatides des tumeurs enkystées séreuses, les difficultés vont croissant pour établir dans le vivant les signes qui font connaître la présence de ces vers. Nous pouvons répéter ici ce que nous avons déjà eu l'occasion de dire si souvent au sujet des maladies organiques, qu'il est très-difficile de constater l'existence des hydatides pendant la vie, à moins qu'elles ne soient excrétées en entier ou par lambeaux.

On peut réduire à deux ordres de symptômes ceux que produisent les hydatides dans les viscères : les uns sont l'effet d'une certaine irritation qui trouble leurs fonctions; les autres sont occasionés par la compression des organes, compression qui gêne leur jeu, surtout lorsque les hydatides acquièrent un grand développement, comme cela arrive aux acéphalocystes. Lorsque ces vers sont petits et en petit nombre, ils peuvent

rester long-temps dans le corps humain sans produire des accidens graves : on les rencontre alors
dans les cadavres sans qu'on en ait soupçonné
l'existence.

Les symptômes que les hydatides suscitent
chez les sujets qui en portent dans le plexus choroïde ou dans les ventricules du cerveau, ont beaucoup de rapport avec ceux de l'hydrocéphale interne, et les autres affections cérébrales idiopa-
thiques qui se terminent par l'apoplexie ou des
convulsions mortelles. Des deux sujets dont parle
Brera (*Maladies vermineuses* , p. 33), l'un mourut subitement, et avait dans le cerveau et le plexus choroïde deux grappes très-régulières d'hydatides qu'il appelle vers vésiculaires, et qui étaient
une espèce de cysticerque. L'autre portait les
mêmes vers au même endroit; il était sujet à de
fréquens vertiges, à des tintemens d'oreille et
autres symptômes de cette nature.

L'observation rapportée dans le *Journal général de Médecine* (tom. LII , p. 342), et extraite
des Transactions médicales, touchant une femme
qui offrit après sa mort une très-grosse hydatide
dans la substance de l'hémisphère droite du cerveau , présente les symptômes suivans : vertiges
qui augmentaient par l'exercice et l'inclinaison
du corps en avant; ensuite exacerbations irrégulières, suffusion des yeux, attaques successives
qui faisaient perdre la connaissance et qui allaient
en augmentant. Finalement perte de la vue d'un

œil, de l'ouïe, de l'odorat ; peine d'articuler les sons et d'avaler, paralysie du côté droit, et stupeur apoplectique mortelle.

Les symptômes observés par Zeder, chez la jeune personne qui avait douze hydatides dans les ventricules du cerveau, et qu'il appelle échyno-coccus, furent des maux de tête, des vertiges, la perte de la mémoire, sensation pénible de la lumière. Cette fille se heurtait contre les corps environnans, et offrait la plupart des phénomènes morbides de l'hydrocéphale interne.

Lorsque les hydatides attaquent les organes de la poitrine (1), c'est le poumon qui en est le plus communément atteint, et leur excrétion entière ou par lambeaux, opérée par l'expectoration, peut-le faire reconnaître ; sans quoi la dyspnée, la toux et autres symptômes semblables ne peuvent les faire distinguer des autres affections chroniques du poumon. Leur volume est tel quelquefois qu'elles produisent une suffocation subite et mortelle. Ceci est confirmé par l'observation de M. Geoffroi, consignée dans le *Journal de Médecine* de Corvisart (fructidor an 13), où il s'agit de deux gros kystes placés dans la poitrine, renfermant chacun une hydatide, qui adhéraient au médiastin et aux côtes, et refoulaient le cœur

_____

(1) Le cœur n'est pas à l'abri des atteintes des hydatides. Morgani (*Epist.* xxv, n° 15) a vu ces sortes de vers adhérer à ce viscère.

et les poumons. Leur compression sur les organes thoraciques avait développé de violens accès de suffocation qui devinrent mortels.

Il n'est pas moins difficile de distinguer les symptômes des hydatides formées dans les viscères abdominaux. Cependant Baillie croit que les signes de leur existence au foie se rapprochent de ceux des calculs biliaires, tels que douleurs au creux de l'estomac, vomissemens fréquens, couleur ictérique de la peau, etc. Le tact d'une tumeur irrégulière, moins dure que le squirrhe, l'absence des autres signes d'affections hépatiques peuvent donner encore quelque probabilité sur leur existence. D'autres ajoutent à ces signes (HIPP. CLOQUET, art. *Hydatides* du *Dict. des Sciences méd.*) un sentiment de pesanteur ou une douleur aiguë à l'hypochondre droit ; quelquefois tumeur apparente avec dyspnée et anxiété ; mais tous ces symptômes peuvent être trompeurs s'ils ne sont pas accompagnés de la sortie de quelqu'un de ces vers par les canaux excrétoires. Nous en dirons de même des hydatides qui ont leur siége aux reins, dont les signes seront toujours équivoques tant que la sortie de quelques-unes d'entre elles n'aura pas lieu par les voies urinaires.

Comme les hydatides ne sont, la plupart du temps, reconnues qu'après la mort des individus qui en sont atteints, ou lorsqu'elles sont évacuées par quelque voie naturelle pendant le cours des

maladies qu'elles enfantent, la thérapeutique de
ce genre de maladies organiques est encore dans
l'enfance. L'expérience est d'un bien faible secours pour fournir quelques préceptes à cet égard.
D'ailleurs, ces vers vésiculaires réunis en grand
nombre, ou formant par leur développement un
volume considérable, produisent une grande gêne
dans les fonctions, et leur effet est nécessairement mortel. Tous les secours de l'art sont en pareil cas aussi impuissans que dans les autres maladies organiques.

Cependant, s'il faut en croire Brera (*loc. cit.*),
comme ce genre de vers suppose un état asthénique dans l'économie animale, et que les brebis
qui paissent dans les endroits bas et humides sont
sujettes aux hydatides, et se trouvent bien en pais-
sant sur des endroits secs et élevés, un bon régime, les toniques, les amers et tous les moyens
propres à combattre l'asthénie doivent être, d'après
les raisonnemens de cet auteur, des secours fort
efficaces contre ce genre de maladies.

Parmi le petit nombre de remèdes que l'expérience a fait connaître contre les hydatides on doit
distinguer les mercuriels, et principalement le
muriate doux de mercure, remède assez puissant
contre les affections vermineuses. On trouve dans
l'*Abrégé des Transactions philosophiques* une observation de Johnson, d'une femme qui cracha à
plusieurs reprises des hydatides, et fit usage de
l'oximel scillitique et du mercure doux. Cette

femme ayant recouvré la santé, on attribua les honneurs de la guérison à ce sel mercuriel. Le même remède parut rétablir une autre femme dont l'observation, puisée dans le même recueil, se rapporte à l'expectoration de trente-cinq hydatides qui venaient rompues, et dont la grosseur variait depuis celle d'un pois jusqu'à celle d'un œuf.

Il est parlé dans le *Journal général de Médecine* (tom. LVI, pag. 168) d'un homme qui, pendant un traitement mercuriel contre une ancienne gonorrhée assez mal traitée, rendit, après avoir éprouvé des symptômes de dépérissement et d'affection des reins qui faisaient craindre une issue funeste, dix-sept hydatides qui rétablirent la liberté du canal de l'urèthre; leur sortie, d'ailleurs, fut suivie de la disparition de tous les symptômes de sa maladie. Le rédacteur de cette observation est tenté d'attribuer l'excrétion de ces vers à l'usage du mercure. Enfin le célèbre professeur de Montpellier, M. Baumes, rapporte dans ses *Annales cliniques* (tom. II) plusieurs faits où l'on voit que l'usage du muriate de mercure a procuré la guérison de maladies produites par les hydatides. Parmi ces faits se trouve une observation intéressante d'une hémoptysie avec une affection grave du poumon, qui céda à l'usage de ce sel mercuriel. Ce remède, employé avec une heureuse hardiesse, fit cesser tous les symptômes graves et avant-coureurs de la phthisie pulmo-

naire, en suscitant l'évacuation des vers vésiculaires qui en étaient la cause.

Ces observations doivent suffire sans doute pour
encourager les médecins dans l'usage de ce remède, dans les cas où la sortie des hydatides fera
reconnaître ces vers comme cause essentielle de
certaines maladies organiques.

CHAPITRE V.

Maladies tuberculeuses.

Les maladies organiques qui nous ont occupé
jusqu'à présent n'amènent l'homme au tombeau
qu'en exerçant une compression funeste sur les
organes, en mettant un obstacle à la circulation
du sang et de la lymphe, en établissant des cen-
tres d'irritation sur les viscères, ou enfin en gênant l'influence réciproque du système nerveux
sur l'organe lésé, et de cet organe sur l'appareil
nerveux. Celles qui vont faire la matière de ce
chapitre et du suivant exercent une influence bien
plus funeste encore. Les tumeurs qui en font l'essence, et qui partagent avec les maladies organiques qui précèdent la faculté de troubler les fonctions des organes vivans, jouissent encore de la
fatale propriété de se ramollir, de tomber dans une
fonte purulente ou putride, et de fournir par la voie
de l'absorption un poison qui consume peu à peu
la machine par l'intermède de la fièvre lente, et

qui agit d'une manière pernicieuse sur les actes réparateurs du système nutritif.

Sous ce double rapport, les affections tuberculeuses et les maladies cancéreuses présentent une certaine analogie; mais ces dernières, plus pernicieuses encore, marchant avec un appareil douloureux qui hâte leur développement, offrant des caractères tous particuliers à leur nature, se présentant sous une forme qui effraie les malades et attriste le médecin, et par conséquent leur essence étant différente de la nature tuberculeuse, ces deux ordres de maladies doïvent être séparés avec soin, et doivent figurer dans des chapitres différens.

Quoique les maladies lymphatiques fussent infiniment plus rares du temps des anciens que dans les siècles modernes, néanmoins les tubercules, qui ont beaucoup de rapport avec les affections du système absorbant, qu'on attribue avec tant de raison à l'un des pernicieux effets de la maladie la plus commune de ce système (les scrofules); les tubercules, dis-je, furent observés par les médecins de l'antiquité. Hippocrate (*Lib. de Med.*) en avait une parfaite connaissance, lorsqu'il disait qu'il était bien difficile de reconnaître et d'empêcher la formation des tubercules dans le poumon. D'autres passages du père de la médecine confirment la connaissance que ce médecin avait de cette dégénération organique.

Les maladies de la lymphe et du système absor-

bant étant devenues plus fréquentes , les observations sur les tubercules se sont multipliées. Morton , dans son *Traité de la Phthisie* , a répandu
sur cette matière des vues très-lumineuses et infiniment profitables aux malades atteints de ce
genre d'affection.

Mais il était réservé aux médecins qui s'occupent d'anatomie pathologique avec tant de succès,
et qui dévorent avec une patience admirable tous
les dégoûts de cette branche de la médecine, de décrire avec exactitude ces sortes de tumeurs, et de les
distinguer soigneusement d'autres tumeurs analogues. C'est en profitant de leurs travaux et surtout
de ceux du docteur Bayle , insérés dans plusieurs
Mémoires, que l'on trouve dans les journaux de médecine ou dans son ouvrage sur la phthisie pulmonaire , que nous donnerons dans cet article une
idée des maladies organiques tuberculeuses.

Les tubercules sont des tumeurs de différente
grosseur, depuis celle d'un grain de millet jusqu'à
celle d'un œuf de poule ; d'une forme irrégulière,
et souvent ovoïde, rarement seules, et fréquemment réunies en un grand nombre, formées par
une matière albumineuse , dense , dure ou ramollie , tantôt renfermée dans un kyste, et d'autres fois sans poche, et présentant alors quelques
lignes noires. Ces tumeurs adhèrent intimement
au tissu des organes où elles se développent. Lorsqu'il y a une poche , elle est de nature fibreuse ,
cartilagineuse ou osseuse ; sa substance est étroi-

tement unie à la matière tuberculeuse. Dans son état de crudité, celle-ci est rougeâtre, grisâtre ou jaunâtre, traversée par des filamens et manifestement organisée. La couleur varie beaucoup dans l'état de ramollissement ; la matière devient alors comme pultacée ou purulente. Ce ramollissement commence au centre et s'étend insensiblement jusqu'aux parois du tubercule. Le kyste reste alors tapissé entièrement d'une membrane rougeâtre ou grisâtre. La membrane externe qui le forme est mince et diaphane.

Cette espèce de dégénérescence organique, qui n'a point d'analogue dans le corps vivant, peut atteindre tous les organes ; le poumon est néanmoins celui qui en est le plus souvent attaqué ; son siége dans cet organe donne lieu à cette maladie si fréquente et si meurtrière connue sous le nom de *phthisie pulmonaire*. Après le poumon, les glandes du mésentère éprouvent chez les enfans cette affection tuberculeuse ; il en résulte une autre maladie redoutable à cet âge, et qui peut atteindre aussi l'âge viril, et désignée sous le nom de *carreau*. Les autres glandes du système lymphatique n'en sont pas à l'abri ; le foie, la rate, les reins et les autres viscères abdominaux en sont également atteints, et finalement tous les organes y sont sujets. Il est vrai que la matrice y est moins exposée que les autres viscères, et que les tubercules que l'on a cru trouver dans son intérieur étaient plutôt le produit d'une dégénérescence

squirrheuse ou fibreuse que de la tuberculeuse.

Formés dans le poumon et parvenus à une fonte
purulente, le pus des tubercules s'échappe par
deux ouvertures, dont l'une communique avec les
autres tubercules, et l'autre avec les bronches, au
moyen de laquelle il est évacué par l'expectoration. Développés dans le tissu des glandes du
mésentère, et parvenus à un état de ramollissement, le pus n'a point de voie d'évacuation, et
est absorbé par les vaisseaux absorbans. Il en est
de même lorsque les tubercules ramollis ont leur
siége dans la plupart des autres viscères. Lorsque
le foie est tuberculeux, ces tumeurs occupent
l'intérieur et l'extérieur de ce viscère ; leur grosseur est d'ordinaire plus considérable que celle
des tubercules pulmonaires, leur couleur est
également plus blanche ; ils se développent plus
tard, et produisent plus tôt un épanchement de
sérosité dans la cavité abdominale que l'amaigrissement phthisique qu'enfantent les tubercules du
poumon et du mésentère.

Les tubercules constituent une dégénérescence
organique qui peut atteindre non-seulement tous
les organes, mais qui peut se développer en même
temps sur plusieurs, tantôt dans l'état de crudité,
tantôt dans l'état de ramollissement, ce qui prouve
que c'est une affection générale qui ne dépend
pas d'un tissu organique plutôt que d'un autre.
Morgagni (*Epist. LI*, n°. 20) parle d'un homme

qui, ayant péri des suites d'un coup à la tête, offrit dans son cadavre des tubercules en suppuration au poumon et à la partie droite du foie. Une fille morte de fièvre lente (*Epist. XXII*, n°. 18), et qui avait les glandes du cou tuméfiées, fut trouvée tuberculeuse au poumon, à l'épiploon, au mésentère, au péritoine, aux intestins, à la vésicule du foie, et à l'utérus. La 12ᵉ observation du docteur Bayle (*Phth. pulm.*, pag. 180) se rapporte à des tubercules qui occupaient les muscles intercostaux, le dessous de la plèvre pulmonaire et caustale, le tissu cellulaire placé derrière le sternum, le foie, la rate et le mésentère.

Les tubercules présentent dans leur caractère certaines analogies avec les tumeurs enkystées qui forment le chapitre qui précède. Comme elles, ces tumeurs attaquent la plupart des organes; tant qu'elles sont petites et dans l'état de crudité, elles présentent peu de danger, et ne s'accompagnent que de celui qui provient d'une compression ou d'une irritation de l'organe; comme elles, les tubercules ont souvent pour enveloppe une poche membraneuse, cartilagineuse ou osseuse, et la matière qui les forme est albumineuse. Mais outre que les parois des tumeurs enkystées sont plus fermes et qu'elles n'adhèrent pas si intimement au tissu des organes comme les tubercules, le caractère fondamental et distinctif de ces deux espèces de tumeurs est que la matière des tubercules est ferme, dense, quelquefois cassante dans le principe, et qu'elle passe de cet état à celui de ramollissement ou de purulence du cenre à la circonférence, ce qui n'arrive point aux tumeurs enkystées. Cette différence en apporte une plus essentielle encore dans les effets que ces maladies organiques produisent dans l'économie vivante. Ils sont bien plus graves et plus fâcheux dans l'état tuberculeux que lorsque le mal provient d'un kyste formé dans le tissu des viscères.

Les tubercules qui donnent lieu à cette fatale maladie du poumon qui répand le deuil dans tant de familles, qui ne respecte aucun âge, qui sévit surtout à cette époque où la constitution a acquis tout son développement, sont-ils produits par une diathèse générale qui a beaucoup de rapports avec les écrouelles, ou ne sont-ils que le résultat d'une phlegmasie aiguë ou chronique de l'organe où ils se développent ?

Morton, dans le beau Traité que nous avons cité, suppose plusieurs causes qui donnent lieu à leur formation. Ces causes agissent en engorgeant les portions glanduleuses du poumon, et en faisant épaissir la lymphe qui les traverse. La lymphe des écrouelleux et des scorbutiques est, selon lui, très-favorable pour produire de pareilles concrétions. Le stimulus des affections catarrhales, le spasme fixé dans la poitrine chez les hystériques et les hypochondriaques, et l'inflammation de la plèvre et du poumon, sont tout autant de causes, selon le même auteur, qui favorisent la production des tubercules. Morton ajoute que si pareille inflammation n'est pas combattue par les remèdes convenables , il reste dans le poumon des concrétions tuberculeuses qui développent la phthisie. Il en dit de même de l'engorgement des glandes de ce viscère (1).

Stoll (2) croit aussi que l'inflammation occulte de la plèvre peut produire ces tubercules et développer cette fatale maladie.

D'autres auteurs et principalement M. Broussais, partagent cette opinion (3). Néanmoins le docteur

____

(1) *Tamen tuberculis seu tumoribus glandulosis inde relictis certissima , via in fatalem et precipitem phthisim sternatur.* (*Phthisiol.*, lib. ii, cap. iii.)

(2) *Rat. Med.,* tom. i, pag. 73.

(3) Cet auteur croit que dans le catarrhe pulmonaire phthisique c'est l'inflammation des faisceaux capillaires sanguins qui agit sur les faisceaux lymphatiques et produit les tubercules du poumon, en admettant d'ailleurs une certaine disposition du tempérament et du système. La chose peut être ainsi dans certains cas, ainsi que nous l'admettons nous-même; mais cela ne doit pas être, ainsi qu'il le prétend, chez les sujets où l'inflammation n'existe que dans le poumon, et chez qui on trouve pourtant des tubercules ou des glandes engorgées et tuberculeuses, non-seulement dans ce viscère, mais encore dans nombre d'autres où la phlegmasie ne montre aucune trace de son existence.

Par exemple , dans la vingt-quatrième observation (*Phlegmasies chroniques*, tom. Ier, pag. 207), touchant une pleurésie chronique, le sujet offrait une apparence scrofuleuse, et il était sujet aux rhumes l'hiver. Il succomba à la maladie; et les

Bayle pense que les inflammations lentes du poumon et de la plèvre sont plutôt l'effet que la cause

---

résultats de la phlegmasie de la plèvre se montrèrent dans la
poitrine et à cette membrane. Il y avait aussi des tubercules
aux glandes bronchiques réduits à un état pulpeux. Les glandes
mésentériques étaient aussi énormes et tuberculeuses. Cependant l'auteur paraît attribuer la formation des tubercules du
poumon et leur réduction à l'état de putrilage, à l'agitation du
sang, à la compression du poumon par l'épanchement purulent.

L'observation quarante-troisième est frappante : constitution lâche et scrofuleuse ; catarrhe chronique compliqué de
tubercules et de diarrhée. On trouva dans le cadavre partie
d'un lobe pulmonaire hépatisé, les deux poumons remplis de
tubercules, quelques-uns un peu ramollis sans ulcère ; les
glandes bronchiques très-développées , plusieurs d'entr'elles
grosses comme un œuf de poule, tuberculisées au centre ;
glandes mésentériques engorgées et tuberculeuses au centre
comme les bronchiques ; tubercules au foie et à la rate ; celle-
ci transformée en ces tumeurs ; les unes étaient très-volumi-
neuses et fondues en partie. M. Broussais, dit au sujet de cette
observation : « Il paraît, par le peu de progrès qu'on fait les
» tubercules, que la phlogose sanguine a provoqué l'altération
» du système lymphatique dont ils sont le produit. »

On voit dans l'observation quarante-cinquième que la constitution était encore molle et lâche. Le sujet mourut d'un catarrhe chronique. Tubercules aux deux poumons, sans être
fondus ; glandes bronchiques volumineuses et tuberculeuses ;
tubercules sur la plèvre diaphragmatique ; beaucoup de petits tubercules au foie et à la rate ; des glandes mésentériques
formant la grosseur des deux poings, tuméfiées , tuberculeuses
et déjà ramollies. Voici les expressions de l'auteur touchant

des tubercules, parce que l'irritation mécanique de ces tumeurs est propre à favoriser cette phlegmasie : aussi dans nombre d'observations qu'il a rapportées on voit que les poumons, à l'endroit où siégeaient ces tumeurs, étaient plus rouges et plus denses que dans l'état naturel. Il s'appuie encore sur ce qu'on trouve en même temps des tubercules de même nature dans plusieurs organes dans lesquels on ne peut supposer une inflammation simultanée pour les produire. On trouve quelquefois ces tubercules dans des cadavres qui n'offrent aucune trace d'inflammation dans les viscères, et dont les sujets n'avaient présenté pendant la vie

---

cette observation. « Cartel ayant un appareil lymphatique viscéral, disposé à l'engorgement, a contracté un catarrhe. Le trouble introduit dans les fonctions par cette phlogose a développé les tubercules du poumon, et cette double lésion a été la source des symptômes. » M. Broussais ajoute ailleurs (p. 352 , tom Ier) « : L'inflammation sanguine du poumon, soit péripneumonique, soit catarrhale, peut, quand elle se prolonge par l'action continue des causes qui l'ont produite, imprimer aux faisceaux lymphatiques du viscère une impulsion qui les fait dégénérer en tubercules , ou qui fournit les dépôts de matière tuberculeuse. »

Si cette théorie rend raison des tubercules formés dans l'organe phlogosé , elle ne peut être satisfaisante pour les autres tumeurs tuberculeuses trouvées chez le même sujet et dans plusieurs autres viscères éloignés et non enflammés. N'est-il pas plus simple de supposer une diathèse tuberculeuse, puisque de pareils faits se rencontrent ordinairement dans les constitutions écrouelleuses ?

aucun symptôme qui fît soupçonner la présence de ces tumeurs. D'ailleurs, ce sont les constitutions scrofuleuses qui sont le plus ordinairement atteintes de ces sortes de dégénérescences, soit dans le poumon, soit dans les glandes lymphatiques. Tous ces faits peuvent faire croire sans doute que les tubercules ne sont pas l'effet de la phlegmasie d'un organe.

Cependant si l'on remarque d'un autre côté que l'inflammation de la plèvre, ou du poumon, ou de tel autre tissu organique produit l'exsudation de sucs albumineux d'où résultent des fausses membranes et même des kystes bien organisés, on concevra facilement que cet état pathologique peut également produire l'épaississement de ces sacs albumineux sous la forme de tubercules, et surtout chez les sujets disposés par leur constitution à ces espèces de tumeurs, et dont l'inflammation de la plèvre ou du poumon deviendrait la cause déterminante.

Les signes de la dégénérescence tuberculeuse sont plus ou moins certains suivant le viscère qui en est le théâtre. Jusqu'à présent l'observation clinique ne fournit que ceux que l'on a observés dans les maladies tuberculeuses du poumon, du mésentère et du foie, et encore ces signes sont souvent fugaces et se confondent avec ceux d'autres maladies analogues.

On peut soupçonner les tubercules au foie s'il y a douleur, malaise à l'hypochondre droit, si la

peau est d'une couleur jaune, s'il y a un épanchement séreux dans l'abdomen. Le tact peut faire
apercevoir des corps durs à l'hypochondre, quand
ils sont situés au bord inférieur du foie, et lorsqu'ils sont assez gros et le malade assez maigre
pour être aperçus.

Le volume, la dureté du ventre chez les enfans, le dévoiement, la fièvre hectique, le marasme et l'affection du système glanduleux, sont
les signes qui doivent faire présumer la dégénérescence tuberculeuse des glandes mésentériques.

. Selon Willis, rien de plus difficile que de découvrir les signes des tubercules au poumon. Tulpius
désespérait d'en trouver de pathognomoniques. Cependant le diagnostic de l'affection tuberculeuse
de ce viscère et de la phthisie pulmonaire qui en
est le résultat, s'établit par l'existence d'une toux
sèche qui revient par intervalle, et qui dure quelque temps ; par une douleur plus ou moins vive
sur quelque portion de la cage thoracique ; la
dyspnée, surtout à la montée ou par un exercice un
peu forcé ; la difficulté de se coucher sur l'un ou
l'autre côté ; ensuite des crachats muqueux ou des
filets opaques, striés de sang, une fébricule plus
sensible le soir, accompagnée d'une chaleur pénible à la paume des mains et à la plante des pieds;
un certain amaigrissement toujours plus grand
que ne le comporteraient les souffrances du malade et la faiblesse des forces digestives.

Ces symptômes sont ceux de l'affection tuberculeuse dans l'état de crudité ou d'une inflammation commençante dans les tumeurs. Lorsque celles-ci tombent dans une fonte purulente, et que l'économie animale est frappée par la résorption de cette matière fondue, et par tous les phénomènes morbides qui en résultent, alors la fièvre augmente et marche avec des redoublemens qui commencent l'après-midi et se terminent vers la pointe du jour par des sueurs abondantes. L'expectoration est plus copieuse, surtout le matin ; les crachats sont gris, grumelés, sanglans et ensuite sanieux. Le marasme augmente ; les nuits sont fatigantes par l'insomnie, la toux et les redoublemens fébriles. Il s'y joint le dévoiement, les aphthes à la bouche, des symptômes de scorbut, des coliques ; et les malades succombent plus ou moins tard, suivant la marche de la maladie, après être parvenus au dernier degré de dépérissement, et épuisés par l'expectoration, la diarrhée, les sueurs nocturnes, la toux, et surtout par l'influence délétère de la matière tuberculeuse portée dans les voies de la circulation.

Mais ces signes ne sont pas toujours dessinés d'une manière assez vive pour qu'on ne puisse confondre la phthisie pulmonaire avec d'autres affections chroniques du poumon ; et voilà pourquoi certains auteurs proclament des succès étonnans de guérison de cette maladie, tandis que d'autres prononcent irrévocablement sur l'impossibilité de guérir cette affection redoutable.

Le catarrhe pulmonaire chronique et l'inflammation lente du poumon et de la plèvre, ont été souvent confondus avec la dégénérescence tuberculeuse qui produit la phthisie pulmonaire. Cependant quelque nombreux que soient les points de contact qui rapprochent ces affections, et quoiqu'il soit très-difficile dans certaines circonstances de découvrir les signes qui sont propres à chacune d'elles, toutefois l'examen de la marche du mal, les phénomènes qu'il offre dans chacune de ses périodes, peuvent faire connaître le véritable caractère de la maladie.

Ainsi la phthisie pulmonaire se développe d'une manière plus lente que le catarrhe ; la toux est sèche pendant quelque temps, les crachats sont gris, grumelés et rarement puriformes ; la constitution du malade ou de ses parens se rapproche de l'écrouelleuse. Des affections glanduleuses l'ont tourmenté dans son enfance. La fièvre lente qui s'établit a des redoublemens très-marqués le soir et peu sensibles le matin. Une chaleur âcre fatigue les mains et les pieds. L'amaigrissement fait des progrès plus rapides que dans les autres maladies du poumon ; ces dernières produisent plutôt une infiltration dans le tissu cellulaire. Enfin le caractère héréditaire peut fortifier les autres signes distinctifs pour démasquer la maladie qui fait naître des doutes.

Mais il faut convenir que l'ensemble de ces symptômes n'existe pas toujours, et que bien souvent la plupart des signes les plus essentiels manquent entièrement. Que dis-je? il y a des cas où la phthisie est arrivée à son dernier degré sans que le médecin ait reconnu quelque signe qui en décèle l'existence. De pareils cas ne sont pas bien rares.

Bayle (ouvrage cité, p. 122) rapporte l'observation d'une cuisinière qui avait de l'embonpoint, de la fraîcheur, nul signe d'affection du poumon, excepté la suffocation dans les derniers momens. Elle succomba pendant l'accès d'une fièvre intermittente. Eh bien! les poumons étaient tout farcis de tubercules miliaires et lenticulaires de diverses couleurs, non encore ramollis. L'épiploon en offrait un gros comme une noisette. Les ovaires étaient aussi tuberculeux; il y en avait d'ulcérés à la vessie. Autre observation du même auteur (pag. 150) d'un homme qui mourut d'hémorrhagie : point de signe chez lui de phthisie pulmonaire. On trouva dans le poumon beaucoup de granulations miliaires et des tubercules opaques ou jaunâtres, non encore ramollis.

Dans deux autres observations puisées dans le même ouvrage, on voit, 1°. une phthisie à son dernier degré sans presque pas d'expectoration pendant l'espace de trois mois, ni fièvre lente, ni la plupart des autres symptômes phthisiques; le marasme pourtant était extrême. Poumons farcis de tubercules enkystés, d'autres sans poche; les uns étaient miliaires, pisiformes ou lenticulaires; les autres denses ou ramollis.

2°. Un autre phthisique arrivé au dernier degré sans qu'on eût observé ni douleurs à la poitrine, ni expectoration, ni sueurs nocturnes; le marasme était excessif. Poumons tuberculeux presque dans leur totalité, tumeurs molles et suppurées, substance pulmonaire paraissant transformée en matière tuberculeuse; le pus transsudait de tous les points du poumon incisés; il n'y avait presque rien qui ne fût tuberculeux (Obs. 38 et 39.)

Enfin, dans la dernière, dont un enfant de quinze ans fait le sujet, et chez lequel il n'existait absolument aucun symptôme de phthisie pulmonaire, pendant l'espace de trois mois que dura la maladie, excepté une toux accidentelle les derniers cinq jours de la vie, la fonte graisseuse était complète, beaucoup de tubercules enkystés et en suppuration dans les poumons, concrétions plâtreuses et pierreuses, glandes bronchiques noires, de la grosseur d'une noisette, dont quelques-unes également endurcies et plâtreuses. Voilà beaucoup de pus, dit l'auteur, et pourtant point d'expectoration.

Ces observations, et tant d'autres que nous pourrions y joindre, prouvent que l'on doit être très-circonspect lorsqu'il s'agit de prononcer sur les affections chroniques du poumon, et que Baglivi avait bien raison de dire que les affections morbides de ce viscère sont très-difficiles à reconnaître et à distinguer de leurs semblables.

Peut-on résoudre les tumeurs tuberculeuses,

et guérir radicalement les maladies organiques qu'elles produisent ? Telle était l'opinion de Morton eu égard aux tubercules qu'il appelait bénins, croyant que ceux qui étaient d'un mauvais caractère étaient les seuls qui rendaient la phthisie pulmonaire absolument incurable. Mais dans l'état actuel de la science, il n'est plus permis de croire que l'art puisse combattre d'une manière efficace cette dégénérescence. Ses efforts sont aussi impuissans contre elle que vis-à-vis les dégénérescences fibreuse, graisseuse, osseuse ou cancéreuse. Dans des cas rares sans doute et qui ne sont pas sans exemple, des tubercules en petit nombre peuvent, après avoir passé par l'état purulent, se vider entièrement ; les parois peuvent se rapprocher ou se détruire, et laisser une cicatrice dans l'organe qui atteste, à l'ouverture du cadavre, l'existence antérieure de la phthisie et sa guérison radicale (1).

____

(1) On trouve dans l'ouvrage de M. Laennec (*de l'Auscultation médiate,* tom. 1, ch. 11, art. 4) plusieurs observations qui prouvent évidemment que la phthisie pulmonaire tuberculeuse peut guérir de deux manières : 1°. par la conversion de la cavité ulcéreuse résultant de la fonte et de l'évacuation de la matière tuberculeuse en une fistule tapissée, comme toutes celles qui peuvent exister sans compromettre la santé générale, par une membrane tout-à-fait analogue aux tissus de l'économie animale saine ; 2°. par une cicatrice plus ou moins parfaite et de nature celluleuse, fibro-cartilagineuse ou demi-cartilagineuse.

C'est de cette dernière manière que guérit la demoiselle at-

Mais d'ordinaire l'affection tuberculeuse ne cède pas plus aux remèdes que les autres dégénérescences organiques : cependant on peut éloigner l'époque fatale par l'usage des moyens curatifs qui préviennent l'inflammation de ces tumeurs, et de ceux que l'expérience a consacrés comme les meilleurs remèdes pour enrayer la dégénérescence tuberculeuse, ou prévenir du moins les ravages qu'elle produit dans l'économie vivante. Nous nous occuperons de ces moyens lorsqu'il s'agira des maladies héréditaires, parmi lesquelles la phthisie pulmonaire devra occuper l'un des premiers rangs.

Morton obtenait des succès dans le traitement de cette maladie en prévenant l'inflammation des tubercules, et en empêchant ce passage redoutable de l'état de crudité au ramollissement putride ou purulent. Stoll pensait aussi qu'il fallait s'opposer à ce passage par les moyens anti-phlogistiques, et en écartant toutes les causes stimulantes. « *Qui pulmones tuberculis obsitos habent, si*

---

teinte de phthisie pulmonaire dont nous avons rapporté l'observation dans notre *Mémoire sur les Maladies chroniques,* pag. 144. Sa maladie s'est renouvelée dix ans après, et pendant la première grossesse, à la suite d'un mariage qui datait de quinze à dix-huit mois. Elle en était à la dernière période et dans un état phthisique lorsqu'elle fut subitement étouffée par la matière purulente fournie par une vomique qui s'ouvrit spontanément.

» *quacumque ex occasione incaluerint, vino, motu,*
» *sole, atque circuitum humorum incitarint, his*
» *sæpe unum alterumve tuberculum inflammatur,*
» *quin propterea, febre universali, totum corpus*
» *prehendente corripiantur.* (*Rat. med.*, tom. I,
page 75.)

CHAPITRE VI.

Maladies cancéreuses.

Nous voici arrivés à cet ordre de maladies organiques dont le tableau épouvante l'humanité, à
cause des désordres et des ravages affreux qu'elles
font dans les parties qui en sont le siége, et de
l'aspect hideux (1) qu'elles offrent au médecin
qui étudie leur caractère et leurs progrès. Elles
affligent encore son cœur par leur fréquence et
leur incurabilité, et par les douleurs cruelles et
permanentes avec lesquelles elles accompagnent
leurs victimes au tombeau.

____

(1) Non-seulement le cancer est la maladie la plus cruelle
et la plus hideuse qui puisse atteindre l'humanité ; mais il
semble que la Divinité ait voulu confondre l'orgueil de l'homme
en le faisant devenir la proie de ce fléau, puisque l'une des
matières morbides qui forment l'essence de cette affection,
et que l'on appelle *encéphaloïde*, ressemble parfaitement à
l'organe de ses facultés intellectuelles, à celui dont il tire un
si grand avantage, et qui l'élève d'une manière si éminente
sur toutes les autres espèces d'êtres vivans.

Que de considérations pour que ces maladies aient excité dans tous les temps le zèle et les recherches des médecins! Combien leurs veilles ont été infructueuses! Combien de guérisons de maladies prétendues cancéreuses qui ne concernaient que des maladies qui leur étaient étrangères! Cependant des moyens puisés dans tous les règnes de la nature ont été préconisés; des milliers de remèdes secrets ont été proposés; une infinité de méthodes différentes de traitement ont été publiées, et cependant il faut faire ce triste aveu, que dans l'état actuel de la science le véritable cancer est incurable. Si autrefois l'idée d'avoir guéri des maladies que l'on croyait cancéreuses encourageait les médecins dans leurs travaux, aujourd'hui l'anatomie pathologique nous apprend que cette dégénérescence des organes est irrémédiable comme les autres, et que de plus ses effets sur l'économie animale sont toujours cruels par leur résultat.

C'est encore aux travaux des médecins qui s'occupent d'anatomie pathologique que nous devons cette fatale certitude, que les affections cancéreuses sont incurables, et que nous leur devons en même temps la connaissance des caractères distinctifs des autres affections organiques avec lesquelles on les a si souvent confondues.

Les maladies cancéreuses forment une classe très-nombreuse de maladies organiques. Elles attaquent toute la surface externe de l'homme vivant, et principalement les parties qui sont douées d'une très-grande sensibilité; se réfléchissant, pour ainsi dire, à l'intérieur sur les membranes muqueuses comme le fait la peau, elles se développent très-souvent sur ces sortes de membranes; elles atteignent encore les glandes et le parenchyme des viscères.

C'est sur l'organe cutané que l'on a étudié leurs caractères généraux; les cancers externes ont été par conséquent pour les maladies cancéreuses ce que le phlegmon est vis-à-vis des inflammations, c'est-à-dire le prototype des maladies cancéreuses. Ainsi le cancer cutané est, comme le phlegmon, le point de comparaison pour les symptômes caractéristiques des affections cancéreuses internes.

Les caractères du cancer extérieur, soit qu'il n'attaque la peau que sous la forme d'une verrue ou d'un point ulcéré borné, pour s'étendre ensuite et revêtir toutes les formes du cancer, ou soit qu'il se développe sous la forme de tumeurs indolentes, pour s'ulcérer ensuite et présenter les mêmes phénomènes morbides; ses caractères, dis-je, sont de s'étendre sur les parties environnantes, de les dévorer pour ainsi dire, de fournir un écoulement sanieux et fétide, d'avoir les bords renversés, des végétations fongueuses qui pullulent sur sa surface. Couleur lardacée et noirâtre dans certains points de la partie ulcérée, gonflement variqueux des veines, dénudation des branches artérielles, douleurs lancinantes et cruelles, hémorrhagies fréquentes, enfin progrès de l'ulcère sur toutes les parties voisines qu'il envahit et convertit en sa propre substance. A ces symptômes se joignent ceux de la diathèse cancéreuse, d'où naît un épuisement qui conduit le malade au tombeau dans un espace plus ou moins long.

La réunion de ces caractères ou quelques-uns d'entr'eux frappent les sens et ne permettent pas de confondre les maladies cancéreuses avec d'autres analogues. Ces affections néanmoins ne présentent dans leur principe que des signes équivoques, qui peuvent les faire confondre avec d'autres tumeurs ou d'autres dégénérescences dont il est si essentiel de les distinguer, tant par rapport au diagnostic que pour le traitement.

Les caractères anatomico-pathologiques qui distinguent les maladies cancéreuses se tirent de l'examen de la tumeur, soit après la mort du malade, soit après l'extirpation du cancer. Ainsi le squirrhe, qui est considéré aujourd'hui comme le premier degré du cancer, et la matière encéphaloïde, qui est aussi une dégénérescence qui constitue les maladies cancéreuses, offrent des caractères distinctifs qu'il faut étudier avec le même soin que les dégénérescences tuberculeuses, dans leur état de crudité et leur état de ramollissement.

Le squirrhe, dans l'état de crudité, forme une tumeur ordinairement arrondie, avec une surface inégale, anfractueuse, d'autres fois assez unie et adhérente aux parties voisines par un tissu cellulaire

plus ou moins serré. Cette tuméur occupe d'ordinaire une glande, moins souvent une autre partie;
incisée en plusieurs sens, elle présente une substance d'un blanc grisâtre ou bleuâtre, luisante, légèrement transparente, dont la densité va de la
couenne de lard au cartilage.

Dans le même état de crudité, la matière encéphaloïde peut se présenter de trois manières, ou
enkystée, ou formant des masses irrégulières, ou
infiltrée dans le tissu des organes; dans tous les
cas elle est moins dure que la matière squirrheuse;
elle est blanchâtre, opaque, divisée en lobules
inégaux, et traversée par des vaisseaux sanguins
qui fournissent quelquefois des épanchemens de
sang. Cette matière ressemble beaucoup à la substance médullaire du cerveau, ce qui lui a valu
le nom d'*encéphaloïde*. Des lames minces de cette
substance sont transparentes, mais les masses sont
opaques et d'une couleur laiteuse.

Dans l'état de ramollissement, la matière squirrheuse tombe dans une espèce de fonte comme le tubercule; elle est pénétrée de sérosité, et en la com-
primant il transsude goutte à goutte une matière
homogène semblable à la crême; le squirrhe alors
offre de petites cavités remplies d'un liquide sanieux.

L'encéphaloïde ramolli ressemble davantage à
la substance médullaire du cerveau, surtout de
celui d'un enfant; et à mesure que cet état augmente, on la prendrait pour de la bouillie épaisse qui

conserve toujours une teinte blanchâtre un peu rosée. Il y a souvent alors des épanchemens sanguins qui simulent parfaitement ceux des apoplectiques dans la substance cérébrale, et qui sont quelquefois assez considérables pour avoir fait confondre ces tumeurs avec des anévrysmes.

Le caractère de ces deux sortes de tumeurs, qui, dans leur état de crudité, ne produisent que les maux communs aux autres affections organiques, et dépendant de la compression et de l'irritation des organes, est de fournir dans leur état de ramollissement tous les signes des maladies cancéreuses. Il est donc extrêmement important de les distinguer des tumeurs qui leur ressemblent et dont les effets dans l'économie sont si différens. Le tubercule a bien quelque analogie avec le squirrhe; mais, quoique dur et friable, il n'a pas la demi-transparence de ce dernier ni la forme de l'encéphaloïde. Les tumeurs cancéreuses diffèrent des corps fibreux, en ce que ceux-ci sont plus unis et offrent en outre des fibres en faisceaux et dirigées en plusieurs sens. Les caractères qui distinguent les tumeurs enkystées des cancéreuses sont que les premières, quoique fort variables par la couleur, n'offrent point la même consistance que le squirrhe ni les autres caractères de ces tumeurs. Enfin, les tumeurs cancéreuses diffèrent des autres par les caractères particuliers à chacune d'elles.

Un autre caractère des affections cancéreuses se tire de l'influence de ces maladies sur l'économie animale lorsqu'elles sont parvenues à leur dernier degré, c'est-à-dire, lorsque les dégénérescences organiques qui en forment l'essence sont tombées dans une fonte parfaite, et que la résorption de cette matière délétère produit les symptômes généraux qui constituent, selon quelques auteurs, la cachexie cancéreuse : tels sont la fièvre hectique, qui offre une marche erratique et peu constante; la flaccidité des chairs, la tendance aux épanchemens séreux, le teint jaune paille, l'amaigrissement, la langueur des forces digestives; on peut y joindre les douleurs cruelles qui hâtent plus ou moins les progrès du mal suivant la sensibilité de l'organe atteint du cancer, et qui donnent lieu à des phénomènes nerveux et ataxiques qui précipitent également la marche de la maladie.

Tels sont les caractères qui distinguent en général les maladies cancéreuses d'autres affections analogues; mais ces caractères supposent que le mal a déjà fait des progrès considérables; que, placé à l'extérieur, il existe une ulcération qui frappe la vue avec tous ses traits dégoûtans; que, portant ces effets désastreux dans quelque viscère, les ravages sont avancés au point que la constitution a déjà ressenti la pernicieuse atteinte de la résorption cancéreuse, ou qu'enfin la victime a succombé au poids de ses souffrances pour laisser voir les caractères anatomiques du mal, ou s'est soumise au seul remède vraiment curatif, qui est l'extirpation.

N'existe-t-il aucun signe dans le principe, lorsque le cancer ne présente aucun des caractères relatés, pour le distinguer des autres maladies que les auteurs ont prises pour des affections cancéreuses ou squirrheuses ?

Ces signes distinctifs varient suivant le siége du mal. Lorsqu'une tumeur se développera au sein, comme cela arrive souvent , on jugera qu'elle est de nature cancéreuse, s'il n'existe pas d'inflammation chronique ou une tumeur due à un vice scrofuleux, laiteux ou arthritique ; si la pression n'augmente pas la douleur ; si la tumeur est inégale, assez dure, anfractueuse ; si elle ne cède point aux saignées et aux remèdes appropriés aux vices désignés ; si la tumeur, après avoir été indolente, est devenue douloureuse ou lancinante ; si, en un mot, le malade ou ses parens ont déjà été atteints de maladies cancéreuses. On jugera par tous ces signes que la tumeur ne provient pas d'une inflammation lente ou d'un engorgement glanduleux susceptible de résolution ; qu'elle n'est point fibreuse, parce que cette espèce de tumeur a des formes plus unies, ne devient pas douloureuse et n'offre jamais les autres signes cancéreux.

Les caractères particuliers du cancer de l'utérus, dont le siége est ordinairement fixé au col de cet organe, sont les douleurs vives et lancinantes des parties correspondantes à la matrice, un écoulement sanieux, putride et noirâtre, l'état de mollesse ou de dureté avec sensibilité de cet organe, dérangemens et irrégularités de la menstruation, inutilité des remèdes anti-phlogistiques, anti-vénériens ou anti-scrofuleux lorsqu'il existe des symptômes qui peuvent faire croire à une inflammation chronique ou à un état syphilitique ou scrofuleux. On distinguera les tumeurs cancéreuses des corps fibreux, en ce que ces dernières ne sont pas douloureuses, ne fournissent point d'écoulement sanieux et fétide ; elles sont plus volumineuses et occasionent moins de dérangemens dans les fonctions et évacuations utérines.

Le cancer du rectum, lorsque le mal n'est pas encore assez avancé pour occasioner des douleurs cruelles et les symptômes de la cachexie cancéreuse, peut se distinguer d'une affection vénérienne ou de l'induration lymphatique du rectum et des fesses, par les bons effets des anti-vénériens dans le premier cas, et par le succès des mèches employées selon la méthode de Desault dans le second. D'ailleurs, pour peu que le mal soit avancé lorsqu'il est cancéreux, l'amaigrissement se manifeste bientôt, et la fraîcheur se perd. Tous les remèdes employés pour résoudre l'engorgement ne font que hâter la dégénérescence : il en sera de même du cancer du pharynx et de l'oesophage. Le mal, au lieu de céder aux anti-phlogistiques dirigés contre une inflammation lente, ou aux anti-spasmodiques employés contre la dysphagie nerveuse, fera toujours des progrès, et amènera peu à peu le cortége des symptômes de la cachexie cancéreuse.

L'estomac et le foie sont aussi très-sujets aux affections cancéreuses. Les symptômes particuliers au cancer du premier de ces viscères sont le caprice de l'estomac pour tel ou tel aliment; le vomissement de matières aigres, et ensuite couleur de café ou de chocolat; formation de vents et constipation; tumeur plus ou moins dure et plus ou moins volumineuse, sentie dans la région de ce viscère. Inutilité des remèdes anti-phlogistiques ou anti-nerveux lorsqu'il peut y avoir des soupçons d'une inflammation lente de l'estomac ou d'une gastro-dynie nerveuse.

Lorsque le mal a son siége dans le foie, indépendamment des autres signes qui sont communs à plusieurs affections chroniques de ce viscère, on sent, en palpant l'hypochondre droit, des tumeurs arrondies et déprimées en forme de godet. Le non-succès de certains remèdes indiqués par d'autres maladies du foie confirme le diagnostic.

Lorsque les tumeurs ou masses cancéreuses sont profondément situées dans l'une des grandes cavités du corps et qu'elles échappent aux recherches de la main, le diagnostic est plus obscur, et on ne peut souvent les soupçonner que lorsque l'économie animale est déjà affectée par la pernicieuse influence de la dégénérescence cancéreuse.

On voit, par cet exposé, que les maladies qui nous occupent consistent dans une dégénérescence organique qui, comme la tuberculeuse, n'a point d'analogue dans le tissu des organes; que cette dégénérescence offre deux caractères particuliers, celui du squirrhe et de la matière encéphaloïde, lesquels, dans leur état de crudité, forment le premier degré du cancer, et dans celui de ramollissement le second degré de cette maladie marchant avec tout l'appareil symptomatique de la cachexie cancéreuse.

Dans leur première période, les maladies cancéreuses se distinguent de toutes les autres dégénérescences par les caractères anatomiques dont nous avons parlé. A leur second degré on ne peut plus les confondre avec les autres dégénérescences qui ne sont pas susceptibles de ramollissement ; et qui ne fournissent, par conséquent, jamais les symptômes généraux de la résorption tuberculeuse ou cancéreuse. Dans ce second état, on ne pourrait confondre les affections cancéreuses qu'avec les maladies produites par les tubercules, parce qu'il y a dans les unes et les autres ramollissement, fonte des tumeurs, et symptômes cachectiques. Il ne sera donc pas inutile de faire un parallèle des affections tuberculeuses et cancéreuses pour faire ressortir les différences que présentent ces deux ordres de maladies, après avoir montré les rapports qui les rapprochent.

1°. Les maladies tuberculeuses et cancéreuses sont dues à une dégénérescence organique formée d'une substance plus ou moins dure qui, dans cet état, ne produit que les désordres propres à toutes les autres dégénérescences, comme la fibreuse, graisseuse, cartilagineuse, osseuse ou enkystée; c'est-à-dire, une compression sur les organes qui amène l'irritation, l'inflammation, la gêne dans les fonctions, ou des maladies sympathiques provenant des rapports d'un organe lésé avec un autre.

2°. Les dégénérescences tuberculeuse et cancéreuse sont susceptibles de se ramollir et de se fondre en une substance homogène, d'où résulte l'absorption de la matière morbide et l'affection de tout le système, qui porte une profonde atteinte à la nutrition, et qui finit par devenir mortelle.

3°. Ces deux dégénérescences attaquent de préférence le système glanduleux et lymphatique; elles se font sentir néanmoins dans tous les organes, et il n'y a pas de tissu qui ne puisse en être le siége.

4°. Elles se montrent assez souvent dans plusieurs organes qui n'ont entre eux aucun rapport sympathique, quelquefois dans l'état de crudité dans les uns, et dans l'état de ramollissement dans les autres; d'autres fois elles se rencontrent ensemble dans le même organe pour former des tumeurs composées.

5°. L'expérience et le témoignage de beaucoup d'auteurs semblent prouver que si ces deux dégénérescences ne sont pas exclusives aux constitutions scrofuleuses, du moins elles se rencontrent si souvent dans de pareilles constitutions que des médecins en ont conclu que le cancer n'est qu'une modification du scrofule, et le tubercule le produit immédiat du vice scrofuleux.

Tels sont les caractères qui rapprochent ces deux ordres de maladies organiques. Voyons actuellement les différences essentielles qui ne permettent pas de les confondre.

1°. Sous le rapport de la structure anatomique, le tubercule est blanc, opaque, jaunâtre ou gris; la tumeur cancéreuse offre la demi-transparence du cartilage; elle est lardacée ou cérébriforme.

2°. Le tubercule ramolli offre une matière pultacée ou purulente qui reste dans le sac qui lui sert d'enveloppe, dont l'ouverture permet l'évacuation du liquide par les canaux excrétoires. La matière cancéreuse dans l'état de fonte produit des ulcérations qui s'étendent au loin, offre un aspect hideux et un putrilage fétide, noirâtre ou de différentes couleurs.

3°. La dégénérescence tuberculeuse affecte plus particulièrement le poumon; elle attaque, dans une proportion infiniment moindre, les autres organes; par conséquent elle se manifeste dans un viscère dont le parenchyme est très-peu sensible. La cancéreuse affecte de préférence les organes doués d'une grande sensibilité, comme les mamelles, la matrice, l'estomac; et le tissu cutané où les papilles nerveuses prédominent, comme les lèvres, le visage, le gland, etc. : aussi les douleurs vives et cruelles qui tourmentent les cancéreux ne se rencontrent point chez les personnes atteintes d'affections tuberculeuses.

4°. Les symptômes généraux des cachexies tuberculeuse et cancéreuse, quoique produisant peu à peu un dépérissement mortel en portant atteinte à la nutrition, présentent aussi des caractères différens. La fièvre hectique et l'amaigrissement sont les caractères essentiels de la tuberculeuse. Cette fièvre est erratique et moins fréquente dans la cancéreuse, et quelquefois même elle est à peine sensible; l'amaigrissement y est moins prononcé; il y a une tendance plus manifeste aux épanchemens séreux; les symptômes ataxiques et nerveux s'y joignent presque toujours. Le teint et la couleur de la peau sont d'un jaune paille chez les cancéreux. Les phthisiques offrent un teint blême avec des pommettes rosacées.

5°. Quoique les affections cancéreuses et tuberculeuses puissent attaquer tous les âges, néanmoins celles-ci sont plus fréquentes dans l'enfance, et se développent principalement depuis vingt jusqu'à quarante ans; les cancéreuses se manifestent, au contraire, de quarante à soixante; elles se montrent surtout à l'âge de retour, presque jamais avant vingt-cinq ans.

6°. La suppression naturelle ou contre nature des mois chez les femmes, celle des autres évacuations sanguines, l'abus des boissons alkooliques, les passions tristes de l'âme, et toutes les causes stimulantes locales, favorisent et hâtent le développement des maladies cancéreuses. La suppression de la transpiration insensible, les affec tions catarrhales, et toutes les causes favorables au vice scrofuleux, font développer ou favorisent la marche des maladies tuberculeuses.

Peut-on guérir un véritable cancer?

Il n'est presque pas de médecin qui ne se soit flatté d'avoir eu ce bonheur, et qui ne soit dans le cas de répondre d'une manière affirmative à cette question. Si la curabilité d'une maladie dépendait de la richesse des moyens proposés ou employés pour la combattre, ah! certainement le cancer serait une des maladies qui résisteraient le moins aux efforts de la médecine. Mais on dit avec raison qu'une pareille richesse est toujours stérile, et que le grand nombre de remèdes pour traiter une maladie suppose une bien faible vertu dans chacun en particulier. S'il est vrai que les dégénérescences organiques, de quelque nature qu'elles soient, sont au-dessus des secours de l'art les mieux entendus; s'il est vrai que le ramollissement de certaines dégénérescences, au lieu de les rendre plus guérissables, augmente leur danger et les rend nécessairement mortelles, nous pouvons en conclure que les maladies cancéreuses sont, dans l'état actuel de la science, absolument incurables. Les cancers guéris par les auteurs ne sont que des maladies qui offrent quelques traits de ressemblance avec les affections cancéreuses. L'inflammation chronique est celle que l'on a le plus souvent confondue avec les cancers. Cette maladie peut simuler le cancer au sein, à l'utérus, à l'œsophage, à l'estomac, aux intestins, et surtout au rectum. Voilà pourquoi les saignées ont été si souvent préconisées contre les maladies cancéreuses.

L'affection syphilitique peut simuler le cancer de la matrice et du rectum, et voilà le triomphe des remèdes mercuriels contre cette affection, d'après le témoignage de quelques auteurs.

L'engorgement des glandes, sans dégénérescence squirrheuse, produit par le vice scrofuleux, dartreux ou arthritique, a été combattu avec efficacité par l'extrait de ciguë, les antimoniaux et d'autres remèdes semblables, et ces remèdes ont joui à leur tour d'une espèce de célébrité contre le cancer.

Le véritable remède de cette redoutable affection, lorsque la tumeur est accessible à l'instrument tranchant, est l'extirpation. Mais pour la mettre en usage avec quelque espoir de succès, il faut que le mal soit local et dans un seul endroit; qu'il n'existe pas encore de symptômes de l'infection générale; que la maladie se soit plutôt développée à la suite d'un coup ou d'une chute que par la propre force de la disposition cancéreuse; que le sujet soit jeune et non encore épuisé par les souffrances, ni atteint de quelque suppression d'évacuation sanguine. Il faut enfin qu'il n'existe point de vice cancéreux héréditaire dans sa famille, et qu'il n'ait point subi d'opération pour un mal semblable.

Lorsque celle-ci n'est pas admissible, l'art ne fournit que des moyens palliatifs. La diète blanche, un régime approprié, les exutoires, les remèdes qui diminuent la sensibilité et la mobilité nerveuse : tels sont les moyens qui peuvent calmer les souffrances, arrêter un peu les progrès du mal et retarder l'époque fatale.

CLASSE IV.

MALADIES HÉRÉDITAIRES.

CHAPITRE PREMIER.

Considérations sur l'existence et le caractère des Maladies héréditaires.

Les maladies chroniques des classes précédentes bornent leurs effets destructeurs aux individus qui en sont atteints; ce n'est que dans quelques cas rares de contagion que le mal se propage à d'autres sujets, et que le nombre des victimes devient plus considérable. Les affections héréditaires exercent non-seulement leur influence pernicieuse sur les malheureux qui en éprouvent les atteintes, mais elles se reproduisent encore chez les individus qui reçoivent de leurs parens, avec la vie, le fatal poison qui développera un jour les mêmes maux dont leurs pères ont été affligés; et ce germe morbide, se propageant encore dans les enfans qui naîtront dans la suite, les affections héréditaires se perpétueront dans les familles, comme les espèces, par la voie de la génération.

Cette considération ne saurait trop exciter le

zèle des médecins pour étudier et approfondir la nature de ces affections. Elle sera plus puissante encore pour eux si on réfléchit sur l'opiniâtreté de ces maladies, sur la facilité avec laquelle elles se renouvellent, et sur le peu de ressources qu'offre la médecine pour les combattre d'une manière efficace.

Les maladies héréditaires ne conservent presque plus de rapports avec les affections aiguës : elles nous présentent au contraire les traits caractéristiques des affections les plus lentes. La cause qui les produit agit à l'époque où le fœtus est formé dans le sein maternel ; elle s'identifie, pour ainsi dire, avec l'organisation, et laisse des traces profondes et indélébiles dans l'économie animale. Tantôt elle fait naître, dans les sujets qui ont à peine vu le jour, une faiblesse radicale, un relâchement dans les solides, ou un vice dans quelque organe essentiel, qui rendent ces frêles individus déjà valétudinaires ou en butte à des maux qui ne doivent finir qu'avec la vie. D'autres fois ces jeunes infortunés, quoique bien constitués en apparence, portent dans certains viscères une disposition vicieuse qui, favorisée par des causes accidentelles, ou par la révolution des âges, ou se développant spontanément sans le concours d'aucune circonstance à l'époque de la vie où les pères ont éprouvé les mêmes maux, produit les maladies héréditaires qui ont tourmenté les ascendans, dont la gravité et la terminaison seront également fâcheuses.

Dans l'une et l'autre hypothèse ces maux ont une marche très - lente , puisque leur principe remonte à l'époque de la conception , puisque leur durée est souvent celle de la vie , et que leur développement se fait d'une manière plus lente que celui des autres maladies chroniques. Si le médecin est assez heureux que d'en opérer la guérison , celle-ci n'est qu'apparente , parce que ces maladies se reproduisent avec la plus grande facilité , et forment bien souvent une chaîne de maux qui n'est coupée que par quelques instans de relâche. _

Les causes de ces maladies s'identifient avec les tissus organiques ; la nature ne peut rien pour les détruire , excepté à certaines époques de la vie où les révolutions qu'elle suscite font disparaître certains maux de famille en modifiant d'une manière salutaire les dispositions organiques vicieuses. Mais cet heureux changement ne se forme que par un laps de temps considérable , ce qui a fait dire à Dumas (*Doctr. des Maladies chroniques*, p. 657) que les maladies chroniques les plus opiniâtres ont leur source dans quelque disposition héréditaire.

Le caractère d'hérédité fait prendre une marche lente aux maladies qui se développent d'ordinaire avec le caractère aigu. Nous choisirons pour exemple le vice vénérien ; ce vice, reçu par voie de contagion, produit la blennorrhagie, qui s'annonce avec tous les signes d'une affection vive ; il peut aussi développer l'inflammation du testicule, des glandes inguinales, enfin d'autres affections dont la marche est assez rapide. Mais ce vice s'est-il introduit dans toute l'économie, a-t-il exercé son influence débilitante sur tout le système; son action, en un mot, a-t-elle été assez forte et assez durable sur les organes pour qu'il puisse être transmis des pères aux enfans; oh! alors les affections qu'il engendre ont une marche très-lente; elles présentent les traits les plus saillans des maladies chroniques; ces traits sont encore plus marqués dans les maux qui paraissent chez les enfans, et qu'ils ont reçus de leurs parens comme un héritage: ces enfans sont faibles, valétudinaires, mal constitués, et sujets à nombre de maladies qui durent très-long-temps, quelquefois toute la vie si elles ne sont pas graves au point de l'abréger d'une manière extrêmement fâcheuse.

Nous ne comprenons dans la classe des affections héréditaires que les maladies qui ont une marche chronique; nous pensons même que le caractère d'hérédité exclut celui d'une marche aiguë, et qu'il suffit qu'une maladie soit héréditaire pour qu'elle réunisse tous les traits des affections lentes. Nous sommes donc loin d'admettre des maladies de famille parmi les affections aiguës, malgré que les anciens fussent d'avis que presque toutes les maladies offrent quelque chose d'héréditaire. En cela nous embrassons l'opinion des modernes, qui n'admettent cette qualité que dans les affections chroniques, bien que certains auteurs fassent une exception en faveur des maladies éruptives, telles

que la petite-vérole et la rougeole, par la raison
que l'on a vu ces maladies être plus graves dans
certaines familles, et plus bénignes dans d'autres,
ou se manifester deux fois chez les mêmes individus dans d'autres familles.

Mais quelle que soit la cause de cette bizarrerie
dans certaines circonstances, peut-on appeler *héréditaires* des affections aiguës qui frappent indistinctement tous les humains ? Elles ne pourraient
mériter ce titre que dans le cas où elles se borne-
raient à certaines familles. Nous aimerions autant
qu'on appelât *héréditaires* toutes les maladies quelconques, parce que nous avons reçu de nos premiers parens, à titre d'héritage, le triste privilége
d'être sujets à tous les maux qui pèsent sur l'espèce
humaine. D'ailleurs, la petite-vérole et la rougeole ne sont pas des maladies dont la cause essentielle tienne à un vice dans la constitution transmis
dans l'acte de la génération, qui seul, ou favorisé
par des causes accidentelles, fasse éclore les maladies dont il s'agit. Ces maux dépendent au contraire d'un virus contagieux, dont le principe héréditaire, supposé par quelques auteurs, ne saurait
modifier que quelques effets. Nous pensons donc,
contre le sentiment de Mercurialis, que ces maladies contagieuses ne sont point héréditaires, et que
nulle affection aiguë, comme le pense Ettmuller, ne
doit entrer dans la classe des maux de famille.
La raison en est que les maladies aiguës n'opèrent
dans les individus que des changemens fugaces,

des impressions peu profondes qui ne peuvent subsister dans les organes pour être transmises ensuite d'une manière héréditaire.

Faire entrer dans la classe des maux héréditaires toutes les maladies qui affligent l'humanité, d'après l'opinion d'Hippocrate et des anciens médecins, ou ne regarder aucune maladie qui puisse se transmettre dans les familles par la voie de la génération, ainsi que la chose paraissait s'établir dans l'esprit des médecins au commencement du dix-septième siècle, opinion que voulait faire revivre le célèbre Louis au milieu du dix-huitième, en regardant toutes les expériences acquises sur cet objet comme le fruit de la prévention et de l'ignorance, et en traitant l'hérédité des maladies de préjugés et de chimère; voilà deux opinions également exagérées, dans lesquelles on peut tenir un juste milieu, et se rapprocher par conséquent de la vérité, en n'admettant parmi les maladies héréditaires que celles que l'expérience de tous les siècles a fait reconnaître pour telles.

Les maladies aiguës, telles que les fièvres, les affections inflammatoires, les maladies contagieuses, et toutes celles dont la marche est active, et qui se terminent promptement par la vie ou par la mort, se développent tout-à-coup, jettent à l'instant le trouble dans les fonctions; les organes ne se trouvent affectés que d'une manière passagère, et reprennent, lorsqu'elles se sont dissipées, leur énergie et leurs fonctions, excepté

que la maladie se prolonge et devienne chronique ; les forces vitales s'y développent avec la
plus grande activité, et la scène se passe dans un
court intervalle de temps, au bout duquel tout
rentre dans l'ordre naturel. Or, dans de pareilles
circonstances, les impressions de ces maladies sur
les organes ne sont pas considérables, et il ne reste
aucun changement dans l'économie qui puisse se
transmettre des pères aux enfans comme un héritage.

Quelle différence entre ces maladies et les maux
de longue durée qui, en se développant d'une manière presqu'insensible et par un laps de temps
très-considérable, peuvent facilement produire
dans toute l'économie des impressions profondes,
ou affecter d'une manière spéciale tel ou tel organe, ou amener des changemens morbides dans
le tissu et l'irritabilité de la fibre ! Lors même
qu'ils semblent radicalement guéris, ces maux
laissent toujours dans les individus qui les ont
essuyés quelque trace profonde qui se transmet par
l'acte de la génération, et d'autant plus facilement que cet acte peut s'accomplir lorsqu'ils sont
parfaitement établis, chose qui ne peut jamais
avoir lieu pendant le cours d'une maladie aiguë.

Quoiqu'on puisse trouver quelque chose d'héréditaire dans le plus ou moins de gravité qu'offrent les maladies contagieuses aiguës dans certaines familles, il suffit que ces maladies attaquent
indistinctement toute l'espèce humaine pour que

ce caractère doive être considéré comme nul et tout-à-fait insignifiant ; et si la peste et d'autres maladies contagieuses font plus de ravages dans nos contrées que dans le Levant, ne doit-on pas plutôt rapporter cette différence à l'habitude où sont les Orientaux d'être continuellement exposés à l'action de ce poison, ce qui en affaiblit peu à peu l'énergie, comme cela arrive dans d'autres circonstances, qu'à un principe héréditaire qui aurait diminué chez ces peuples la susceptibilité d'être gravement affectés par ce principe contagieux ? L'homme ne s'habitue-t-il pas à tous les principes destructeurs pourvu qu'ils n'agissent pas tout-à-coup ? Ne se familiarise-t-il pas avec tous les poisons, avec les miasmes délétères, tandis que leur impression sur celui qui n'y est pas habitué est souvent prompte et fâcheuse ? Faut-il, pour expliquer cela, avoir recours à un principe héréditaire ? Au reste, les faits cités par les auteurs sur l'hérédité des maladies aiguës sont si peu concluans ; ils sont d'ailleurs si peu nombreux et ils ne feraient qu'une si faible exception dans notre manière de considérer les choses, que nous pouvons hardiment exclure les maladies aiguës du catalogue des héréditaires.

Mais que penser d'un médecin tel que Louis, qui, abusant de son esprit et de ses talens, voulut, dans un écrit académique, fronder l'opinion de tous ses devanciers, et faire rejeter un fait que la raison et l'expérience font admettre naturellement?

Si les malheureux exemples qui se répètent tous les jours sous les yeux des praticiens les moins exercés, n'attestaient d'une manière frappante l'influence d'un principe héréditaire dans les maladies, puisque l'on voit bien souvent la manie jeter l'opprobre dans certaines familles, l'épilepsie en tourmenter d'autres d'une manière effrayante pour les conduire ensuite dans la tombe; la phthisie moissonner successivement la tige et tous les rejetons; la goutte prolonger les souffrances dans les familles pendant une série de générations; ne devrait-on pas conclure que ces affections peuvent exister en voyant les ressemblances frappantes chez les pères et les enfans, tant pour la stature, la taille, la proportion d'une partie du corps relativement au tout, que pour la régularité des traits, le teint, les gestes, le son de la voix, le chant; ou pour les fonctions intellectuelles, les défectuosités, et les vices extérieurs de conformation? Ces vices forment déjà une partie des maladies héréditaires en question, et leur existence ne doit-elle pas faire soupçonner que pareils vices de structure et de conformation se rencontrent aussi à l'intérieur? Et en frappant tel ou tel viscère, ne doivent-ils pas rendre raison des infirmités héréditaires qui passent des pères aux enfans?

Si ces vices ne se montrent pas dans certaines circonstances ou s'ils ne tombent pas sous les sens, surtout lorsqu'ils frappent le système nerveux, dont la structure, les fonctions et les maladies sont un mystère pour nous, il n'en faut pas moins les supposer lorsqu'on voit plusieurs générations d'une même famille être atteintes de suite ou à quelques intervalles de la même maladie, sans qu'on puisse la rapporter à d'autres causes qu'à un vice héréditaire.

Les faits physiologiques et pathologiques qui prouvent l'existence des maladies de famille sont en si grand nombre et forment une masse de preuves si convaincantes pour persuader les plus incrédules, qu'en vérité on n'a pas besoin de recourir à celles qui, quoique de quelque poids pour faire croire à la chose, peuvent néanmoins être rapportées à d'autres causes : tels sont la couleur des nègres et des blancs, les vices rachitiques qui détériorent la constitution et la taille des habitans des régions polaires ; tels sont les qualités opposées dont jouissent les peuples des régions tempérées, le tempérament phlegmatique des Américains, et le tempérament bilieux des habitans de l'Afrique ; tel est encore le goître des montagnards, la stupidité de certains peuples et la supériorité de génie et d'imagination des Européens et des Asiatiques sur les autres peuples de la terre. Toutes ces qualités tiennent infiniment plus à l'influence du climat, du sol, de la position des villes, et autres circonstances pareilles, qu'à un principe héréditaire. Car si les qualités physiques ou morales, ou certains états morbides diminuent et cessent ensuite à mesure que les habitans d'un certain pays changent de climat pour se fixer sous un ciel dont les qualités sont opposées , il est évident que l'influence héréditaire n'en est pas la cause principale, parce que les effets primitifs se perpétueraient dans les familles en changeant de climat ou en se soustrayant aux causes accidentelles qui auraient produit les qualités dont il s'agit.

Les auteurs fourmillent de faits plus ou moins curieux qui prouvent l'influence héréditaire dans nombre de générations; et s'il fallait en rapporter ici, on ne serait embarrassé que sur le choix. Chaque praticien est à même d'en observer ; l'expérience est féconde à cet égard.

Morgagni cite le cas d'une famille où trois enfans étaient sourds et muets de naissance. Nous avons fait la même remarque dans une famille où le père et la mère jouissaient pourtant du sens de l'ouïe et de la faculté de parler.

Nous avons rencontré dans une autre famille trois enfans atteints de la cataracte de naissance. La mobilité de l'œil était si forte chez ces individus que l'on ne crut pas devoir les opérer jusqu'à un âge plus raisonnable. Nous avons connu trois frères devenus entièrement chauves depuis l'âge de vingt-cinq ans : ils perdaient leurs cheveux sans cause manifeste. Un oncle dans leur famille avait éprouvé la même perte à cet âge.

Mais enfin s'il n'existait pas de maladies héréditaires , les médecins de tous les siècles auraient-ils observé des faits qui doivent les faire admettre , et auraient-ils prononcé des sentences qui expriment combien ils étaient persuadés de leur existence ? Hippocrate aurait-il avancé que les enfans apportent en naissant la force et la constitution de leurs pères ; qu'ils peuvent être mutilés comme eux ; que la gibbosité et la distorsion des os des membres inférieurs est héréditaire ; que les tempéramens se transmettent comme un héritage ; que l'homme froid et pituiteux engendre des enfans comme lui, et que la bile prédomine chez celui qui descend d'un père bilieux ; qu'un poitrinaire fournit des victimes à la phthisie ; qu'enfin toutes les qualités morbides passent par la voie de la génération, parce que la semence vient de toutes les parties du corps , et que toutes les maladies quelconques peuvent acquérir un certain degré d'hérédité ? Horace aurait-il dit que chaque espèce offre des traits et des qualités de sa race ; Sennert , que ceux qui ont quelque vice dans le foie et l'estomac le transmettent à leurs enfans ; Hoffmann , que la faiblesse et les vices des viscères sont héréditaires , et que tous les maux qu'engendrent les vices de la fibre le sont aussi ? Baillou aurait-il assuré que les enfans reçoivent de leurs pères les maladies comme un héritage, et qu'elles se perpétuent ainsi dans les familles? Van-Swiéten aurait-il soutenu que des milliers d'observations prouvent cette transmission ; et Fernel , que le père communique à son enfant, au moyen de la semence, la maladie dont il est atteint lorsqu'il engendre; et enfin Stahl, qu'il existe une disposition héréditaire pour certaines maladies?

Nous ne croyons pas nécessaire de distinguer les maladies héréditaires proprement dites, c'est-à-dire, dépendant d'une disposition vicieuse des organes qui se transmet des pères aux enfans, de celles qui se communiquent au fœtus dans le sein maternel, et qu'on a appelées *morbi connati*, parce que les vices et dispositions organiques s'impriment également d'une manière profonde dans l'un et l'autre cas; les impressions des uns et des autres sont aussi durables et les maux qui en résultent aussi fâcheux et opiniâtres. D'ailleurs, la mère communique à l'enfant les dispositions morbides qu'elle portait avant l'époque de la conception, aussi-bien que les maux dont elle est travaillée lorsque l'embryon est formé dans son sein. Sous ces rapports, par conséquent, cette distinction devient inutile.

CHAPITRE II.

Quelles sont les maladies héréditaires?

Selon une foule de médecins cités par M. Portal (*Mémoire sur la Nature et le Traitement de plusieurs maladies*, tom. III, pag. 181), parmi lesquels se trouvent Hippocrate, Galien, Baillou, Fernel, Boerhaave, Morgagni, Stahl, Haller et Van-Swiéten, les maladies de famille sont les écrouelles, le rachitis, la manie, l'épilepsie, les convulsions, l'apoplexie, la paralysie, les maladies de la dentition, la phthisie pulmonaire, l'asthme, l'hydropisie, la goutte, la pierre. A ces maladies le célèbre auteur cité ajoute le cancer, la cataracte, la surdité et le mutisme de naissance.

Pujol (*OEuvres diverses. Essai sur les maladies héréditaires*, tom. II, pag. 293 et suiv.) fait une espèce d'échelle d'hérédité, et abonde dans le sens d'Hippocrate, en avançant que toutes les maladies peuvent acquérir quelque chose d'héréditaire. Il trouve conséquemment l'influence de cette cause dans les maladies contagieuses éruptives, comme la petite-vérole et la rougeole ; il croit que ce principe agit également dans la peste ; viennent ensuite le mal vénérien, la lèpre et d'autres affections qui se communiquent par le contact. Ces maux, selon notre auteur, quoique essentiellement contagieux, se transmettent aussi dans les familles, et se manifestent encore dans certains pays au moyen des alliances parmi les individus atteints de ces affections.

Ce médecin semble adopter la classification de Hoffmann sur l'aptitude des maladies à être plus ou moins héréditaires. Il place dans le premier rang celles de la tête et ensuite celles de la poitrine et du ventre. Il explique les divers degrés d'influence héréditaire exercée sur les organes des trois cavités par la différence de ton et de laxité dans leur structure. Ainsi le cerveau, qui est un organe très-mou et très-impressionnable, est le plus soumis à cette influence; après lui vient le poumon, et ensuite les viscères abdominaux.

D'après cela les maladies les plus héréditaires, d'après Hoffmann et Pujol, sont celles du cerveau et du système nerveux, telles que la manie, l'épilepsie, l'apoplexie, les convulsions, les affections vaporeuses et hypochondriaques. Viennent ensuite celles de la poitrine, comme l'asthme, la phthisie, l'hémoptysie et les hydatides, qui se forment dans les organes de cette cavité. Les maladies des viscères abdominaux sont en troisième ligne; elles comprennent, d'après Sennert et Fr. Hoffmann, les maladies du foie et de ses attenances, l'ascite, qui est si souvent le produit des embarras de ce viscère; les maladies de la rate, d'après les observations d'Ambroise Paré et de Sennert; celles de l'estomac, d'après Morgagni; et les maladies de la matrice. Mais l'une des plus héréditaires est le calcul néphrétique, d'après le témoignage de quelques auteurs.

Après les maladies viscérales, Pujol en vient à celles qui attaquent tout le corps, et parmi ces affections la goutte est placée au plus haut échelon. Hippocrate, Galien et autres la mettaient au premier rang des maux de famille; suivent ensuite les dartres, la lèpre, le rachitis et les écrouelles. Le mal vénérien et les maladies rhumatismales sont placés en sous-ordre et ne doivent tenir qu'un rang inférieur.

Parmi les affections très-peu héréditaires, notre auteur compte toutes les espèces de fièvres et les autres maladies aiguës ; il fait tenir un certain rang à des maladies plus locales ou à certains vices d'organisation, et dans ce nombre il met les tophus, les exostoses, la cécité, le squirrhe, le cancer, les verrues, les varices et les anévrysmes.

Le docteur Petit, dans un essai sur ces affections publié depuis peu de temps, pense que les maladies dites *chroniques* sont les plus susceptibles d'être transmises par génération. Néanmoins il accorde cette faculté, à un certain degré, à la variole et à la rougeole. Mais parmi les affections lentes, celles qui sont les plus héréditaires sont la syphilis, le scrofule, les dartres, l'épilepsie, la phthisie, l'hémoptysie, la manie, la mélancolie, les affections hystériques et hypochondriaques, la goutte, le rhumatisme, la pierre, l'apoplexie, la paralysie, les affections squirrheuses et cancéreuses, et les maladies organiques du cœur.

On voit, par le dénombrement fait par les auteurs que nous venons de citer, que les maladies aiguës ne sont pas du tout ou très-peu héréditaires, et que toutes les affections chroniques peuvent, au contraire, acquérir cette faculté. Néanmoins celles qui semblent l'être au plus haut degré frappent les systèmes nerveux et lymphatique. Or, nous avons vu dans les chapitres consacrés à ces deux ordres de maladies, que c'étaient précisément ces deux systèmes qui étaient l'apanage des

maladies chroniques. Ainsi, parmi les affections
du système nerveux, qui comprend le cerveau,
ses appendices, et tous les cordons nerveux qui en
partent ou qui y aboutissent, nous pouvons compter la manie, l'épilepsie, l'apoplexie, la paralysie, les convulsions, la mélancolie, les affections
hystériques et hypochondriaques. On peut y joindre l'asthme sec ou nerveux. Les maladies héréditaires du système lymphatique sont les écrouelles et toutes leurs ramifications, comme la teigne, le goître, etc.; la syphilis, les dartres, la
phthisie pulmonaire, l'hémoptysie, qui n'en est
souvent qu'un symptôme; l'hydropisie, l'asthme,
les affections squirrheuses ou cancéreuses.

En prélevant ces maladies, il ne reste que les
anévrysmes du cœur et des gros vaisseaux, la
goutte, le rhumatisme et d'autres vices locaux,
comme les exostoses, verrues, etc.., qui ne peuvent être comprises dans ces deux ordres de maladies.

Nous écarterons de notre catalogue d'affections
héréditaires les vices extérieurs et locaux, tels que
ceux que nous venons de citer, et d'autres que
nous pourrions y joindre, parce que ces vices ne
servent qu'à confirmer l'existence de ces maladies
et leur propagation dans les familles; mais ils n'empêchent pas que les membres de ces familles ne
puissent jouir d'une bonne constitution et d'une
santé même brillante; ils n'exigent point les secours de la médecine, et l'art fût-il utile en pa-

reille circonstance il n'aurait pas le pouvoir de changer la proportion d'une tête ou de telle autre partie du corps, la configuration d'un os, ou d'enlever une partie excédante que sa situation soustrairait à l'action de l'instrument.

Nous ne comprendrons par conséquent dans la classe des maladies héréditaires que trois ordres d'affections qui réuniront celles qui ont le plus grand rapport entre elles à cause des systèmes d'organes qu'elles affectent, des symptômes qu'elles offrent dans leur développement, et des moyens propres à prévenir leur formation. Les deux premiers sont consacrés aux maladies nerveuses et lymphatiques, et dans le dernier seront comprises les affections musculaires et fibreuses, telles que les dilatations anévrysmales du cœur et des gros vaisseaux, la goutte, la gravelle, qui n'est souvent qu'un mode de cette maladie, et les affections rhumatismales chroniques.

Quoique M. le docteur Portal (*Mémoires sur plusieurs maladies*, tom. III, p. 222) ait trouvé de grands rapports entre la goutte et le rachitis, parce que, selon lui, ils attaquent quelquefois le même individu, ou tour-à-tour les membres de la même famille ; parce que les articulations des sujets atteints de la goutte sont plus gonflées, et leur substance tantôt ramollie ou cassante comme celle des rachitiques ; parce que les os des goutteux perdent de leur poids, à raison des concrétions arthritiques, nous ne saurions ranger ces deux affections dans le même ordre , à cause des différences essentielles qu'elles nous présentent. Dans la goutte ordinaire tout est sthénique ; elle se manifeste à l'âge de la force et de la pléthore ; elle doit son développement à une nourriture substantielle, à l'usage du vin , au défaut d'exercice. Elle n'attaque point les femmes, les enfans et les eunuques. Quelle différence n'offre-t-elle donc pas avec le rachitis, où tout est atonique ! faiblesse radicale, fibre lâche, engouement ; il attaque l'enfance et réclame une méthode de traitement essentiellement fortifiante.

CHAPITRE III.

Quelle est la cause générale des maladies héréditaires ?

Nous n'entendons point parler ici de cette cause qui dérive de la faculté qu'a l'homme de transmettre par la voie de la génération ses infirmités à ses descendans, et qui est véritablement la source de toutes les maladies héréditaires. Nous ne chercherons pas non plus par quels moyens et comment cette transmission a lieu , parce que cette recherche serait tout-à-fait infructueuse (1); mais

______

(1) Faudra-t-il expliquer cette transmission héréditaire, avec Edmond ou Dermutius de Meura (*Path. hérédit.*), par des sels fixes qui se déposent dans le sperme des parens dans les

de ce qu'on ne peut expliquer une chose faut-il
en nier l'existence, ainsi que l'ont fait certains médecins pour l'objet qui nous occupe? Tout n'est-
il pas mystère dans la nature? Savons-nous de
quelle manière s'exécutent les fonctions du système nerveux? comment l'estomac digère les
alimens? Connaissons-nous la nature des virus et l'essence des causes morbides? Cette connaissance nous échappe, et il ne nous est permis
que de connaître les effets. Voudrions-nous en savoir davantage sur le mystère de la génération?
Les faits déposent que les deux sexes contribuent
à la formation de l'embryon; puisque, après son
développement, il ressemble, par les formes, la
figure et autres qualités sensibles, aux êtres qui

---

maladies goutteuses pour se transmettre aux descendans? Et,
pour d'autres maladies, faudra-t-il supposer avec le même auteur d'autres qualités fixes de constitution? Serons-nous plus
avancés si nous admettons avec Van-Helmont des caractères
idéaux qui s'impriment dans toute l'économie, et qui transmettent leur cachet dans l'archée séminal, dans les esprits
vivifians du sperme, cachet qui restera imprimé dans le fœtus
jusqu'à ce que le développement de l'âge réveille les idées ou
traces de goutte ou de telle autre maladie héréditaire?

Les explications données par Stahl au moyen d'un agent
spirituel qui organise le corps dans la même proportion que
celui du père où il habite; et par F. Hoffmann, à l'aide des
ébranlemens particuliers des molécules spermatiques des diverses parties du corps qui conserve les vibrations vitales
dans les fœtus qu'elles construisent, sont-elles plus satisfai-
santes?

ont contribué à son organisation. Cette ressemblance est incontestable, puisque nous trouvons dans l'enfant les qualités physiques et morales des auteurs de ses jours ; elle nous suffit donc pour être persuadés que le mâle et la femelle ont contribué à sa formation, soit que l'on suppose, d'après Hippocrate, un mélange intime de la semence des deux sexes (1), ou que l'on veuille admettre un germe fourni par la femelle et vivifié par la semence du mâle ; ou bien des animalcules provenant de l'un et de l'autre. Et si l'homme et la femme contribuent à la formation de l'embryon, sera-t-il étonnant qu'ils y contribuent dans certains cas d'une manière fâcheuse, c'est-à-dire, en lui fournissant des élémens organiques viciés, affectés d'un levain morbide et qu'ils lui transmettent les effets qui résultent d'une pareille lésion dans l'économie animale ?

Notre objet est de rechercher dans ce chapitre si toutes les maladies chroniques que nous avons énumérées dans celui qui précède et que l'expérience a démontré se reproduire dans les familles,

---

(1) Un défaut essentiel dans le système de génération du père de la médecine, au sujet du mélange des semences, c'est qu'il ne peut rendre raison de ce qu'un sujet mutilé engendre des enfans munis de tous leurs membres. Ce fait prouve d'ailleurs que la nature tend à se rectifier et à revenir au moule primitif. S'il n'en était ainsi que deviendrait l'espèce humaine? les maux héréditaires l'accableraient et finiraient par la détruire.

sont si différentes les unes des autres, comme elles paraissent l'être au premier abord, qu'on ne puisse les rapporter à une cause commune d'où elles sembleraient naturellement découler.

Le célèbre médecin de Paris, le docteur Portal (*Mémoire sur les maladies de famille*), que nous avons déjà cité, a trouvé, en approfondissant l'étude de ces affections, et en s'éclairant du flambeau de l'anatomie pathologique, que les maladies héréditaires, quoiqu'offrant en apparence des différences essentielles à cause de leur nature et des systèmes d'organes qu'elles affectent, et d'autres caractères distinctifs, se rapprochent néanmoins sous beaucoup d'autres rapports; qu'elles dépendent d'une cause commune, et que cette cause est le vice scrofuleux.

Voici les faits dont s'étaie notre auteur : la plupart des maniaques et des épileptiques ont une conformation extérieure du crâne qui tient du rachitisme. La configuration de la poitrine des phthisiques, par la mauvaise conformation des côtes, des clavicules et des épaules, tient aussi de ce vice. Or, ce mal est l'effet du vice scrofuleux, surtout dans les maladies héréditaires. Le cerveau des maniaques, des épileptiques et des apoplectiques d'origine, qu'ils aient les os déformés ou non, est toujours plus ou moins endurci par des matières stéatomateuses, comme il l'est chez les scrofuleux. Cet endurcissement est surtout remarquable à la moelle allongée. On trouve des en-

durcissemens dans le cerveau et les viscères de la
poitrine et du ventre, avec des engorgemens des
glandes lymphatiques, dans des sujets maniaques
morts d'apoplexie, dont les parens avaient eu les
mêmes maladies sans vice de conformation du
crâne. Pareils vices se rencontrent dans le cerveau des enfans morts de la dentition; mêmes altérations dans les poumons de ceux qui périssent
de la phthisie pulmonaire. Les phthisies du foie
et du mésentère sont également produites par des
concrétions de même nature. Souvent ces maladies héréditaires se remplacent dans les familles,
On voit dans la même famille un enfant maniaque, l'autre épileptique, ou le même individu, atteint de l'une et tantôt de l'autre, périr d'apoplexie : ce qui prouve que la même cause produit
ces maladies. On observe des hydropisies de poitrine et d'autres épanchemens chez des sujets qui
montrent les mêmes dégénérescences morbides;
et ces sujets auraient pu périr de la phthisie pulmonaire. Les mêmes causes donnent lieu à l'hémoptysie. L'auteur parle de bossus dans des familles phthisiques qui ont échappé à la consomption ; il en conclut que ces concrétions sont la
cause la plus commune et la mieux connue des maladies héréditaires, et qu'elles dépendent du vice
scrofuleux; et par ce vice il entend non-seulement
ce principe morbide qui agit sur le système lymphatique et qui se montre avec ses formes extérieures; mais encore cette cause morbifique qui

affecte le mésentère ou qui produit des engorgemens lymphatiques dans la plupart des viscères.

M. Portal prouve, de la manière suivante, les
rapports de l'asthme, de l'hydropisie, de la goutte
et de la pierre avec le vice scrofuleux, qui sont
moindres pourtant qu'avec les maladies ci-dessus,
parce qu'elles sont moins héréditaires. L'asthme se
rencontre souvent avec des concrétions diverses, du
poumon, des glandes lymphatiques, bronchiques, et
une mauvaise configuration de la poitrine. Pareilles
concrétions se montrent dans les divers organes
de ceux qui succombent à l'hydropisie. Les os des
rachitiques et des goutteux ont des rapports sensibles; le rachitisme et la goutte ont aussi des analogies frappantes ; très-souvent le même individu est victime de ces deux maladies.

Ainsi, d'après notre auteur, les maladies héréditaires, telles que le rachitis, la phthisie pulmonaire, l'épilepsie et autres maladies du cerveau, surtout lorsqu'il existe une mauvaise configuration du crâne, sont le produit immédiat du
vice scrofuleux. L'hydropisie, l'asthme, la goutte
et la pierre en dépendent aussi, quoique d'une manière moins directe.

Nous avons été frappé, dans l'étude des maladies chroniques, mais surtout pour ce qui concerne les héréditaires, de trouver dans la plupart
des malades un habitus scrofuleux, des signes
plus ou moins évidens d'engorgemens glanduleux,
d'engouement et d'obstructions des viscères ; des

altérations plus ou moins profondes dans la charpente osseuse, des changemens d'une maladie nerveuse en une autre du système lymphatique, et *vice versâ;* mais surtout de voir des maladies, différentes en apparence, se manifester dans la même famille, ou se présenter sous diverses formes en passant des pères aux enfans ou des autres parens à leurs descendans. Et nous avons jugé comme l'auteur qui nous a frayé la route, sans pouvoir néanmoins confirmer nos remarques par l'anatomie pathologique, que presque toutes les maladies héréditaires ont un grand rapport entre elles, soit qu'elles affectent le cerveau ou le système nerveux, soit qu'elles portent leur fâcheuse influence sur la poitrine, sur les viscères abdominaux, ou qu'elles soient, pour ainsi dire, répandues dans toute l'économie animale. Elles paraissent dépendre presque toutes d'un vice qui attaque le système lymphatique, dont les effets sont des engorgemens dans les glandes, des tubercules ou des tumeurs enkystées dans les viscères, ou des dégénérescences d'une nature squirrheuse ou cancéreuse; et ce vice paraît être le scrofuleux, n'importe qu'il soit le produit du rachitisme, ou qu'il provienne de la syphilis introduite et propagée par génération dans les familles, et qui, en passant par cette filière, se dépouille de la plupart des symptômes qui le caractérisent dans son état primitif pour se montrer dans les enfans sous les véritables formes du rachitis ou des écrouelles.

Nous rapporterons quelques-unes des observations que nous avons faites à cet égard dans les maladies de famille pour confirmer cette doctrine, et à l'appui des faits cités par M. Portal dans son Traité des *Maladies héréditaires*, et dans plusieurs endroits de son *Anatomie médicale* ; elles prouveront, nous n'en doutons point, que les maux de famille tiennent, en général, à une cause scrofuleuse.

Observation Ire. Un homme qui avait reçu de ses parens, entre autres qualités essentielles, une excellente constitution et une santé brillante, en avait joui jusqu'à l'âge de quatre-vingt-douze ans, époque où il succomba à une phlegmasie aiguë de la poitrine. Ses enfans héritèrent de ces précieux avantages, et trois de ses fils ont poussé leur course jusqu'au-delà de quatre-vingts ans ; ils se sont trouvés tous les trois ensemble à cet âge sans infirmité grave. Mais l'aîné de ces frères ayant reçu dans sa couche une femme rachitique très-grêle et très-délicate, qui avait eu dans sa famille une parente atteinte de manie, et qui ne dut l'avantage de pousser encore assez loin sa carrière qu'aux tendres soins de sa famille ; il en résulta que les enfans qui naquirent de ce mariage ne jouirent que d'une santé très-équivoque, et furent sujets à des maladies plus ou moins fâcheuses.

Deux garçons et deux demoiselles en ont fait le nombre. L'un des garçons a été travaillé dans son bas âge d'une affection glanduleuse, connue sous le nom de *carreau*. Son état a été tel que la fièvre lente et les symptômes de dépérissement faisaient présager sa mort. Il n'a dû son salut qu'à la ciguë prise à haute dose. Il a occupé dans l'âge mûr un rang élevé dans la marine; il a voyagé long-temps sur les mers. Des peines morales ou d'autres causes accidentelles le firent tomber dans la manie. Ce mal, quoique traité méthodiquement par un médecin habile, se termina par des convulsions mortelles dans moins d'une année.

Le frère est parvenu à sa soixantième année; il s'est également distingué par ses talens et ses qualités morales; mais sa santé est faible ; il est sujet à une affection nerveuse avec faiblesse dans l'une des jambes. Il a porté pendant quelque temps une tu-meur à la région de la rate, au défaut des fausses côtes, qui a nécessité l'usage des remèdes appe-lés *fondans*, *apéritifs* ou *excitans* du système lymphatique.

La sœur aînée a renoncé au mariage à cause de ses infirmités. Les deux principales sont une céphal-algie nerveuse qui la tourmente périodiquement, et un engorgement glanduleux au sein avec des élancemens, dont elle a eu le bonheur d'arrêter le cours et prévenir le cancer par les topiques séda-tifs, les extraits de ciguë, de jusquiame et autres de cette nature pris intérieurement, un exutoire et un régime convenable.

La sœur cadette, douée de toutes les qualités de l'esprit et d'un physique très-agréable, a eu

de son mariage quatre enfans. L'un est mort en
bas âge du rachitis. Le second a succombé dans la
marine d'une maladie accidentelle ; mais il avait
éprouvé les atteintes de ce mal, puisqu'il montrait dans ses jambes recourbées et dans sa charpente osseuse des marques bien affligeantes du
vice rachitique. Les deux sœurs ont joui d'une
santé assez bonne jusqu'à l'époque de leur mariage. La cadette, qui a hérité de sa mère de beaucoup d'esprit et d'une figure extrêmement agréable, a été atteinte de manie par les secousses de
son premier accouchement, qui a été fort labo-
rieux. Cette maladie, traitée méthodiquement, a
cédé dans quelques mois à l'usage des remèdes.
Elle s'est renouvelée au bout de six ans, à l'époque
de la mort de sa mère, qu'elle chérissait ten-
drement ; et cette position fâcheuse faisait un terrible contraste avec les brillantes qualités dont la
nature l'avait douée. Cette maladie a cédé une seconde fois aux remèdes et aux secours de l'hygiène. Cette malheureuse dame a donné le jour à
deux garçons, dont l'un, âgé de sept à huit ans, est
atteint d'un engorgement des glandes et des articulations qui lui donne les plus vives inquiétudes.
Sa sœur a une poitrine très-délicate, et qui fait
craindre la phthisie pulmonaire. Elle a eu nombre
d'enfans ; ceux qu'elle n'a pas nourris sont assez
bien portans ; la constitution des autres est bien
moins robuste. Une de ses filles, âgée de sept ans,
offre des glandes aux bras et aux jambes qui sup-

purent, un engorgement lymphatique au cou, et la colonne épinière semble se dévier entre les épaules. La mère de ces dames a succombé, à l'âge de cinquante ans, à une phthisie pulmonaire. Sa poitrine était délicate; elle avait, comme le frère, un engorgement à l'hypochondre gauche; la montée lui était pénible; elle était très-sujette aux catarrhes, et c'est une affection pareille qui a développé la phthisie pulmonaire qui l'a amenée au tombeau. La mobilité nerveuse était excessive chez elle comme chez ses filles.

Qui ne voit dans cette observation les terribles effets d'une alliance suspecte ? Voilà la manie qui s'est manifestée dans trois générations de suite, quoique non en ligne directe; des affections nerveuses, la phthisie pulmonaire, l'engorgement des viscères abdominaux, le cancer occulte devenu stationnaire, le rachitis et les écrouelles sous différentes formes. Ces diverses maladies se sont montrées successivement dans cette famille, et elles doivent sans doute être rapportées à un vice rachitique ou au vice scrofuleux, puisque l'un n'est que le produit de l'autre. La manie a atteint celui qui, dans son enfance, avait eu une maladie scrofuleuse très-grave; la nièce éprouve deux attaques du même mal après des secousses qui ébranlent vivement le système nerveux, et elle met au monde un enfant qui montre à l'âge de sept ans le vice scrofuleux dans toute sa force. Il faut observer que le père est bien constitué et bien éloigné d'être atteint d'un pareil vice.

Observation IIe. Une mère de famille, issue d'une tige où la manie était héréditaire, jouissant d'une santé médiocre, mit au monde nombre d'enfans qui paraissaient assez robustes. La sœur de cette femme, quoique bien constituée en apparence, était sujette à l'asthme ; cette affection avait été accompagnée deux ou trois fois, chez elle, d'un épanchement séreux dans le tissu cellulaire. Les enfans de cette dernière femme étaient également nombreux ; sa fille aînée avait les facultés intellectuelles si bornées, qu'elle était presque idiote. Elle jouissait d'un tempérament lymphatique, d'un embonpoint considérable ; tout annonçait chez elle le système lymphatique fortement développé. La seconde des sœurs offrait un caractère bizarre, un raisonnement si incohérent qu'elle était bien voisine de l'état maniaque. Enfin la troisième sœur a éprouvé, par une cause accidentelle, un accès de manie bien caractérisé, qui a cédé néanmoins aux remèdes appropriés.

L'autre mère de famille a donné le jour à six garçons et une fille. L'aîné est mort à l'âge de quarante-cinq ans, portant depuis long-temps un large ulcère à la jambe, d'un caractère scrofuleux, et il a succombé à un engorgement des glandes mésentériques avec épanchement dans l'abdomen, accompagné d'une tuméfaction considérable de toutes les glandes du cou. Cet homme, quoique très-sensé dans son état ordinaire, n'était pas bien éloigné de la manie lorsqu'il se li-

vrait tant soit peu aux boissons spiritueuses. Il a
eu de son mariage deux garçons qui montrent parfaitement l'habitus scrofuleux. Le second frère
est tombé dans l'aliénation mentale à l'âge de
quarante ans, avec un caractère d'idiotisme. Son
tissu cellulaire s'était infiltré d'un liquide adi-
peux; son mal ayant résisté aux remèdes, il est
mort au bout de deux ou trois ans. Le troisième
frère était bien partagé pour l'esprit et le savoir:
néanmoins un état d'imbécillité a succédé, à-peu-
près au même âge, aux qualités de l'esprit dont
il était doué. Il est mort ensuite apoplectique à l'âge
de quarante-cinq ans. Le quatrième est si peu sensé
dans sa manière d'agir et de s'exprimer, il est si extraordinaire dans sa conduite que tout fait craindre
la manie lorsqu'il sera arrivé à l'âge de ses frères.
Il est boiteux depuis sa naissance, et vraisemblablement c'est le fruit du vice rachitique. Les autres
frères n'ont rien offert jusqu'à présent de remarquable; mais la sœur, arrivée à l'âge de puberté,
fut atteinte d'un engorgement glanduleux au cou,
dont la diminution fut suivie d'une violente céphalalgie, et ensuite d'un état apoplectique mortel, malgré tous les moyens employés pour la
sauver.

Voilà, à notre avis, deux observations qui prouvent d'une manière assez positive que l'aliénation
mentale et certaines affections héréditaires sont
tellement liées avec l'existence du vice scrofuleux,
que l'on ne peut douter que ce vice n'en soit la

cause immédiate, soit qu'il agisse sur la configuration des os du crâne, comme l'a observé M. Portal, soit qu'il développe dans le cerveau des tubercules, des kystes et autres tumeurs lymphatiques que ce vice produit dans la plupart des viscères.

Voyons si des observations semblables nous feront découvrir les mêmes rapports avec d'autres maladies de l'encéphale, comme l'épilepsie, l'apoplexie, les convulsions et autres affections de cette nature.

Observation IIIe. Une femme d'une classe ordinaire avait un frère qui était mort des suites de la manie. Sa santé était souvent troublée par des secousses nerveuses. Elle était également sujette à des accès fébriles. Son mari, d'une constitution médiocre, était habituellement fatigué par une ophthalmie chronique. Cette femme, arrivée à l'âge de quarante-cinq ans, fut atteinte de grosses tumeurs arrondies dans l'abdomen, vers la région moyenne, qui étaient probablement tuberculeuses, fibreuses ou squirrheuses. L'ascite se déclara ensuite, et elle a vécu hydropique pendant près de vingt ans, après avoir subi plus de cent fois l'opération de la paracentèse, car dans les dernières années de sa vie on était obligé de la pratiquer presque tous les mois. A part la gêne et le poids qu'une pareille maladie donne toujours, cette femme semblait délivrée de ses infirmités nerveuses habituelles. La famille issue de ce couple hérita des maux suivans : le garçon aîné devint épileptique à l'âge de vingt-deux ans, et périt de cette maladie malgré toutes les ressources de la médecine ; la sœur aînée succomba après l'âge de puberté, et par le défaut d'écoulement menstruel, à une violente céphalalgie, suivie d'un assoupissement apoplectique. Deux autres rejetons de cette famille ont été tourmentés par une ophthalmie chronique qui n'a été palliée que par les exutoires. L'une des filles ayant contracté mariage avec un jeune homme appartenant à une famille saine, a eu deux petits enfans atteints du goître. La femme qui fait le sujet de cette observation avait deux sœurs, dont l'une a eu de son mariage deux filles et un garçon. L'une de ces filles est également devenue épileptique à l'âge de dix-huit ans.

Dans cette famille, le vice scrofuleux ne s'est pas manifesté avec ses formes extérieures. Mais les tumeurs abdominales que cette femme a eues à l'époque ou à l'âge où elles se développent et qui ont été comme une crise de ses maux nerveux, l'ophthalmie chronique, qui est presque toujours scrofuleuse quand elle n'est pas vénérienne, le goître qui a paru chez les deux garçons issus de la fille cadette de cette femme ; tout annonce que ce vice existait dans cette famille, et qu'il faut lui rapporter la manie et les deux épilepsies qui s'y sont montrées, puisqu'on n'a pas reconnu de cause accidentelle capable de les produire.

Observation IVᵉ. Une autre femme tenait à une

famille qui n'était pas heureusement partagée pour la santé. Atteinte elle-même de la teigne, de cinq ou six enfans qu'elle mit au monde, quatre étaient travaillés de ce mal. Un cinquième est cruellement maltraité par le rachitis ; on voit dans sa charpente osseuse toute contrefaite les marques affligeantes de cette affection. L'un des garçons devint épileptique à l'âge de dix-huit ans. Le mal partait, comme cela arrive quelquefois, d'une jambe, et se propageant à la tête, il tombait sans connaissance. Il a résisté à toutes les méthodes de traitement. Ce garçon, épileptique depuis vingt ans, a le teint pâle, la lèvre supérieure épaisse, le tissu cellulaire lâche et épanoui ; il a, en un mot, l'habitus des sujets scrofuleux.

On sait que la teigne n'est qu'une ramification des écrouelles : eh bien ! dans cette famille on rencontre cette affection du cuir chevelu, le rachitis et l'épilepsie. Celle-ci existe dans une constitution qui ne permet pas de douter que cette maladie ne dépende du vice scrofuleux.

Observation V^e. Une dame, dans la famille de laquelle on remarquait des rachitiques et les apparences écrouelleuses, avait un frère extrêmement bossu et une sœur épileptique. La cause de cette épilepsie avait été attribuée à la frayeur : le mal ne finit qu'avec la vie. Cette dame, ayant épousé un homme dont la santé n'était pas mauvaise, ainsi que celle de ses parens, a eu trois enfans. La constitution de l'une des demoiselles est misérable ; c'est une créature développée à demi ; le système osseux offre des traces non équivoques du rachitisme. Le garçon, quoique d'une taille avantageuse, décèle dans ses jambes très-fluettes et dans sa constitution des traces de ce vice. La seconde sœur paraît jouir d'une bonne santé. Eh bien ! cette femme est également devenue épileptique à l'âge de soixante-dix ans sans cause apparente, et on craint avec raison que le mal ne se termine par l'apoplexie.

Observation VIe. Dans une autre famille où la sœur de la mère était morte d'un cancer à la matrice, une demoiselle mourut phthisique à l'âge de dix-huit ans. Le frère aîné avait aussi éprouvé les atteintes de ce mal; il ne dut son salut qu'aux effets du régime et à de sages moyens d'hygiène. Le troisième fut atteint, sans cause manifeste, de l'épilepsie à l'âge de douze ans, qui se termina par un accès apoplectique au bout de quatre ou cinq ans.

Observation VIIe. Deux frères composaient une famille. L'un d'eux, épileptique depuis son enfance, mourut d'un accès de cette maladie à l'âge de trente ans. L'autre, qui offrait les apparences écrouelleuses, succomba à la manie, qui se déclara à l'âge de vingt-cinq ans.

En voilà suffisamment pour constater que les maladies du cerveau héréditaires, telles que la manie, l'épilepsie, la céphalalgie et autres affections nerveuses sont bien souvent sous l'influence du vice scrofuleux.

Il n'est peut-être pas aussi facile de prouver l'action de ce vice dans les maladies de la poitrine héréditaires, si l'on en excepte la phthisie de naissance, qui est presque toujours tuberculeuse, et que le témoignage unanime des auteurs et l'expérience de chaque jour apprennent être le produit du vice scrofuleux.

Le docteur Portal pense que l'asthme est également occasioné par ce vice, parce qu'il a rencontré dans les poumons des asthmatiques des tumeurs lymphatiques qui en sont le produit. Il faut convenir pourtant que la plupart des individus que l'on croit asthmatiques et atteints conséquemment d'une lésion dans les organes pulmonaires, n'ont qu'une dyspnée symptomatique occasionée par la dilatation anévrysmale du cœur. M. Broussais est porté à croire que presque tous les asthmatiques ne le sont qu'à cause de ce vice dans les organes circulatoires. Mais l'embarras de la circulation dans le poumon par une cause quelconque peut amener cette dilatation morbide du cœur, et celle-ci n'est alors que secondaire, et n'est pas la cause immédiate de l'asthme. Mais cette affection anévrysmale peut être également primitive, et développer la dyspnée asthmatique et les épanchemens séreux de la poitrine.

Voici deux observations d'asthme héréditaire qui paraissent dépendre évidemment du vice scrofuleux.

Observation VIIIe. Trois sœurs d'un constitution grêle, délicate, pâles, et presque toujours valétudinaires, chez lesquelles l'asthme était l'affection dominante, eurent toutes les trois des enfans de leur mariage. L'aînée, la plus asthmatique d'entre elles, en eut deux, un garçon et une fille; celle-ci a été continuellement sujette à la passion hystérique et à des symptômes nerveux qu'un exutoire a plus calmés que tout autre remède. Le garçon a eu des obstructions et une affection à la hanche de nature scrofuleuse. Des enfans, tous grêles et délicats, sont nés de la deuxième sœur. L'un d'eux, sujet à l'hémoptysie, est mort ensuite de la phthisie pulmonaire.

La famille de la troisième sœur a été également nombreuse; et comme le mari a offert des symptômes d'affection lymphatique de l'abdomen, le vice scrofuleux s'est montré d'une manière plus évidente. L'aîné, d'un caractère stupide et borné, voisin de l'idiotisme, a éprouvé des éruptions croûteuses aux jambes, des signes d'engorgement des glandes mésentériques et un dépôt froid à la cuisse par congestion. Le second, une tumeur blanche au genou terminée par l'ankylose. Le troisième, des obstructions des viscères de l'abdomen, avec épanchement lymphatique dans le tissu cellulaire des parois de cette cavité. L'une des filles, aménorrhée avec éruption de boutons aux jambes, faiblesse des facultés intellectuelles approchant de l'imbécillité. Enfin, la deuxième fille, affection

abdominale , aménorrhée , paroxysmes hystériques très-forts, simulant des attaques d'épilepsie.

Voilà une observation où vraisemblablement
le vice scrofuleux portait à la poitrine des mères
pour y produire l'asthme ; et chez les enfans, il a
développé des maladies nerveuses et lymphatiques
d'un caractère différent en apparence, mais qui
doivent être rapportées à la même cause.

Observation IXe. Un homme âgé de cinquante-cinq ans , asthmatique depuis long-temps ,
ainsi qu'une partie de sa famille, eut sa respiration plus libre en se livrant à un exercice plus actif qu'à l'ordinaire et après avoir essuyé l'engorgement et la suppuration de petites glandes cutanées du cou. La courbure de l'épine, qui gâtait sa
taille, annonçait que le rachitis l'avait fatigué dans
son enfance. Sa femme offre la même défectuosité
et les atteintes d'un pareil vice. Plusieurs enfans
sont issus de ce mariage. L'aîné, qui paraissait robuste et bien constitué, est mort à vingt-cinq ans
d'une phthisie pulmonaire tuberculeuse. Le second, arrivé au même âge, et ayant offert auparavant les signes d'une diathèse scrofuleuse et d'une
faiblesse des organes pulmonaires, redoute le
même sort que son frère, et met en usage les
moyens prophylactiques de la pulmonie pour se
soustraire à cette redoutable affection. Une sœur
est d'une petite taille, mal réglée, souvent malade,
et manifeste les signes d'un ancien rachitisme.

Dans la plupart des observations de manie et

d'épilepsie que nous avons rapportées , et qui sont dues à un vice lymphatique de nature scrofuleuse, on voit que nombre de sujets ont péri d'une affection cérébrale apoplectique. Ainsi l'apoplexie de famille dépend, ainsi que la manie et l'épilepsie héréditaires, du même principe morbide; mais cette apoplexie diffère de l'apoplexie sanguine qui est due à l'influence atmosphérique ou aux causes ordinaires de cette maladie, où le sang joue le plus grand rôle, et qui est favorisée, comme la goutte, par un régime substantiel trop nourrissant et par le défaut d'exercice. L'apoplexie lymphatique héréditaire se rapproche de l'apoplexie séreuse des auteurs; les organes de la lymphe et le système osseux y sont plus lésés que le système sanguin : c'est plutôt une apoplexie asthénique que sthénique ou sanguine.

Après avoir rapporté des observations qui démontrent les rapports du vice scrofuleux avec les maladies héréditaires nerveuses, et quelques-unes de la famille des lymphatiques, nous allons en faire connaître d'autres qui montrent également l'influence de ce vice sur d'autres maladies de famille.

Observation X^e. Une femme mal constituée, portant dans la colonne vertébrale et d'autres pièces osseuses, les marques évidentes du vice rachitique, fut atteinte, après l'âge de retour, de la cataracte et du cancer au sein qui devint mortel. La fille unique de cette femme montre une dévia-

tion du rachis qui rend sa taille extrêmement dé-
fectueuse. Elle a éprouvé plusieurs fois des maux
au sein, qui faisaient redouter la dégénérescence
cancéreuse. La nièce germaine de cette femme a
succombé après vingt ans de souffrance d'un cancer à la matrice.

Observation XIe. Une autre femme d'une classe
moyenne de la société est arrivée à l'âge de quarante-cinq ans après avoir été valétudinaire toute
sa vie. Le mal dominant a été chez elle une céphalalgie nerveuse qui la faisait souffrir cruellement,
et dont elle s'est débarrassée au moyen d'un éxu-
toire au bras ; elle a été sujette en outre tantôt à
des accès de suffocation ; tantôt à des paroxysmes fébriles avec des symptômes nerveux ; et d'autres fois
elle éprouvait des gonflemens à l'abdomen, qui cédaient aux anti-spasmodiques. Cette femme est
d'un tempérament lymphatique, et, chez elle,
les symptômes nerveux se sont manifestés sous
toutes les formes. Elle souffre depuis quelque
temps de douleurs sciatiques qui la privent de
l'usage de ses jambes. Mariée depuis vingt ans et
ayant épousé un homme assez robuste, elle a fait
nombre d'enfans qu'elle n'a pu nourrir ; la plupart sont morts en bas âge. Ses grossesses ont
toujours été pénibles et ses accouchemens labo-
rieux. Eh bien ! tous ses enfans ont offert les
marques du vice scrofuleux. Les uns ont des
ophthalmies chroniques avec des taies à la cornée
transparente ; un autre est atteint de l'engorge-

ment des glandes mésentériques; mais chez une petite fille le rachitis s'est tellement développé avec toutes ses horreurs, que cet enfant a gardé le lit deux ou trois ans, les os tout déformés, raccourcis, contournés, et cette malheureuse petite n'offrant plus dans sa taille, ainsi maltraitée, les formes d'une créature humaine. La mort est enfin venue la délivrer de ses souffrances.

Voici une autre observation qui démontre que les vices rachitique et scrofuleux peuvent se développer sous les apparences de dartres, et reprendre ensuite leurs formes ordinaires.

Observation XIIe. Une mère de famille qui montrait dans sa charpente osseuse les traits non équivoques du rachitisme, mit au monde trois filles et un garçon : les filles se ressentaient toutes du vice rachitique de la mère; mais l'une d'elles en était si maltraitée que les os de l'épine, du bassin et des membres pelviens, qui étaient tous affectés, la mettaient dans un état à renoncer au mariage; elle se maria pourtant et épousa un homme robuste; elle a eu aussi des filles dont les os ont souffert du même mal. Le garçon ne fut point rachitique, sa taille était même élégante et avantageuse; néanmoins il a été sujet toute sa vie à des dartres qui n'ont point cédé à un traitement convenable. Ayant épousé une femme qui n'était point mal partagée pour la santé, il a eu de son mariage nombre d'enfans dont la plupart ont été rachitiques ou scrofuleux. Ces vices avaient altéré tous les os de la fille aînée, qui en est morte à sa douzième année. Une autre, après avoir été atteinte deux fois du carreau, a finalement succombé à cette affection. La troisième, dont la santé paraissait meilleure, a été victime de l'hydrocéphale interne à l'époque de la puberté, par les efforts impuissans de la nature pour établir l'écoulement périodique.

Ces faits prouvent suffisamment que les dartres peuvent être d'un caractère scrofuleux ou rachitique et être d'une nature héréditaire.

Observation XIIIe. Nous pouvons rapporter à une aliénation mentale par cause scrofuleuse, le suicide de deux frères qui se sont pendus à un an d'intervalle, sans avoir été portés à cet acte par aucune peine physique ou morale connue. L'un d'eux avait tenté de se noyer avant d'essayer le moyen de la corde. Ces frères n'étaient point atteints de la manie Mais le suicide, surtout sans cause provocatrice, suppose toujours un dérangement dans l'encéphale. Ces malheureux se ressemblaient parfaitement; ils paraissaient robustes; ils avaient la lèvre supérieure fort épaisse, le tissu cellulaire épanoui; ils offraient les apparences écrouelleuses, sans pourtant être affectés d'engorgement glanduleux; l'un d'eux avait été sujet au polype du nez.

Observation XIVe. M. le professeur Baumes rapporte dans son *Traité du Vice scrofuleux* un fait assez intéressant puisé dans Sauvages, au sujet des convulsions héréditaires produites par le vice scrofuleux. Il s'agit dans cette observation d'une famille où tous les enfans périssaient des convulsions avant l'âge de six ans. La cause de ces afféctions était une humeur écrouelleuse répandue dans le cerveau.

Ces faits ne laissent aucun doute sur la grande influence du vice scrofuleux sur la production de toutes les maladies héréditaires. Ils confirment les observations de M. Portal et le jugement qu'il a porté sur la nature de ces maladies. S'il fallait ajouter à ces preuves d'autres faits à l'appui, nous nous étaierions du témoignage des meilleurs auteurs qui ont écrit sur ce vice morbifique; nous verrions, d'après leur observation, qu'un très-grand nombre de maladies chroniques sont dues à l'influence de ce principe morbide, et que celles qui sont directement produites par lui passent le plus facilement des pères aux enfans.

L'illustre professeur que nous venons de citer (*ouvr. sur les écrouelles*, pag. 207) assure que de nouvelles maladies dépendant du vice scrofuleux s'établissent après plusieurs années d'une santé en apparence la plus parfaite : c'est ainsi que la pulmonie se déclare pour l'ordinaire, dans l'adolescence et l'âge viril, chez ceux qui ont été scrofuleux dans leur enfance. D'autres fois, au lieu d'affections glanduleuses, il se développe des maladies infiniment plus graves; et, d'après Lorry, cité par le même auteur, le terme de l'enfance n'est pas toujours celui des maux scrofuleux; il reste toujours un levain morbide qui développe plus tard des maladies des viscères les plus graves, et qui ne laisse pas la certitude d'avoir détruit radicalement le vice scrofuleux dans le premier âge.

Le docteur Pujol (*OEuvr. div. Essai sur le vice scrofuleux*, pag. 3o à 34) pense que ce vice ne dépose pas toujours sur les glandes lymphatiques, et que très-souvent, lorsque l'énergie vitale ne peut porter à la peau ou à l'extérieur les produits de ce vice, il se développe des affections internes très-fâcheuses. Il dépose également sur les viscères suivant les époques de la vie ; il produit à un certain âge les abcès et la phthisie tuberculeuse. Après trente-cinq ans, son influence s'exerçant sur les viscères abdominaux , il en résulte des obstructions , des tumeurs de diverse nature, et des hydropisies qui résistent aux remèdes. La cause de ces maladies est ordinairement ce vice, qui s'était montré au premier âge , et qui, après un repos perfide , développe ces sortes de maux ou bien des affections squirrheuses ou cancéreuses. L'auteur conclut de ces faits que le vice scrofuleux se montre plus fréquemment, et fait bien plus de ravages dans les autres âges de la vie que dans l'enfance ; qu'il est l'ennemi le plus redoutable de l'espèce humaine , et qu'il fait périr à lui seul autant de monde dans les divers âges , que toutes les autres maladies chroniques ensemble.

L'opinion du docteur anglais Hamilton (*Observ. on scrophoulous affections* , etc., 1791) est

que le vice scrofuleux est héréditaire ; et, quoique disparaissant en apparence à la puberté, il
se reproduit sous diverses formes après cette époque. On lui doit la phthisie pulmonaire, écrouelleuse, l'ophthalmie, et d'autres affections qui attaquent tous les âges. Le squirrhe et le cancer en
sont le produit, et ne sont qu'une modification
de ce vice. Il assure n'avoir vu des affections
cancéreuses que chez les individus qui avaient les
apparences écrouelleuses. Le rachitis n'est aussi
qu'une forme du vice scrofuleux.

Le docteur du Boueix (*Journ. de Méd.*, tom.
LXXV) dit, au sujet de ce vice, que beaucoup de
maladies rebelles en sont le produit, ou dépendent de sa complication avec d'autres maux, et
que son influence a plus d'étendue qu'on ne pense.

Mais, dira-t-on, pourquoi mettre sur le compte
du vice scrofuleux beaucoup de maladies qui sont
l'effet du vice rachitique, ou qui sont occasionées
par un principe vénérien devenu héréditaire, et
d'autres fois par le vice scorbutique ?

Ces différens vices ne produisent-ils pas indistinctement la plupart des concrétions lymphatiques, les dégénérescences organiques observées
dans les viscères, et d'autres effets morbides qui
se transmettent par la génération, et qui se perpétuent de cette manière dans les familles ?

Nous avons déjà parlé des grandes analogies qui
existent entre les vices scrofuleux et rachitique.
Leurs effets sur l'économie animale sont à-peu-

près les mêmes. Mêmes affections dans le système glanduleux et osseux , même relâchement dans les solides, développement par les mêmes causes; ils se montrent indistinctement dans la même famille. Un père rachitique engendre un enfant scrofuleux, et un père écrouelleux un enfant rachitique ; ils cèdent aux mêmes moyens d'hygiène et aux mêmes remèdes. Enfin ce sont deux rejetons de la même tige qui ne sont qu'une modification l'un de l'autre.

Le principe syphilitique est d'une nature différente du vice scrofuleux lorsqu'il est récent et qu'il n'a pas encore produit dans l'économie vivante tous ses effets pernicieux ; mais lorsqu'il a agi profondément dans le système ; qu'il a porté sa funeste influence sur les appareils lymphatique et osseux, et qu'il a été transmis aux enfans par voie de génération , il se confond alors par ses effets , par ses symptômes , par les altérations organiques qu'il produit dans les viscères, et par la thérapeutique qu'il réclame, avec les vices rachitique et scrofuleux. C'est sous les formes de ces derniers qu'il se montre chez les enfans nés d'un père atteint d'un pareil vice; le mercure agit alors sur lui avec moins d'efficacité, et pour être plus utile il doit être combiné avec les anti-scrofuleux. Aussi beaucoup de médecins ont cru que le rachitis dans l'enfance n'était qu'une forme du mal vénérien. Ce vice dégénéré est , selon les médecins de l'hospice de Vaugirard de Paris , l'une des formes les plus fréquentes du rachitisme ; et celui-ci ne se serait manifesté, ou du moins n'aurait été plus fréquemment observé, d'après l'opinion de nombre d'auteurs, qu'à l'époque où la maladie vénérienne aurait passé en Europe.

Quant au vice scorbutique, il a également des caractères qui se rapprochent infiniment des principes rachitique et scrofuleux. Comme eux, il produit l'atonie générale du système, se développe par le concours des causes débilitantes et surtout de l'humidité de l'air. Il agit sur les os des adultes comme le rachitis sur ceux d'un enfant. Un père atteint de ce vice engendre des enfans rachitiques. Selon Stoll, le rachitis est très-commun dans les pays où le scorbut est endémique, et qui sont d'ordinaire humides et marécageux. D'après Pujol (*Essai sur le Rachitis*), ces deux affections sont deux phases de la même maladie, et le rachitis est le scorbut du premier âge. Ce qui confirme l'analogie de ces affections et presque leur identité, c'est le traitement généralement prescrit aujourd'hui contre les vices scrofuleux et rachitique. Les amers et les anti-scorbutiques en font la base. L'un des meilleurs remèdes contre ces affections est le sirop anti-scorbutique du docteur Portal.

Si les vices spécifiques dont nous venons de montrer les rapports développent des affections morbides semblables ; s'ils se remplacent mutuellement ; si leurs effets sur les viscères et l'économie sont les mêmes ; si le traitement qui leur convient est basé sur les mêmes moyens curatifs, on peut les confondre sans inconvénient et en faire une seule et même cause morbide qui produit et alimente les affections héréditaires.

Mais quel est donc ce vice dont les effets sont si multipliés, qui se reproduit sous tant de formes différentes, qui infecte la plupart des familles, et y perpétue, par voie de génération, les maladies les plus cruelles et les plus fâcheuses ?

Malgré les efforts des médecins les plus habiles, la nature du vice scrofuleux nous est cachée comme le sont la plupart des causes morbides ; mais nous ne le connaissons que trop par ses terribles effets. Il ne faut pas s'imaginer, ainsi que l'ont observé des médecins judicieux et expérimentés, que ce vice n'existe dans l'économie vivante que lorsqu'il se manifeste à l'extérieur par l'engorgement et la suppuration des glandes du cou, des aînes, des aisselles, ou des autres corps glanduleux disséminés sur la surface cutanée. Il se décèle ordinairement de cette manière chez les enfans, ou en se manifestant sous la forme de teigne, sous celle d'ophthalmie, d'éruptions croûteuses, ou en affectant les glandes mésentériques ; car c'est cette dernière forme, selon quelques auteurs, qui constitue le véritable caractère des écrouelles, et c'est dans ces glandes que le vice scrofuleux fixe son siége de préférence.

Mais ce vice, qui est de même nature que le rachitique, puisque l'un et l'autre exercent une influence débilitante sur toute l'organisation, qu'ils affectent les mêmes appareils organiques, se montrent dans les mêmes circonstances, et cèdent à la même méthode de traitement; ce vice, dis-je, produit chez les enfans les affections que nous venons d'énumérer, et de plus les tumeurs blanches aux articulations, la gibbosité ou mal vertébral de Pott, affecte les os, diminue leur force de cohésion, engorge les glandes du mésentère, et produit d'autres affections analogues. Ensuite, par l'effet des âges ou par le concours de certaines circonstances, il agit sur les viscères de la poitrine, y développe des tubercules, des tumeurs enkystées qui deviennent la source de la phthisie, de l'asthme. S'il porte sur la substance du cœur, il produit l'angine de poitrine; il obstrue encore le pilore, le pancréas, et développe des maladies chroniques de l'estomac; il enfante des tumeurs squirrheuses enkystées ou tuberculeuses sur le foie, la rate, l'épiploon, qui sont suivies de l'ascite ou d'une hydropisie générale. Il forme des tumeurs pareilles au cerveau, d'où résultent la manie, l'épilepsie, l'apoplexie, les convulsions, etc. Ses dépôts sur la matrice y deviennent la source d'aménorrhées ou de pertes abondantes et d'affections organiques plus ou moins fâcheuses de cet organe; et ces maux, après avoir porté une atteinte plus ou moins grave aux viscères et aux divers systèmes, se propagent dans les familles sous des formes qui varient, et dont la gravité est différente.

Mais comment se fait-il que la phthisie pulmonaire héréditaire que l'on rapporte communément aux tubercules qui sont une production du vice scrofuleux, se développe dans certaines familles et y attaque la plupart des membres sans qu'on aperçoive chez les individus atteints des marques extérieures du vice scrofuleux, tandis que ces signes extérieurs se rencontrent dans d'autres familles où ce vice paraît bien héréditaire sans qu'il contribue pour cela à développer la phthisie?

Nous répondrons à cette objection, qui semble contrarier l'opinion reçue d'attribuer la phthisie tuberculeuse héréditaire au vice scrofuleux, en disant que ce vice qui se propage dans les familles par voie de génération exige encore, pour porter sa fâcheuse influence sur tel ou tel viscère, une disposition héréditaire dans ce même organe. Ainsi la phthisie pulmonaire est héréditaire dans une famille, 1°. par l'hérédité du vice scrofuleux qui s'y transmet et s'y propage; 2°. par une disposition héréditaire du poumon propre à telle époque de la vie à recevoir le dépôt tuberculeux qui doit produire la phthisie. On explique de cette manière pourquoi cette affection morbide se développe chez les descendans à la même époque que chez leurs parens, sans cause accidentelle.

Si cette disposition organique est plus particulièrement fixée aux glandes extérieures ou à d'autres viscères que le poumon, c'est là que le vice exerce ses terribles effets. Ajoutez à cette remarque que l'excitation et l'action augmentées d'un organe par l'effet de l'âge, comme cela a lieu dans l'adolescence à l'égard du poumon, ou par la profession, ou par d'autres causes qui affaiblissent ou irritent ce viscère, fera déposer la matière tuberculeuse sur le poumon, et fera éclore la phthisie pulmonaire.

La même disposition organique existant dans le cerveau et le système nerveux, c'est dans ce département que le vice scrofuleux exercera sa pernicieuse influence, en développant les maladies nerveuses héréditaires dont nous avons rapporté quelques exemples. Il en sera de même de la matrice, où une pareille disposition fera développer des maladies de différent genre, et les cruelles affections propres à ce viscère.

Cette disposition héréditaire organique peut être modifiée, changée ou renforcée par des causes éventuelles; et on rend raison alors pourquoi le même mal héréditaire se montre chez un individu d'une famille pour épargner l'autre, se développe plutôt chez celui-ci que chez celui-là, et sévit avec tant de force contre l'un pour ne produire que de très-petits effets chez l'autre.

CHAPITRE IV.

Traitement des Maladies héréditaires.

LES maladies qui sont dues à l'hérédité et qui sont parfaitement développées chez les individus

qui les ont reçues de leurs parens , sont-elles absolument incurables ? Si elles ne le sont point, doivent-elles être traitées de la même m anière que les
autres maladies de même nature et qui ne sont pas
héréditaires , ou bien leur caractère d'hérédité
doit-il apporter quelque modification dans le
traitement ?

En supposant, comme nous avons essayé de le
prouver, que le vice scrofuleux est la cause la plus
générale des maladies héréditaires, et qu'en se per-
pétuant dans les familles, il y produit un nombre
infini de maladies, soit en portant son influence
sur le système entier des fluides et des solides, soit
en développant dans un viscère diverses tumeurs
qui deviennent la source de maladies organiques
mortelles; il s'ensuit nécessairement que le caractère héréditaire, en éclairant le diagnostic sur une
maladie chronique quelconque, fournit encore des
indications pour la traiter, sinon avec succès, du
moins d'une manière méthodique, en décélant la
vraie cause qui l'a produit. Eclairons ceci par un
exemple.

Supposons qu'une affection épileptique s'offre
à nous pour en diriger le traitement. Si cette épilepsie est accidentelle, il faudra rechercher la
cause qui l'a développée. Les causes de ce mal varient à l'infini, et il sera très-difficile de trouver
celle qui l'aura produite. Le médecin est obligé
de tâtonner long-temps, et de mettre en usage successivement tous les remèdes vantés contre l'épi-

lepsie avant de trouver la véritable cause de cette maladie convulsive. Si, au contraire, l'épilepsie en question est héréditaire, nous aurons de grands soupçons pour présumer qu'elle a été produite par le vice scrofuleux, surtout si nous apercevons dans la famille du malade des signes évidens de ce vice.

Ce caractère nous fournit donc des indications curatives, puisque nous pouvons mettre en usage les remèdes spécifiques recommandés contre les écrouelles, et employer des anti-spasmodiques, qui ont la double vertu de calmer et de fortifier le système nerveux, et d'agir en même temps sur le système lymphatique. Si nous trouvons dans la conformation du crâne que le cerveau ou ses enveloppes sont lésés par quelque tumeur ou protubérance osseuse, ou par une tumeur de la nature de celles que ce vice produit dans la cavité du crâne, nous n'essaierons point de tourmenter par des remèdes inutiles un malade atteint d'une affection dont les causes sont au-dessus de la puissance de l'art. Si, au contraire, cette cause efficiente n'est pas dans la cavité du crâne, mais fixée à l'extérieur dans un membre, et si le spasme, en partant de ce point, se propage au cerveau pour y développer les symptômes épileptiques, nous conclurons avec fondement qu'un filet nerveux est irrité ou comprimé par quelque tumeur lymphatique dont l'ablation fera cesser la maladie, ainsi qu'on en trouve tant d'exemples dans les traités de cette affection.

La même remarque peut se faire pour d'autres affections qui n'attaquent point le système nerveux, et dont le siége se trouve dans la poitrine ou l'abdomen. Si un phthisique vient se confier à nos soins, et si nous apprenons, par son exposé ou du rapport de ses parens, que la phthisie pulmonaire a déjà fait des ravages dans sa famille et que ce mal est véritablement héréditaire, cette circonstance nous fournit déjà de fortes probabilités pour croire que sa phthisie est tuberculeuse, surtout si nous apercevons chez notre malade ou dans sa famille quelque signe de la diathèse scrofuleuse; et quand même ces signes manqueraient, la seule circonstance de l'hérédité nous éclaire sur le caractère de la maladie, et sur la nullité, pour ainsi dire, des ressources de la médecine pour la combattre avec succès.

Pour répondre à la question de savoir si toutes les maladies héréditaires sont incurables, ainsi que de certains auteurs l'ont annoncé, ou s'il y en a dans le nombre qui puissent guérir et d'autres qui résistent toujours aux ressources de l'art, il faut se rappeler que nous avons vu dans le chapitre second, concernant les maladies qui sont véritablement héréditaires, que ces affections attaquent le système nerveux, le système lymphatique, et, en troisième lieu, les parties musculeuses, ligamenteuses et fibreuses. Nous pourrons réunir les deux premières classes, puisqu'elles dépendent d'une même cause morbide, qui, en relâchant les solides, en diminuant le cours de la lymphe, produit la plupart des maladies du système lymphatique. La même cause, en relâchant le tissu des organes et en affaiblissant l'économie animale, prédispose aux affections nerveuses; et lorsque le même principe vient à faire éclore dans les diverses cavités splanchniques des engorgemens glanduleux, des tumeurs lymphatiques, des kystes, des tubercules ou des tumeurs squirrheuses, des protubérances ou des déviations dans les os, et que ces différentes tumeurs naissent surtout dans le crâne, il en résulte une impression fâcheuse sur le cerveau et le système sensitif, qui donne lieu aux maladies cérébrales et aux affections nerveuses héréditaires.

Le troisième ordre formera une section particulière, à cause des différences que les maladies qui la composent offrent dans leur caractère en les comparant aux premières.

SECTION PREMIÈRE.

Traitement des maladies nerveuses et lymphatiques héréditaires.

Le caractère d'hérédité rend, d'après le témoignage des meilleurs praticiens et l'expérience de chaque jour, une maladie beaucoup plus rebelle et plus opiniâtre. Bien souvent, lorsqu'elle est domptée par un traitement approprié, elle se renouvelle par la moindre cause, parce qu'il reste dans l'organisation une disposition à la même maladie qui agit sans cesse et qui tend continuellement à la reproduire. Cependant les auteurs de médecine pratique donnent des exemples de maladies héréditaires les plus graves et les plus opiniâtres qui ont cédé aux efforts de l'art, lors même qu'il n'y avait aucun espoir de succès. Qui aurait pu se flatter de guérir un épileptique, troisième rejeton d'une famille dont les deux frères étaient morts de l'épilepsie, et qui avait aussi vu périr du même mal son oncle germain paternel et les huit enfans qui avaient hérité de lui cette cruelle maladie ? Pareille guérison fut pourtant le fruit d'une connaissance approfondie de ces maladies et d'une longue persévérance dans l'emploi des remèdes, entre les mains du célèbre médecin Zacutus Lusitanus (*Prax. Adm.*, lib. I). Que d'exemples ne pourrait-on pas citer de maladies héréditaires les plus invétérées et les plus graves qui ont été traitées avec succès !

Quelles sont donc les maladies héréditaires qui peuvent guérir et celles qui sont vraiment incurables ?

Juqu'à présent les auteurs, vu les grandes difficultés que cette question présente, à raison des variations infinies qu'offrent les maladies de famille, à raison de l'ancienneté du mal et des causes accidentelles qui l'aggravent, et à cause surtout de la diversité apparente des principes liés à l'organisation qui les fomentent, n'ont pu y répondre d'une manière satisfaisante. Ils se sont bornés à signaler quelques maladies où l'espoir de guérir est plus marqué, et quelques autres où les ressources de l'art sont jugées insuffisantes.

Nous nous flattons de mieux réussir dans cette entreprise, si, comme nous en sommes convaincus, et si, comme nous avons tâché d'en convaincre nos lecteurs, le vice scrofuleux ou rachitique est vraiment la cause presque universelle des affections héréditaires.

Nous pouvons distinguer et mettre en trois classes différentes les phénomènes scrofuleux, et les produits de ce vice qui peuvent se manifester dans l'économie animale, qui deviennent la source d'une infinité de maladies héréditaires, et dont le médecin peut entreprendre la guérison avec un espoir de succès bien différent.

1°. Nous comprendrons dans la première classe tous les effets de ce vice qui s'offrent à la vue, et qui se manifestent sur les glandes du cou, des aînes, des aisselles, ou sur d'autres glandes disséminées sous l'organe cutané ou dans le tissu cellulaire ; les affections croûteuses, teigneuses et dartreuses que la nature jette à la peau des sujets scrofuleux. Nous mettrons aussi dans cette classe les dépôts froids dans le tissu cellulaire, les affections provenant d'une action plus profonde de ce vice, comme le ramollissement, la déviation, la courbure et le boursoufflement des substances osseuses, l'engorgement des glandes internes, et surtout des mésentériques, d'où résulte le carreau, qui est une des formes les plus communes sous lesquelles le vice scrofuleux se manifeste. Se rangeront encore dans cette classe les maladies convulsives de l'enfance, produites par cette cause morbide, laquelle agit en développant la mobilité nerveuse par le relâchement qu'elle introduit dans le tissu des solides, ou en irritant les cordons nerveux ou la substance cérébrale par les engorgemens lymphatiques que ce vice produit dans le département du système sensitif, ou bien en développant cette irritation nerveuse par de fausses directions à la substance des os, d'où résultent des aspérités ou des tumeurs qui agissent par compression ou par irritation sur le cerveau ou le système nerveux.

Nous ferons entrer, enfin, dans cette même classe toutes les maladies héréditaires, soit nerveuses ou lymphatiques, qui attaquent l'enfance avant l'époque de la puberté.

2°. Nous rangerons dans la deuxième division les phénomènes scrofuleux qui forment un ordre d'affections dont le développement se fait à l'intérieur dans la plupart des viscères, et qui se bornent néanmoins à des engorgemens glanduleux, ou à des tumeurs lymphatiques encore susceptibles de résolution. Mais, comme ces effets se manifestent d'ordinaire après l'époque de la puberté, c'est après cet âge que nous supposons que les maladies résultant d'engorgemens lymphatiques sur les viscères se seront développées. Si c'est dans le cerveau que se forment de pareils engorgemens; il en résultera des maladies convulsives, maniaques, apoplectiques et paralytiques, parce que ce viscère et les nerfs qu'il fournit auront à souffrir de la compression ou de l'irritation exercées sur leur substance par de semblables tumeurs. Nous comprenons dans cette classe la dysphagie, l'asthme et autres maladies de la poitrine qui résulteront de l'obstruction des glandes bronchiques du médiastin., etc., diverses affections de l'estomac provenant de l'engorgement du pancréas, de l'obstruction du pilore ; des maladies du foie, de la rate, et autres affections produites par des tumeurs lymphatiques et l'engorgement des glandes du mésentère ; enfin un nombre infini de maladies de la matrice, occasionées par la gêne du sang dans ce viscère , telles que suppression menstruelle, ménorrhagie provenant encore des engorgemens en question. Nous réunissons, en un mot, dans cet ordre toutes les maladies nerveuses et lymphatiques de l'enfance qui ont résisté à la révolution critique de la puberté.

3°. Enfin, la troisième classe sera composée des diverses altérations osseuses produites par le rachitis de l'enfance, qui n'ont point été corrigées par les révolutions des âges, et qui continuent à irriter ou comprimer les viscères, et entretiennent les maladies convulsives et paralytiques dont nous avons parlé ; les divers engorgemens glanduleux au mésentère ou dans les viscères qui sont devenus tuberculeux, cancéreux, ou qui ont passé à une autre dégénérescence organique. Ainsi les tubercules qui se forment dans le poumon et dans d'autres viscères, et qui sont la cause de la maladie héréditaire la plus fréquente, la phthisie pulmonaire; les tumeurs tuberculeuses ou enkystées qui développent les affections asthmatiques; les différens kystes qui prennent naissance dans d'autres viscères et y engendrent, par la compression, l'irritation, des maux plus ou moins graves; enfin les tumeurs squirrheuses et cancéreuses qui peuvent également se manifester dans tous les organes, et qui atteignent surtout la matrice, le sein, les testicules, l'estomac et le foie, se rangent naturellement dans cette troisième classe.

Les maladies qui rentrent dans la première division sont celles que l'on peut se flatter de guérir encore, malgré qu'elles soient héréditaires. La première raison que nous alléguerons en faveur de notre opinion, est que ces maladies ne sont pas encore trop anciennes, puisque nous les supposons développées dans le premier âge de la vie, et qu'elles n'ont pas encore jeté dans l'économie des racines assez profondes, ni produit des impressions assez fortes pour qu'on doive renoncer à tout espoir de guérison. Le second motif qui doit nous encourager dans leur traitement avec espoir d'en triompher, c'est que tous les maux que produit le vice scrofuleux dans l'enfance se montrent plus ordinairement à l'extérieur; ils affectent de préfé-

rence le cuir chevelu, la peau, les glandes placées sous cette enveloppe; ils épargnent les viscères; et si les glandes mésentériques se trouvent
atteintes, comme cela arrive assez souvent, ces
engorgemens sont de nature à être résous par les
effets de l'agent conservateur et ceux de l'art. Et
lors même que le vice scrofuleux sous la forme
du rachitique porte des impressions plus profondes dans l'économie animale, en attaquant
la substance des os, et en produisant des désordres dans le système osseux qui en amènent dans
les organes des cavités que ces os forment, ces
désordres peuvent être encore corrigés par les efforts réunis de la nature et de la médecine. Ces
os peuvent alors se redresser, et il en résulte moins
de difformité dans les parties extérieures, une
diminution et la guérison même des maladies qui
auront été le fruit des courbures, déviations et
protubérances osseuses.

La troisième raison qui doit nous faire espérer
une heureuse issue de toutes ces maladies, c'est l'espoir de les voir disparaître à l'époque de la puberté, époque où la nature guérit si souvent toutes
les maladies de l'enfance, alors même qu'elles ont
été traitées auparavant sans succès. Par cette révolution critique, la laxité de la fibre disparaît,
le cours de la lymphe est activé, le système nerveux est fortifié, la grande mobilité des nerfs diminue, les engorgemens glanduleux disparaissent, les os sont redressés, leurs tumeurs patho-

logiques s'affaissent, et quels que soient les désordres qu'ait produit le vice scrofuleux dans le
tissu des chairs, des glandes et des os, on ne doit
point désespérer de la guérison tant que l'enfant
en proie à ces maux n'a pas franchi cette époque
de la vie si salutaire. Toutes les maladies convulsives résultant de la débilité générale, ou de
celle du système nerveux, ou de l'influence de diverses tumeurs lymphatiques sur le cerveau et les
nerfs, peuvent également trouver leur solution
dans cette crise de l'âge (1). Aussi tous les praticiens savent que le rachitis, le scrofule, la teigne,
la tympanite, les dartres, l'épilepsie, l'aptitude
aux convulsions, et généralement toutes les maladies qui attaquent les systèmes nerveux et lymphatique dans le premier âge de la vie, se terminent
assez souvent à l'époque de la puberté.

Mais l'espoir de guérir les maladies héréditaires
que nous avons comprises dans notre seconde division est infiniment moindre, puisque nous supposons que ces maux ont résisté à l'heureuse influence de la puberté, qui est le meilleur remède qui puisse leur être opposé. Elles sont aussi
plus invétérées, ce qui diminue d'autant l'espoir
de les combattre avec fruit ; et d'ailleurs ici les

---

(1) *Plurimæ vero affectiones pueris judicantur partim....
partim ad pubertatem accedentibus. Quæ vero permanserint
pueris affectiones et non exsolutæ fuerint circa pubertatem,
diuturnæ fieri solent* (HIPPOCRATE, *aph.* XXVIII, *sect.* III).

effets du vice scrofuleux s'établissent plus particulièrement dans les viscères ; leurs désordres et
leur gravité sont plus considérables , et leur terminaison fâcheuse est plus à craindre. Aussi voit-
on que toutes les maladies héréditaires qui se développent après l'âge de vingt ans , ou qui ont résisté à la révolution critique de l'adolescence, sont
plus graves et guérissent plus difficilement. Une
autre raison qui doit diminuer l'espoir de les traiter avec succès , c'est que les engorgemens glanduleux et lymphatiques formés dans les viscères
peuvent facilement s'enflammer, tomber en fonte,
purulente ou subir une dégénérescence organique, et , dans tous ces cas , la terminaison de la
maladie ne peut être que funeste.

Cependant, comme nous supposons, dans les affections héréditaires de cet ordre , qu'il n'existe
encore qu'un engorgement des glandes ou des obstructions froides des viscères susceptibles de résolution , on ne doit pas renoncer à tout espoir
de guérison , malgré que cet espoir soit bien affaibli par le caractère d'hérédité , par l'ancienneté
du mal , par la privation de la crise salutaire de
la puberté , par la crainte d'une dégénérescence
des tumeurs scrofuleuses , et par leur siége dans
des viscères importans.

Enfin nous pouvons prononcer que les maux
héréditaires de la troisième division sont totalement incurables , parce que les produits scrofuleux qui les enfantent ne sont plus susceptibles de

résolution , et que bien souvent ces produits sont des transformations de tissus ou des dégénérescences organiques qui tombant en fonte amènent nécessairement la mort. Aussi l'épilepsie, l'apoplexie , la manie et les convulsions qui résulteront d'une mauvaise conformation des os du crâne, de quelque protubérance interne des os de cette cavité , ou d'une glande devenue tuberculeuse ou squirrheuse , ou de quelque kyste formé dans le cerveau ou sur ses enveloppes , étant produites par des effets des vices scrofuleux et rachitique que l'on ne peut plus détruire , pareilles maladies seront nécessairement incurables. Et quand même il n'existerait aucune de ces causes , ni aucun vice organique dans la substance propre du cerveau ou des nerfs , ces affections ayant résisté à l'heureuse influence de la puberté , auront par cela même acquis un caractère *d'incurabilité.*

Une malheureuse expérience de chaque jour nous apprend combien la phthisie pulmonaire héréditaire , dont la cause est une substance tuberculeuse du poumon ou une mauvaise conformation des os de la poitrine se joue de tous les remèdes vantés contre la phthisie. On sait aussi combien l'asthme entretenu par des kystes ou des tubercules dans les organes thoraciques est peu accessible aux ressources de l'art, et combien l'hydrothorax qui en résulte est souvent mortel et presque toujours incurable. Que dirons-nous des maladies héréditaires du foie, de la rate , de l'es-

tomac, des intestins , du mésentère , de l'épiploon et de la matrice , fomentées par des masses
enkystées , tuberculeuses ou cancéreuses ? Oh!
certainement il n'est pas de médecin un peu versé
dans les connaissances de son art qui ne prononce
hardiment que tous ces maux, ne fussent-ils pas
héréditaires , sont entièrement incurables. Voilà
pourquoi l'hydropisie ascite , le cancer de la matrice , et tous les maux de famille qui tiennent à
la lésion du système lymphatique , et qui se déclarent à l'âge mûr ou à celui de retour chez le
sexe , résistent à tous les efforts de la médecine.

SECTION II.

*Traitement des affections héréditaires musculeuses
et ligamenteuses.*

Malgré les rapports qui existent entre cet ordre
de maladies et le précédent , on ne peut les confondre, et on ne peut rapporter celles-ci d'une manière aussi probable à l'influence du vice scrofuleux. Cependant on pourrait rassembler beaucoup
de faits qui prouveraient que les affections rhumatismales et goutteuses dépendent d'une lésion
du système lymphatique. Des auteurs ont été jusqu'à dire que la goutte est, comme les écrouelles,
une maladie des glandes dans les articulations.
D'autres attribuent aussi la plupart des phénomènes de cette maladie à une lésion des vaisseaux

lymphatiques. Le docteur Pujol, dans son Essai sur les Maladies de la lymphe, range aussi la goutte parmi celles du système lymphatique, et nous avons déjà vu que M. Portal avait fait des rapprochemens plus ou moins heureux entre le rachitis et cette affection douloureuse.

Cela n'empêche pas que la méthode curative et préservative de la goutte ne repose sur des bases bien différentes de celles qui concernent les écrouelles, et les différens maux héréditaires qui sont dus au vice scrofuleux. Le rhumatisme chronique admet un traitement qui serait plus analogue à celui de ce vice et des maladies qui lui sont subordonnées ; mais les faits qui peuvent prouver sa dépendance du principe scrofuleux sont moins nombreux et moins bien établis.

Faut-il renoncer au traitement d'une goutte héréditaire ? Cette affection offre presque toujours ce caractère ; et il n'est peut-être pas de maladie où, depuis Hippocrate jusqu'à nous, ce caractère ait été mieux reconnu par les praticiens. Le médecin cherchera encore long-temps l'antidote de la goutte, et cette maladie sera toujours incurable tant que l'on ne se flattera de la dompter que par la pharmacie. Mais nous avons cité des exemples où un régime sévère et peu nourrissant, l'augmentation de la transpiration par l'exercice et toutes les causes qui peuvent la rendre plus abondante, sont des moyens véritablement curatifs, puisqu'ils éloignent les accès au point que l'on peut espérer qu'ils se dissiperont entièrement. Tous les médecins connaissent les bons effets de cette sévérité de régime et la manière dont ils ont été préconisés par le Vénitien Cornaro. Nous avons cité l'observation d'un jeune homme (2ᵉ classe, *Malad. lymph.*) âgé de vingt-cinq ans, chargé d'un embonpoint monstrueux et attaqué du premier accès de goutte, qui l'effraya ; des exercices violens le débarrassèrent des sucs graisseux superflus, et le mirent à l'abri dans la suite de cette affection.

Le rhumatisme héréditaire est, comme toutes les maladies qui offrent ce caractère, très-rebelle aux moyens de l'art. Cependant on ne peut le mettre au nombre des maladies entièrement incurables, parce que d'ordinaire il n'est entretenu par aucun vice organique ni par aucune dégénérescence de tissu qui lui mérite ce titre. Il est vrai que lorsque le renouvellement de ses accès et l'ancienneté du mal sont tels que les membres ont essuyé des engorgemens considérables, que le jeu des muscles et des articulations est presque anéanti, et que les parties souffrantes ont subi une espèce de désorganisation, alors la maladie peut bien être regardée comme véritablement incurable.

Quant aux anévrysmes du cœur et des gros vaisseaux bien développés et bien établis, on peut prononcer qu'ils sont tout-à-fait au-dessus des efforts de la médecine, parce que cela est toujours ainsi, lors même que ces maladies n'offrent pas le caractère d'hérédité.

CHAPITRE V.

Traitement prophylactique des Maladies héréditaires.

Le chapitre qui précède sur le traitement des maux héréditaires, où nous avons passé en revue les maladies de famille qui peuvent être combattues encore avec quelque espoir de succès, nous a montré qu'il n'y a que les affections héréditaires de l'enfance qui peuvent céder aux efforts combinés de la nature et de l'art : cependant celles-là mêmes résistent souvent aux méthodes de traitement les mieux combinées, et aux efforts continuels de la nature pour en opérer la solution.

Nombre d'entre elles, lorsqu'elles se développent avec un caractère grave, précipitent bientôt les jeunes malades au tombeau ou les accablent d'infirmités dont le nombre les fait également succomber dans la suite. D'autres portent des impressions fâcheuses sur le cerveau et rendent les sujets stupides ; d'autres, en affectant le système osseux, leur procurent des difformités qui leur font payer cher l'avantage d'avoir échappé à la gravité du mal ; quelques-unes laissent des marques fâcheuses, des stigmates dégoûtans qui leur font faire des réflexions pénibles ; et celles enfin qui trouvent leur solution dans la révolution de la puberté, qui paraissent radicalement guéries à cette époque, laissent néanmoins une débilité radicale dans l'économie animale qui prédispose à nombre d'affections graves, ou un germe de scrofule ou de rachitisme qui se communique par voie de génération, et qui se développe ensuite chez les descendans avec tous ses caractères fâcheux; car la preuve que ce germe n'est pas entièrement détruit et qu'il n'est que réfréné par la révolution salutaire de la puberté, c'est que les individus qui ont éprouvé dans leur enfance les symptômes du rachitis ou des écrouelles et qui en sont délivrés à l'époque critique de l'âge, sont sujets dans la suite à toutes les maladies chroniques que ces vices développent dans la plupart des viscères. Ainsi de pareils individus sont atteints de l'asthme, de l'hémoptysie, de l'hydrothorax et de la phthisie pulmonaire, si des causes accidentelles fixent sur le poumon les effets de ces vices. Ils sont encore sujets à des hydropisies enkystées, à l'ascite, à des obstructions viscérales, au squirrhe du pylore, aux maladies du foie, de la rate, et au cancer de la matrice, si, par l'effet de l'âge ou d'autres circonstances favorables, les vices en question développent dans les viscères différentes tumeurs propres à former ces maladies.

D'où il faut conclure que, parmi les maux héréditaires, les uns, comme nous l'avons prouvé, sont entièrement incurables; les autres, sans l'être absolument, n'offrent qu'un bien faible espoir de guérison; et ceux que l'on peut se promettre de combattre avec avantage, tout en paraissant susceptibles d'une guérison radicale, prédisposent néanmoins à d'autres maladies, ou se reproduisent plus tard sous des formes bien cruelles et plus fâcheuses que les premières. Si la médecine est si impuissante vis-à-vis des maladies héréditaires bien développées, ne doit-on pas faire' tous les efforts possibles pour prévenir de pareilles maladies, et faire usage de toutes les ressources que notre art fournit pour arriver à ce résultat?

Ces réflexions ont sans doute frappé depuis long-temps les médecins. Il en est qui, véritablement philanthropes, ont fait entendre leurs cri sen proposant des moyens pour prévenir le développement de maladies qui, une fois formées, n'offrent plus aucune ressource; mais comment concevoir que les moyens favorables pour exécuter ce projet, qui ne sont que dans les mains du législateur, n'aient pas été ordonnés par eux? Ne pourrait-on pas faire à l'égard des maladies de famille ce que l'on exécute pour certaines affections graves contagieuses? Il en est de cette dernière classe qui sont presque toujours mortelles si on attend pour les combattre qu'elles se soient parfaitement développées. Ces maladies font alors des ravages terribles; elles dépeuplent les cités, répandent le deuil partout, et la médecine ne peut leur opposer que des moyens impuissans ; telles sont la peste, la fièvre jaune et d'autres maladies

très-graves, d'un caractère contagieux. Les médecins, les législateurs, les peuples mêmes savent
que rien ne résiste à ces fléaux ; que le seul moyen
de remédier à leurs terribles effets, c'est d'empêcher leur propagation et leur communication avec
les endroits non infectés.

- Grâces aux sages mesures prises dans notre nation, voilà qu'un siècle s'est écoulé sans que cette
cruelle maladie du Levant ait renouvelé les tristes
scènes de 1720. Ces mesures consistent à mettre
un frein à la cupidité, à sacrifier l'intérêt d'un
seul à celui de la nation, et à écarter par tous les
moyens possibles tout ce qui peut favoriser la
contagion. Les mêmes moyens pourraient être
mis en usage pour les maladies héréditaires. Ce
n'est pas que nous supposions dans ces maladies
un principe contagieux, comme dans la peste;
mais notre objet serait d'empêcher que l'intérêt,
la cupidité et des passions analogues dominassent
là où il ne faut consulter que le bonheur des nations, celui des familles et même des individus.

La raison, à notre avis, qui fait négliger aux gou-
vernemens la propagation des maladies héréditaires, propagation qui est bien plus funeste que
celle de la peste, puisque celle-ci se borne à
frapper une portion d'une nation, tandis que les
maux héréditaires privent un grand nombre de
sujets du plus grand des trésors, la santé, jettent
l'opprobe et le deuil dans une infinité de familles
et qu'ils font périr une partie de la population;

cette cause, dis-je, est qu'une maladie contagieuse grave comme celle du Levant fait nombre de victimes à la fois, répand la frayeur et l'alarme, qui de proche en proche arrivent jusqu'à l'autorité. Ses effets sont frappans pour tout le monde et tous les intérêts se réunissent pour en arrêter les progrès; de là les sages mesures proposées par les uns, ordonnées par les autres, et exécutées avec sévérité par ceux-ci.

Les maux héréditaires, au contraire, ne produisent point des effets si brusques, ils ne sont pas si évidens pour la multitude; que dis-je? ils sont contestés par un bon nombre et même par des médecins. Leurs effets sont lents à se développer; les ravages qu'ils produisent ne sont pas toujours aperçus, et souvent ils sont attribués à d'autres causes qu'à un principe héréditaire. Cependant si on calculait tous les effets désastreux que produit à elle seule la phthisie de naissance dans l'espace d'un siècle, on serait effrayé du résultat, et sans doute le législateur prendrait des mesures aussi sévères pour arrêter la propagation de ce mal héréditaire, que celles qu'il prescrit pour les maladies contagieuses les plus redoutables.

Mais en attendant que ces vérités soient mieux senties, et que ceux qui gouvernent les peuples prennent des mesures efficaces pour empêcher dans les familles les progrès des maux héréditaires, nous ferons connaître dans ce chapitre les moyens qui peuvent faire atteindre ce but. Pour plus de méthode nous diviserons en trois sections le trai-

tement prophylactique de ces maladies ; nous parlerons dans la première des moyens propres à
éteindre, au moyen des alliances, le germe des
maladies héréditaires. Il sera question dans la
deuxième des moyens d'hygiène qui peuvent corriger dans l'enfance, depuis le moment de la naissance, jusqu'à la puberté, les dispositions héréditaires transmises par les ascendans. Et nous ferons
connaître dans la troisième les moyens prophylactiques les plus efficaces pour prévenir tel ou
tel genre de maladies de famille, et pour écarter
les causes occasionelles qui les font éclore.

SECTION PREMIÈRE.

*Prophylactique des Maladies héréditaires puisée
dans les alliances et les mariages.*

Nous avons vu, par notre première observation
sur la cause générale des maux héréditaires, qu'une
femme mal constituée et rachitique avait expulsé
la santé d'une famille où elle brillait depuis
long-temps , et que son union avec un homme
robuste avait infecté le sang de cette famille, et
donné lieu , pendant trois ou quatre générations, à
une infinité de maladies différentes, qui toutes
doivent être rapportées à l'influence du vice scrofuleux. C'est donc à cette source , c'est-à-dire, à
l'époque des mariages, qu'il faut remonter pour
empêcher la génération des maux héréditaires et

diminuer la force de ceux qui existent déjà. C'est dans l'union conjugale que le législateur devrait porter un regard sévère, en privant de ces nœuds les sujets mal constitués, atteints de maladies chroniques qui, transmises à leurs descendans, deviennent pour les uns et pour les autres le sujet des larmes les plus amères.

Mais faudra-t-il exclure de la couche nuptiale tous les sujets qui offriront quelque trace de maladie de famille ou quelque disposition à en contracter dans la suite? Ah! non sans doute, puisque nos mœurs, nos habitudes, notre genre d'éducation, et le peu de soin que l'on a mis jusqu'à ce jour à faire de bons choix dans les associations matrimoniales, ont tellement altéré la plupart des constitutions, ont tellement multiplié les maux de famille, qu'il faudrait condamner au célibat la moitié de la population. Mais sans donner trop d'extension à la mesure de police sanitaire que nous proposons, on pourrait interdire la faculté de contracter mariage aux personnes atteintes de maladies graves héréditaires, et à celles qui portent des dispositions à de pareilles maladies, qui ont fait des ravages plus ou moins considérables chez leurs proches parens.

Ne devrait-on pas interdire la faculté de se marier à celui qui aurait éprouvé des accès d'aliénation mentale qui dépendrait de quelque vice héréditaire? La même faculté ne devrait-elle pas être refusée à celui qui, quoique n'ayant pas encore éprouvé les atteintes de la manie, compterait pourtant des maniaques parmi ses parens, et montrerait déjà, par sa conduite et son raisonnement, une disposition très-forte à éprouver le même sort que ceux de ses ascendans, qui auraient déjà été affligés de cette triste maladie?

Devrait-on laisser la liberté de se reproduire par les liens de l'hymen à ce malheureux qui éprouve depuis son enfance les accès d'une épilepsie, ou qui, quoique encore à l'abri de ce mal, offre une parfaite ressemblance avec ceux de ses proches qui ont été victimes de cette cruelle affection?

La loi ne devrait-elle pas interdire encore le mariage à une personne atteinte du premier degré de la phthisie pulmonaire, ou fortement menacée de cette maladie chronique, si déjà la pulmonie a répandu le deuil dans sa famille et si elle y est vraiment héréditaire?

N'en dirons-nous pas autant d'un sujet qui offrirait les premiers symptômes d'une affection cancéreuse, et qui appartiendrait à des parens où le cancer, sous quelque forme qu'il se fût developpé, aurait déja fait nombre de victimes dans les membres d'une même famille?

Nous en dirons encore autant des individus qui ont éprouvé de terribles atteintes des vices rachitique, scrofuleux ou vénérien, dont les os ont été plus ou moins déviés, courbés et deformés; dont les articulations ont éprouvé des tumeurs blanches ou des ulcères graves et profonds; dont la constitution a tellement souffert des atteintes de ces vices, qu'ils ne peuvent engendrer que des sujets cacochymes, valétudinaires, disposés à toutes les maladies chroniques, et qui ne manqueraient pas de maudire leur existence et les auteurs de leurs jours.

En empêchant de pareils sujets de monter au lit nuptial, on aurait déjà fait un grand pas pour empêcher la propagation des maladies héréditaires les plus graves, et ce serait sans doute le plus sûr moyen pour détruire le germe des maux héréditaires. Mais il reste encore une infinité de maladies qui se transmettent par voie de génération, et qui se reproduiraient encore si l'on n'avait d'autre ressource que d'interdire le mariage aux individus atteints des maux que nous venons de signaler.

Nous trouverons un second moyen pour empêcher cette transmission, en faisant épouser aux sujets en proie ou menacés de quelque maladie héréditaire, des personnes bien constituées, dont les parens ont toujours été à l'abri des maux de famille, dont la santé n'a point été altérée des suites des maladies aiguës ou accidentelles, dont l'enfance a été à l'abri des maux lents qui l'assaillissent, dont la crise de la puberté n'a pas été orageuse, et dont la constitution est telle que les changemens de l'atmosphère ou l'impression légère des causes extérieures ne produisent point d'effet morbide dans les fonctions.

Nous avons vu au chapitre troisième que le vice

scrofuleux est la cause la plus générale des maladies héréditaires. Ce vice affaiblit la constitution,
rend les chairs flasques, la peau blanche et délicate; il attaque ordinairement les tempéramens
lymphatiques. Eh bien ! un sujet chez qui l'on
soupçonnera les atteintes de ce vice ne doit point
s'allier avec un sujet qui montrerait les mêmes
dispositions; car, d'après notre expérience, cette
alliance, au lieu de doubler seulement les effets
morbifiques, les multiplie à l'infini, et fait que les
enfans issus d'un mariage aussi infecté ne sont
que des réjetons misérables exposés à tous les maux
les plus cruels du vice scrofuleux. On doit non-
seulement éviter une pareille alliance, mais on
doit chercher, comme le voulaient Bordeu et ceux
qui ont écrit sur cette matière, une constitution
opposée à l'écrouelleuse, une constitution forte, des
chairs dures, une peau brune, des cheveux noirs,
un embonpoint médiocre, une figure colorée, un
caractère actif et bouillant; enfin il faut, comme le
disait l'auteur que nous venons de citer, opposer
le tempérament bilieux au tempérament lymphatique du scrofuleux.

Mais que penser de l'opinion des auteurs qui
veulent unir ensemble des sujets atteints de vices opposés afin qu'ils se détruisent mutuellement, sans doute d'après cette sentence d'Hippocrate, *contraria contrariis curantur?* Que cette
opposition soit cherchée dans les constitutions et
les tempéramens, nous sommes parfaitement de

cet avis, parce que par ce croisement on vient à bout de détruire des dispositions trop fortes dans l'économie qui pourraient dégénérer en un état morbide si elles étaient développées ou favorisées d'une manière quelconque. Mais réunir des vices opposés, des dispositions morbides différentes, c'est s'exposer à faire éclore des maladies qui peuvent tenir de l'un et de l'autre, au lieu de les détruire par leur union. Ainsi pour corriger les effets d'un vice héréditaire dans les enfans qui naîtront d'un mariage, il faut que la personne infectée choisisse un sujet dont la santé soit aussi bonne que possible; que son sang soit pur, que les fonctions ne soient troublées par aucune cause maladive quelconque, et qu'il jouisse d'un parfait équilibre dans tous les organes.

Comme les maux héréditaires prennent quelquefois leur source dans l'influence du climat, dans les qualités du sol, dans la position des villes, la direction des vents ou le voisinage des marais; qu'ils peuvent dépendre en partie des mœurs, des habitudes et des métiers, et qu'ils sont plus communs dans certains hameaux et bourgs exposés aux influences des mêmes causes, il est évident que les mariages dans les mêmes endroits ne feraient qu'augmenter et perpétuer ces maux, et que leurs habitans doivent chercher des époux ou des épouses dans des pays qui offrent des circonstances opposées. Aussi, combien sage et politique est cette loi qui, chez la plupart des nations, interdit le mariage parmi les membres d'une même famille, et met des obstacles aux alliances des sujets qui tiennent d'une manière quelconque à une tige commune ! Il faudra donc que des plages maritimes on se marie dans les pays éloignés de la mer et dans les montagnes ; que l'habitant d'un pays humide, marécageux et exposé au vent du midi cherche une compagne dans un endroit sec, élevé, battu par le vent du nord ; que l'habitant d'une grande ville où l'air est continuellement chargé de brouillards ou d'émanations animales, se marie dans un bourg où l'air est pur et circule avec facilité ; qu'un ouvrier qui réside dans une ville froide et humide, comme le pesant Hollandais, contracte des nœuds avec une femme habituée à un climat chaud, sec et à l'abri des brouillards ; que celui qui, par ses occupations et son métier, ne peut faire de l'exercice, choisisse pour épouse une femme de la campagne dont le genre de vie et les occupations activent continuellement la circulation du sang.

Il n'est sans doute permis qu'aux princes et aux grands seigneurs de chercher leurs épouses dans des climats et des royaumes éloignés et opposés à ceux qu'ils habitent : le commun des hommes n'a pas les moyens nécessaires pour faire son choix aussi loin. Mais la distance ne fait pas tout en pareil cas ; deux hameaux rapprochés l'un de l'autre peuvent offrir une position opposée, soit pour le degré d'élévation du terrain, soit pour la direction

des vents, soit pour le genre de travail des habitans, soit enfin pour la nourriture et autres circonstances; et ces différences suffiront pour remplir l'objet qu'on se propose.

Ainsi croiser les races des hommes comme celles
des animaux, ne point contracter des alliances ou
associations matrimoniales dans les mêmes pays,
chercher dans des pays éloignés ou dans le voisinage, avec les circonstances désignées, des époux
et des épouses, comme le cultivateur le fait en
puisant ailleurs que dans son fonds la semence
propre à rendre son champ fécond; tels sont les
moyens les plus utiles pour améliorer l'espèce,
fortifier les tempéramens, et pour détruire, ou du
moins affaiblir le germe des maladies héréditaires.

Mais que penser encore de l'opinion de Bordeu
(*Prix de l'Acad. de Chirurgie*, tom. III), qui
croyant, comme d'autres auteurs (1), que la cause
du vice scrofuleux existe dans la semence, voulait
anéantir le germe de ce vice, en mariant très-
jeunes les personnes des deux sexes? Comme une
fausse théorie peut conduire à des résultats fâcheux! La semence étant l'un des fortifians les
plus énergiques de l'économie animale, et étant,
comme tout le prouve, la cause de cette vigueur

____

(1) *Juvenes cælibes strumosi fiunt; postea vero matrimo-
nio curantur.* WHARTON, *Adenographia.*

Faure embrasse le même sentiment. (*Prix de l'Acad. de
Chir.*, tom. III.)

et de cet accroissement de forces qui produisent, à l'âge de la puberté, la solution des maladies de l'enfance, qui tiennent presque toutes au vice scrofuleux, comment se fera-t-il que l'émission précoce de ce précieux liquide puisse délivrer de ce vice lymphatique, puisque ce serait le véritable moyen de s'opposer au plein développement des forces physiques, et conséquemment augmenter plutôt que diminuer la faiblesse générale et l'état atonique qui sont inséparables de ce vice ? Nous sommes convaincus, d'après cela, que la méthode de Bordeu produirait un effet tout opposé à celui que se proposait cet auteur, et que les mariages précoces ne manqueraient pas d'étendre, d'augmenter et de rendre plus terribles les maladies produites par les écrouelles. D'ailleurs, a-t-on observé que les célibataires et les individus condamnés par leur état à la continence soient plus sujets aux écrouelles que les autres ? N'a-t-on pas remarqué quelquefois que cette maladie devenait plus grave par l'effet même du mariage ? Ainsi nous ne saurions admettre ce moyen comme prophylactique des maladies héréditaires.

Les principes que nous venons d'établir au sujet des alliances pour prévenir les maux héréditaires sont reconnus de tous les médecins; ils sont même appréciés par tous ceux qui, quoique non versés dans les connaissances médicales, ont été à même d'observer dans la santé des familles l'influence des associations matrimoniales et les bons et mauvais effets qu'elles y exercent. Cependant il ne sera pas inutile de rapporter quelques observations qui démontrent la solidité de ces principes.

Observation Ire. Nous avons connu trois frères dont le sang était infecté d'un vice lymphatique; ils portaient des dartres plus ou moins larges à la peau; ils étaient sujets à une ophthalmie de nature scrofuleuse, et à d'autres infirmités analogues à ce vice. L'un d'eux avait contracté un vice syphilitique qu'il avait transmis à ses enfans par voie de génération. Les infirmités produites par ces vices combinés le menèrent au tombeau.

Le second a succombé, après un traitement méthodique interne qui avait dissipé ses plaques dartreuses, à une cardialgie chronique qui dépendait sans doute d'un vice organique, et qui s'est terminée par une hématémèse mortelle.

Le troisième crachait habituellement; sa constitution était plus fluette que celle des autres; il est mort, quoiqu'à un âge avancé, comme son frère, d'une manière subite, d'un vomissement de sang dont il n'avait pas eu d'attaque auparavant.

Celui qui avait gagné une maladie vénérienne transmise à ses enfans, avait épousé une femme boiteuse qui avait perdu un œil, et dont la constitution n'était pas robuste. Voici le fruit de ce mariage.

De deux filles qui n'ont pas péri dans le bas âge, comme les autres enfans, l'une est morte, à l'âge de trente ans, de la phthisie pulmonaire tuberculeuse; et la seconde, dont la taille avait été mal-

traitée par le vice rachitique, a succombé à l'hydrothorax, à un âge un peu plus avancé. Une
seule demoiselle était issue du mariage de la première morte phthisique : toujours pâle, valétudinaire et d'une santé très-équivoque, elle a fini
sa carrière à sa vingtième année, par l'effet d'une
maladie accidentelle que sa mauvaise constitution
a rendu plus grave et mortelle.

Le second frère ayant épousé une femme d'une
petite taille, sujette comme lui aux dartres, dont
un proche parent était atteint de manie, nombre
d'enfans sortis de cette alliance sont morts en
bas âge du rachitis. Une demoiselle bossue et toute
contrefaite a poussé sa carrière jusqu'à cinquante
ans; et, après nombre et nombre d'infirmités,
elle est morte de l'hydrothorax. Un garçon qui
avait été noué dans son enfance, d'une taille très-
petite, a péri à trente ans d'une fièvre putride. Une
seconde demoiselle, dernier membre de la famille,
était d'une taille de nain, et sujette à toutes les indispositions que procure un vice lymphatique et
l'aménorrhée. Elle a eu de son mariage avec un
homme robuste deux enfans qui ont la fibre lâche,
un teint pâle, une croissance lente, et qui sont le
véritable modèle des constitutions altérées par les
vices rachitique et scrofuleux.

Le troisième frère, dont la santé et la constitution n'étaient pas meilleures que celles des deux
autres, qui avait même l'air moins robuste, s'étant
allié à une femme d'un pays éloigné, d'une bonne

constitution, et appartenant à une famille bien partagée pour la santé, avait vu naître de son mariage quatre filles et quatre garçons, tous robustes, d'une constitution comme leur mère, chez qui le vice scrofuleux ne semble avoir produit aucun effet sensible, qui montrent sur leur figure de belles couleurs et une force dans leur physique telle qu'on peut la désirer. Il n'y a eu que la sœur aînée qui, à la suite d'une suppression menstruelle, a succombé à des souffrances rhumatismales et aux effets du reflux du sang à la poitrine. Les autres enfans sont arrivés à l'âge de trente à quarante-cinq ans sans infirmité apparente.

Cette observation prouve sans réplique que tout comme une femme mal constituée et en proie à quelque mal de famille ne produit que des rejetons valétudinaires et exposés à toutes sortes de maux chroniques, de même une femme d'une bonne constitution, d'un sang pur, vient redresser les écarts de la nature, corriger les vices héréditaires, et détruire ou affaiblir d'une manière évidente le germe des maux de famille.

Observation IIe. Le fils du frère aîné de l'observation précédente, qui avait été atteint du rachitis dans son enfance, et qui mourut à trente ans d'une fièvre typhoïde, au lieu d'épouser, comme son père, une femme travaillée de dartres et sortie d'une famille où régnaient des maux héréditaires, contracta une alliance avec une jeune demoiselle bien constituée, dont les parens étaient sains et d'une santé à l'épreuve de beaucoup d'impressions : aussi les enfans qui sont venus à la suite de ce mariage, au lieu d'être rachitiques comme leur père, n'ont jamais éprouvé de maladie chronique. Le garçon est arrivé à l'âge de vingt ans bien dispos, robuste et jouissant d'une excellente santé. La demoiselle, aussi bien partagée que le frère, a déjà passé dans l'état du mariage; sa santé n'a jamais été troublée par aucune affection lente. Mais comme la ressemblance est plus dirigée du côté du père que de la mère, elle se ressent un peu de cette circonstance; la glande thyroïde est chez elle d'un volume plus considérable que dans l'état naturel. Cet engorgement, qui est d'ordinaire une ramification du vice scrofuleux, prouve que ce vice s'est borné à cet effet chez elle, et qu'il a été corrigé par la bonne constitution et la santé de la mère.

Observation IIIe. Une famille dans laquelle les vices goutteux et scrofuleux étaient héréditaires, était divisée en plusieurs branches; les maladies chroniques qui résultaient de ces vices s'y produisaient sous plusieurs formes. Dans l'une des branches, le père, qui avait épousé une femme d'une santé équivoque, mourut à quarante-cinq ans d'une affection lente de la poitrine qui se termina par l'hydrothorax. L'opération de l'empyème, pratiquée au moment où la suffocation était imminente, ne fit que reculer de deux ou trois jours l'époque fatale. Une seule fille naquit

de ce mariage ; sa vie ne fut qu'un tissu d'infirmités : pâle, souffrante, tantôt elle avait des glandes engorgées au cou ; tantôt la poitrine affectée
faisait craindre la phthisie tuberculeuse. Dans
d'autres circonstances, des tumeurs dures senties
à la région du foie et l'œdème des jambes annonçaient ou présageaient l'ascite ; enfin elle succomba à une espèce de mélæna à l'âge de cinquante ans. Quoique mariée avec un homme assez
robuste, ses enfans n'ont pas été plus heureux
qu'elle pour la santé. Un garçon est mort à l'âge
de huit ans d'un dépôt froid scrofuleux. L'aînée
des filles a été rachitique et atteinte de la teigne.
Les deux autres filles, qui ne montraient point à
l'extérieur les traces de ces vices, offrent pourtant sur leur figure une physionomie qui fait
craindre pour l'avenir des maux analogues à ceux
de la mère.

Dans la deuxième branche, on a vu le vice
scrofuleux se montrer sous ses formes ordinaires :
engorgement et suppuration des glandes du cou,
tumeurs blanches aux genoux, dartres croûteuses
aux membres pelviens, affection de la poitrine
accompagnée de symptômes qui font craindre
chez l'un des individus qui la composent la phthisie pulmonaire.

La troisième branche a fourni un célibataire
d'une constitution très-grêle, atteint d'une goutte
asthénique, en proie à cette affection douloureuse une bonne partie de l'année, ayant les doigts

des mains tous crochus et déformés à cause des
concrétions pierreuses de cette maladie. Ce goutteux a enfin succombé aux effets de son mal,
qui, par défaut d'énergie du principe conservateur, s'est déposé sur les viscères abdominaux.

Le frère de ce goutteux, atteint de la même affection, souvent tourmenté par les douleurs d'une
goutte asthénique, et formant la quatrième branche de la famille en question, s'unit à une femme
qui habitait à une distance de son pays. Sa constitution était forte ; née de parens sains, et dans
un endroit montagneux, elle avait de belles couleurs et une santé des plus heureuses. Cette alliance vint corriger d'une manière admirable les
tristes produits des vices goutteux et scrofuleux.
Quatre filles et deux garçons sont issus de ce mariage. Ils ont tous ou presque tous les belles pré-
rogatives dont jouissait leur mère. Teint rouge et
fleuri, constitution robuste, nulle affection chronique dépendant des vices signalés ni aucune autre
analogue. Ces rejetons sont tous arrivés à l'âge
de trente à cinquante ans, et continuent de jouir
des avantages d'une bonne santé. Ils ont tous contracté des mariages dont ils ont eu des enfans assez bien portans. Cette famille, placée à côté de
celles où les vices en question ont produit et produisent encore des affections chroniques de différens genres, fait un singulier contraste à cause
de la belle santé dont jouissent les membres de

l'une, et l'état valétudinaire et les infirmités qui accablent les autres.

Observation IVe. Dans une autre famille qui avait été affligée de diverses maladies chroniques héréditaires, parce qu'on y avait introduit une femme appartenant à celle dont il vient d'être question, on avait vu se développer le rachitis, le cancer à la matrice, la cataracte, le cancer au sein et une mobilité excessive du système nerveux. Eh bien ! un individu de cette même famille ayant placé dans sa couche une femme bien constituée, et d'une santé à l'épreuve de beaucoup d'accidens, a eu la satisfaction d'avoir quatre filles et un garçon qui, déjà parvenus à l'âge de trente à trente-cinq ans, ne présentent non-seulement aucune trace des maladies héréditaires qui s'étaient manifestées dans la famille de leur père, mais ils offrent encore l'image de la plus belle santé.

Nous pourrions rapporter une infinité d'autres exemples pareils; tous nous prouveraient que les maladies de famille peuvent s'étendre et s'aggraver ou diminuer et disparaître, pour ainsi dire, suivant les alliances contractées entre des familles infectées ou avec d'autres exemptes de tout vice. Si un sujet appartenant à une famille où le vice scrofuleux y développe des maux héréditaires, s'unit à une personne affligée du même malheur, oh ! alors les maladies héréditaires y prennent un accroissement prodigieux ; tous les enfans héritent de ces affections, et le degré du mal est terrible. Ce ne sont que de chétifs avortons toujours souffrans, qui succombent à la fin à quelque maladie chronique. Si ce sujet en épouse un autre médiocrement robuste sans être atteint d'un pareil vice, les choses restent dans l'état, et les maladies qui se manifestent chez les descendans sont en somme au même degré, et pour la gravité et pour le nombre, que celles de la famille affectée de pareilles affections. Mais enfin si le même sujet, surtout du sexe mâle, épouse une femme privilégiée et pour la santé, et pour la constitution, les maux de famille chez les enfans qui proviennent de ce mariage s'affaiblissent tellement que la plupart en sont à l'abri ; et ceux qui en offrent les traces n'en sont affligés que d'une manière plus douce ; leurs maux sont moins graves et cèdent plus facilement aux ressources de la médecine.

SECTION II.

Prophylactique des Maladies héréditaires puisée dans l'éducation physique des enfans.

Le second moyen de prévenir les maladies héréditaires, si l'alliance dans une famille est telle que l'on compte dans les ascendans d'affections graves qui se sont transmises par voie de génération, ou si les époux sont eux-mêmes d'une mauvaise complexion, ou s'ils ont contracté leur mariage malgré qu'ils fussent l'un ou l'autre atteints de quelque affection chronique, surtout si c'est la femme qui est affligée de quelque maladie de ce genre ; le second moyen, dis-je, est de remédier à ce grave inconvénient en élevant d'une manière convenable les enfans qui naîtront de ce mariage, et en faisant suivre à la femme qui doit les porter dans son sein les lois de l'hygiène capables d'opérer une heureuse influence sur la complexion et l'organisation du fœtus.

1°. Les femmes qui portent dans leurs organes une disposition héréditaire ont ordinairement une mobilité nerveuse considérable, et cette mobilité augmente dans les premiers mois de la grossesse, où les phénomènes nerveux se manifestent d'ordinaire. Le spasme jette le plus grand trouble dans les fonctions, et ce trouble influant d'une manière pernicieuse sur les liens délicats qui attachent le fœtus à sa mère, ce premier en doit ressentir les fâcheux effets. C'est donc vers ce point principal que doivent se diriger les vues du médecin. Il faut qu'un régime doux, tempérant et peu substantiel soit prescrit à cette époque ; il faut éloigner toutes les causes qui peuvent favoriser les phénomènes nerveux ; c'est alors surtout que la femme doit s'éloigner de tous les spectacles effrayans qui peuvent produire une grande secousse dans son économie, d'où peut résulter l'avortement ou une influence des plus fâcheuses sur l'organisation de l'enfant. Toutes les nouvelles désagréables, les impressions fortes, les passions tristes de l'âme doivent être évitées avec le plus grand soin. Si les symptômes nerveux sont assez forts pour faire craindre que la matrice et le fœtus en éprouvent une constriction fâcheuse et une surcharge sanguine, il faudra les calmer avec de légers sédatifs, avec les bains tièdes et autres moyens propres à calmer le système nerveux ; un exercice léger, des distractions agréables, des occupations utiles, et l'éloignement de ces lieux où les fortes émotions ébranlent trop le système nerveux, devront être joints aux moyens en question.

Lorsque la période nerveuse de la grossesse sera passée, et que les mouvemens vitaux se feront du centre à la circonférence, il faudra favoriser ce moyen d'expansion par un régime un peu plus tonique et plus nourrissant. Si les symptômes de pléthore se déclarent, une petite saignée sera utilement placée afin de diminuer l'abondance du sang dans la région utérine, et prévenir l'avortement, au lieu de le favoriser, comme le pensait Hippocrate. Mais il faudra surtout qu'à cette époque la femme fasse de l'exercice, parce que les secousses du corps favorisent ce mouvement expansif, aiguillonnent l'appétit et fortifient les organes.

Les femmes des villes, chez qui toutes les causes physiques et morales tendent à affaiblir les solides et à ébranler le système nerveux, qui ont à redouter plus que les autres la transmission héréditaire des maux pour leurs enfans, doivent prendre pour modèles les femmes de la campagne, qui, au milieu des travaux les plus pénibles d'un exercice continuel, et quelquefois exposées à des efforts violens et dangereux, portent néanmoins leur fruit à terme sans incommodité, et mettent au monde, dans leurs accouchemens presque toujours faciles, des enfans robustes, bien constitués comme elles, et moins exposés par conséquent à se ressentir des influences héréditaires. Ces femmes sont à l'abri des causes qui secouent d'une manière fâcheuse le système nerveux; l'exercice et leurs travaux pénibles fortifient leur fibre, et par contre-coup celle de leur fruit. La transpiration continuelle dans laquelle les met leur vie active fait que toutes les excrétions sont abondantes, que les fluides inutiles et morbides s'évacuent, qu'il ne se forme ni stase ni engorgement interne, et la circulation, sans cesse activée, facilite le jeu des organes et l'exercice des fonctions.

C'est en suivant une méthode diamétralement opposée que les femmes des villes ont des nerfs qui jouent continuellement, que les solides se relâchent, que la circulation est languissante, que les stases humorales se forment, d'où il résulte que les enfans naissent avant terme ou qu'ils viennent faibles, mal constitués, et que tous les germes des maux héréditaires se développent facilement chez eux.

La nécessité de calmer les symptômes nerveux qui se manifestent dans la première période de la grossesse, sera d'autant plus urgente, et l'attention d'écarter toutes les impressions fâcheuses qui pourraient agir sur le système, d'autant plus rigoureuse, que les maux héréditaires que l'on aura à prévenir doivent être d'un caractère nerveux : telles sont la manie, l'épilepsie, l'aptitude aux convulsions, les affections hystériques et hypochondriaques.

Quant aux moyens que nous avons recommandé de mettre en usage pendant la deuxième période, ils seront d'autant plus utiles que la constitution des époux sera faible et délicate et que les maladies que l'on aura à prévenir seront d'un caractère lymphatique. Dans ces circonstances, un exercice modéré et journalier, un régime tonique, l'air pur de la campagne, l'habitation d'un endroit sec, bien aéré, et exposé aux rayons du soleil, un sommeil modéré, des frictions sèches et un peu aromatiques, s'opposeront au développement des affections lymphatiques, ou du moins modifieront leur activité, et feront que les enfans s'en ressentiront d'une manière moins grave.

Une femme grosse doit éviter d'ordinaire toutes les causes maladives quelconques ; mais ici elle devra redoubler de soins, surtout à l'égard de l'impression froide et humide de l'atmosphère, du froid, et du passage subit du froid au chaud, si les maladies héréditaires que l'on veut prévenir sont d'une nature rhumatismale ou goutteuse. On sait combien il est utile d'entretenir l'évacuation excrémentitielle de la peau , pour diminuer ou prévenir ces sortes de maux , mais principalement les affections rhumatismales.

2°. L'enfant vient de naître : faudra-t-il, s'il est faible, mal constitué, et conséquemment fortement disposé à contracter toutes les maladies héréditaires de ses ascendans ou celles dont ont été atteints les auteurs de ses jours lorsqu'il était dans le sein de sa mère, le sacrifier comme le voulaient les lois des Spartiates et des anciens peuples de la Grèce, et comme le pratiquent certains sauvages , ou le laisser jouir de la vie , qui ne sera pour lui qu'une chaîne de souffrances, de larmes et de douleurs? Ah ! nos mœurs , nos lois et notre religion repoussent une loi aussi barbare ; elles veulent au contraire, comme celles de la nature, que nous redoublions d'efforts et de zèle auprès de cette frêle machine pour la soustraire à tous les maux qui la menacent. Et qui sait, comme on la vu tant de fois , si cet enfant si grêle et si peu viable ne deviendra point, au moyen de soins bien entendus, un homme assez robuste , et surtout un homme qui se fera admirer par ses rares talens et l'éclat de son génie ?

Si l'éducation physique des enfans est une chose absolument nécessaire pour rendre les sujets forts et robustes, si cette éducation fut si soignée par les anciens , et surtout par le peuple de Lacédémone, dont la force physique était la principale qualité dans l'art militaire , il faut convenir qu'elle mérite des soins tout particuliers pour prévenir les maladies de famille. C'est presque le seul moyen que fournit notre art pour empêcher que ces affections ne se développent à l'âge où elles se montrent ordinairement.

Si c'est la femme qui a dû transmettre une disposition héréditaire grave à son enfant, ou si elle a été malade pendant sa grossesse, ou que l'on craigne que le lait de la mère ne favorise une pareille disposition, il faut l'éloigner de son sein, et le confier à une nourrice jeune, forte, bien constituée, dont la fibre soit sèche, le teint brun et qui habite la campagne. Il n'était sans doute pas médecin le philosophe (*Emile* ou *Traité de l'éducation*) qui disait que la médecine était un art plus pernicieux aux hommes que tous les maux qu'il prétend guérir, et qui voulait repeupler les états en faisant nourrir les enfans à leurs mères. Cette pratique est bonne, elle est dans la nature et conforme à ses vœux, lorsqu'une femme peut le faire sans compromettre sa santé et surtout celle de son nourrisson. Mais la chose doit être et devient véritablement pernicieuse quand un enfant a déjà puisé dans les entrailles de sa mère des dispositions à des maux héréditaires, et qu'il les augmente et les développe en suçant avec le lait le poison qu'il puise dans son sein. Combien cette méthode doit dépeupler les états au lieu de favoriser la population ! Qui ne connaît les influences d'une nourrice sur l'enfant à qui elle livre son sein?

non-seulement elle peut lui communiquer les qualités physiques dont elle jouit, par rapport au tempérament et à la santé, mais encore ses goûts, ses penchans et autres qualités morales. Didon disait d'Énée qu'il avait sucé le lait d'un animal féroce. La louve qui nourrit Romulus influa sans doute surson caractère cruel et farouche. Van-Helmont assure que le lait peut changer toutes les inclinations d'un enfant.

Ainsi ce fluide venant d'une nourrice qui évitera toutes les secousses nerveuses, qui ne sera point en proie à des passions vives, qui respirera l'air pur de la campagne, et à qui les travaux rustiques modérés seront familiers, sera, à notre avis, un excellent moyen pour modifier les dispositions organiques héréditaires contractées au moment de la génération, ou acquises après cet acte dans le sein maternel.

Cette nourrice, en lui fournissant un lait aussi précieux, doit tenir son nourrisson dans un état de propreté convenable et le laisser jouir de la liberté du mouvement musculaire. Nous partageons l'opinion générale des médecins sur quelques inconvéniens des liens du maillot ; mais nous sommes loin de lui attribuer tous les maux sans nombre que presque tous les auteurs qui ont écrit sur l'éducationphysique des enfans,et qui se sont répétés comme par écho veulent lui imputer. D'après eux, les contorsions des membres, l'engorgement des viscères, les convulsions sont l'effet de ce lien nuisible. Cependant le maillot est encore en grande vogue dans certaines contrées, et surtout parmi les gens du peuple de la campagne, et c'est là où les enfans sont et moins valétudinaires et mieux constitués. C'est là que nous avons vu des milliers d'enfans soumis à toutes les épreuves du maillot, et être pourtant à l'abri de tous les maux qu'on lui a attribués (1).

Comme les maladies héréditaires attaquent de préférence les systèmes nerveux et lymphatique, et que la cause des maladies de ces systèmes tientà une faiblesse radicale, au relâchement de la fibre qui engendre la mobilité nerveuse et prédispose à toutes les maladies du système lymphatique, et que nous avons vu que le vice scrofuleux était la cause la plus ordinaire des maux héréditaires ; et que, d'une autre part, les principaux effets de ce vice sont d'amener l'atonie, l'engouement et le

---

(1) Rousseau, qui s'est fortement élevé contre le maillot, prétend que, dans les pays où il est en usage, on voit fourmiller les bossus, les boiteux, cagneux, rachitiques, gens contrefaits de toute espèce. Là, où il n'y en a pas, tous les hommes sont robustes, bien faits, etc. Selon lui, comme selon beaucoup de médecins, l'un des plus mauvais effets du maillot est de gêner le mouvement musculaire et d'empêcher l'enfant de remuer. Cependant, par une contradiction manifeste, l'auteur d'Emile dit que les nouveau-nés ne peuvent se mouvoir ni s'estropier : « Si on les étendait sur le dos, ils mourraient dans cette situation comme la tortue, sans pouvoir jamais se retourner. »

relâchement dans tous les organes , de retarder
le cours de la lymphe, de favoriser les engorgemens glanduleux , et que c'est principalement
dans l'enfance où cet état de relâchement et de
faiblesse se rencontre plus particulièrement ; il
est évident que les moyens d'hygiène propres à
prévenir les maux héréditaires par une bonne
éducation physique doivent rouler sur ce point
fondamental de donner du ton à la fibre, et de
fortifier l'économie animale par tous les moyens
en rapport avec l'âge tendre dans lequel ils doivent être employés.

Il faudra donc qu'on habitue peu à peu ces
frêles machines à l'air frais, que la peau soit sti-
mulée par des frictions sèches ou un peu aromatiques, que leurs langes soient exposés à ces vapeurs , qu'on les accoutume peu à peu à des lo-
tions fraîches, et ensuite aux bains frais et insensiblement aux bains froids (1), qu'on les accoutume encore aux vicissitudes de l'atmosphère, et
qu'on prolonge autant qu'il est nécessaire l'allai-

---

(1) L'usage des bains froids , dans l'enfance, pour fortifier
la constitution et pour prévenir le rachitisme et les maladies
asthéniques de cet âge , a été souvent un sujet de controverse
parmi les médecins. Les uns redoutent avec raison son action
sur de frêles machines , dont les nerfs sont si mobiles et si
impressionnables ; les autres s'étayent de l'emploi de ce fortifiant chez presque tous les peuples de l'ancien et du nouveau
monde , pour donner de l'énergie au système , augmenter les
forces physiques et prémunir les enfans contre une infinité de

tement, puisqu'un bon lait doit opérer un changement si avantageux dans la complexion des organes. Après le sevrage une nourriture légère de
laquelle on bannira les farineux non fermentés,
succédera au lait de la nourrice.

---

maladies qui les assaillissent dans la première période de la
vie.

Galien n'en veut point entendre parler avant l'époque de
la puberté, parce que, dit-il, ils retardent l'accroissement.
D'autres médecins se plaignent de leurs mauvais effets dans
certaines circonstances, et déplorent les tristes résultats qu'ils
ont produit dans les mains de pères de famille trop faciles
à suivre les conseils du philosophe de Genève.

Cependant l'usage de ces bains ne peut qu'être fort utile,
si on n'arrive que par gradation à un degré de froid suffisant
pour fortifier la fibre, donner la gaîté de la chaleur et de la
vigueur. D'ailleurs, on juge que le bain froid sera salutaire
si l'enfant, après être sorti de l'eau, conserve un certain degré
de chaleur. Est-il froid et engourdi, après avoir été frotté, il
faut discontinuer son usage, ses effets seraient dangereux.

Il n'est pas douteux que les bains froids seraient nuisibles
et même mortels, si on les faisait prendre de prime-abord à
une température très-froide, à des sujets mal constitués et
déjà affaiblis par l'action du vice scrofuleux; qu'on ne dise
pas que les Indiens de l'Amérique lavent leurs jeunes enfans
à l'eau froide aussitôt après leur naissance, dans toutes les
saisons de l'année; que les Lapons trempent les nouveau-nés
dans une rivière, qu'ils les plongent même dans la glace pour
les fortifier; que les Scythes, les Germains, les anciens Hel-
vétiens étaient aussi dans cet usage, et que les Russes aujour-
d'hui suivent encore cet exemple; qu'on ne s'étaye pas non
plus de l'habitude des anciens Grecs, qui baignaient leurs en-

Lorsque l'enfant aura acquis assez de force pour se nourrir, il faut qu'il fasse de l'exercice, parce que c'est le meilleur moyen pour fortifier l'économie, et donner du ton à tous les organes. La nature suscite chez les enfans un mouvement perpétuel, et celui qui reste tranquille est déjà malade, ou près de l'être. Cet exercice sera d'abord passif ; on les transportera ou on les traînera dans un charriot (1). On les laissera ensuite se rouler

fans dans l'eau glacée des fleuves, méthode qui était suivie en Italie avant la fondation de Rome, d'après le témoignage de Virgile :

Durum ab stirpe genus, natos ad flumina primum
Deferimus, sævoque gelu duramus et undis.

Æneid., lib. ix.

Mais aux durs rejetons d'une race aguerrie,
A peine nos enfans arrivent à la vie
D'un peuple vigoureux, ces mâles nourrissons
Sont trempés dans les eaux, plongés dans les glaçons.

Tous ces exemples ne sauraient servir de règle ; la constitution et les forces physiques des anciens peuples n'étaient pas comparables aux nôtres. D'ailleurs, les Lacédémoniens, en usant d'une pareille méthode ou d'autres procédés aussi meurtriers, pour des enfans faibles et infirmes, méthode qui est encore pratiquée aujourd'hui par des hordes sauvages, arrivaient souvent à leur but, qui était de se débarrasser de tous les sujets mal constitués, incapables de supporter les épreuves d'une éducation aussi dure qu'on puisse imaginer.

(1) Si l'exercice actif convient à l'enfant d'un certain âge, la gestation est utile à celui qui ne peut mouvoir encore ses membres. Il favorise le développement des organes, les enfans prennent du volume, ils acquièrent plus de force, les tissus

sur un tapis ; et on leur permettra les petites épreuves que des jambes faibles et flexibles peuvent permettre. A mesure que leur machine délicate pourra supporter un exercice plus efficace, il faut qu'ils s'y livrent autant que possible et qu'on le favorise par tous les jeux d'enfant qui exigent le mouvement. Leur nourriture devra être fortifiante, leurs mets légèrement assaisonnés; on permettra l'usage du vin et du café, et on aura soin de limiter le temps de leur sommeil.

A mesure que les époques de la dentition et du renouvellement des dents seront franchies, il faudra que l'exercice soit plus fatigant. La course, le jeu de paume, du volant et autres analogues seront permis. L'usage des frictions sur toute l'habitude du corps sera continué; ils coucheront dans un lit plutôt dur que mollet; leurs habillemens légers, excepté dans la saison rigoureuse. Il faudra qu'ils s'habituent de plus en plus au froid qui est un excellent tonique, et aux changemens de l'atmosphère qui, lorsqu'ils sont supportés sans inconvénient, fortifient le système et le mettent à l'abri de différentes maladies (1).

---

deviennent plus fermes; les enfans qui sont secoués, ballottés sont plus agiles, pleurent moins, leur coloris s'anime davantage. Une grande mollesse des chairs, un développement morbide du tissu cellulaire, la pâleur et la tristesse se remarquent chez ceux qu'on laisse dans un repos continuel.

(1) Les moyens d'hygiène proposés pour fortifier les enfans et les préserver des maladies héréditaires, sont utiles, quelque

Il faut éviter dans l'enfance la frayeur qui saisit
facilement les jeunes têtes, qui porte dans leur
imagination des impressions durables et nuisibles,
les rend pusillanimes et sujets aux maladies nerveuses de cet âge. Combien sont dangereux pour
ces jeunes sujets les contes de revenans et de sor-
ciers qu'on se plaît à leur faire à cette époque de
la vie.

Les études précoces sont toujours nuisibles aux
enfans; mais elles le seraient davantage à ceux qui
sont disposés à des maux héréditaires (1). Ces études
exigent le repos du corps et l'activité des facultés
intellectuelles dont le développement a lieu pour
l'ordinaire au détriment des forces physiques. Il
faut que les enfans dont il s'agit trouvent plutôt dans
l'étude un amusement qu'un travail. Elles doivent
être variées et de courte durée; il faut qu'elles
soient souvent interrompues par l'exercice du corps.
Il vaut mieux que les enfans apprennent moins ou
qu'ils s'instruisent plus tard, et qu'ils acquièrent

---

soit le genre de mal que l'on redoute, sans en excepter la
goutte, qui revêt assez souvent un caractère sthénique. La
prophylactique de cette maladie, pour les enfans nés de parens
goutteux, proposée par Stoll, repose entièrement sur une
méthode fortifiante. *Dissert. de Arthritid*, cap. v.

(1) Buchan (*Méd. domest.*, tom. 1.) dit au sujet des
études précoces, que Van-Swieten a vu des enfans devenir
stupides et être sujets à l'épilepsie, à cause de la mauvaise
méthode de leurs maîtres. Boerhaave et Haller ont également
fait sentir les inconvéniens d'une éducation précipitée.

assez de force dans leur constitution pour se mettre à l'abri des maux héréditaires dont ils sont menacés, sauf de réparer dans la suite un temps perdu pour l'étude, mais si bien employé pour la santé.

Lorsque les enfans seront arrivés à cette époque remarquable où la nature fait un double effort pour fortifier le système et pour rendre l'homme en état de se reproduire, il faut éviter toutes les causes qui peuvent s'opposer à cette espèce de crise. L'étude doit moins fatiguer que jamais, l'exercice sera plus utile encore. Qu'une surveillance active empêche alors cette fatale habitude qui tend, chez les jeunes gens, à contrarier le travail de la nature, à produire une faiblesse radicale, des maux nerveux de tout genre, et favoriser, par conséquent, le développement de toutes les maladies héréditaires.

Au lieu de ces graves inconvéniens si la puberté s'établit sans orage et sans obstacle, si l'émission de la semence est renvoyée à une époque plus reculée et lorsque l'homme sera en état de se rendre aux vœux de la nature, alors la machine prendra toute l'énergie nécessaire pour diminuer et guérir les maux héréditaires déjà existans et prévenir ceux qui pourraient se manifester dans la suite.

SECTION III.

Prophylactique des Maladies héréditaires pour les sujets qui ont reçu de leurs parens des dispositions à ces maladies.

Nous avons pris l'enfant au moment qu'il a été conçu dans le sein de sa mère, et nous avons indiqué les meilleurs moyens d'hygiène qui doivent lui être appliqués par l'entremise de cette dernière, puique les bonnes et mauvaises impressions qu'elle reçoit se réfléchissent sur lui et fortifient ou détériorent son organisation. Nous l'avons fait arriver de la naissance à la puberté, et nous avons indiqué la méthode de l'élever physiquement pour fortifier sa constitution, l'aguerrir contre les agens extérieurs, et corriger en lui les dispositions héréditaires qu'il a reçues de ses parens.

Pourra-t-on se flatter que, moyennant toutes les précautions prises et sagement exécutées à cet égard, l'enfant sera à l'abri des maux auxquels on veut le soustraire? Les germes d'hérédité seront-ils assez faibles pour céder à ces secours d'hygiène? Les parens ou les sujets mercenaires qui se seront chargés de son éducation physique les auront-ils employés avec méthode et intelligence?

Comme les maladies héréditaires sont de véritables fléaux qui, comme les affections contagieuses graves auxquelles nous les avons comparées, sont presque.toujours incurables lorsqu'elles sont bien développées et qu'elles font plus de ravages que toutes les autres maladies chroniques, on ne saurait trop prendre de précautions pour empêcher leur développement, surtout si les enfans chez qui on les redoute n'ont pas été élevés selon.la méthode prescrite, s'ils ont sucé le lait de la mère, et avec lui le germe qui infecte la constitution de celle-ci; ou, enfin, si ces mêmes enfans, quoique ayant été soumis à la méthode fortifiânte dont il a été parlé, montrent encore une faiblesse dans leur constitution, une mobilité dans le système nerveux et une prédominance morbide du système lymphatique qui fassent craindre l'explosion des maux héréditaires que l'on redoute.

Pour mettre de l'ordre dans ce travail nous diviserons cette section en deux articles. Le premier comprendra les moyens diététiques et médicinaux qui doivent, en général, prévenir le développement des maux de famille. Le deuxième fera connaître les secours particuliers qui peuvent prévenir tel ou tel ordre naturel de maladies héréditaires.

ARTICLE PREMIER.

Moyens Prophylactiques généraux des Maladies héréditaires.

Puisque le vice scrofuleux est la cause d'un grand nombre de maladies héréditaires, sous quelque forme qu'elles se présentent ; puisque ce vice peut rester caché long-temps dans le corps sans donner des marques de son existence ; puisque les écrouelles peuvent se manifester non-seulement dans l'enfance, mais à tous les âges de la vie en prenant des formes différentes ; et si ce vice , lorsqu'il a l'air de disparaître entièrement, n'est que refréné et tenu en haleine par l'énergie vitale ; et si d'ailleurs dans cet état d'innocuité apparente il peut encore être transmis par voie de génération , le médecin doit toujours être sur ses gardes et se méfier d'un ennemi qui, dompté en apparence, n'attend qu'une occasion favorable pour faire de nouveaux ravages.

D'après cela les moyens généraux pour prévenir les maux héréditaires doivent être employés à toutes les époques de la vie, mais principalement à l'époque du premier âge, où ce vice sévit plus particulièrement. Ces moyens seconderont puissamment ceux que nous avons désignés dans le chapitre qui précède sur l'éducation physique des enfans.

Il suit de ce qui vient d'être dit que, pour être conséquent dans nos principes, nous devons passer en revue les circonstances favorables au développement du vice scrofuleux; indiquer les divers moyens qui s'opposent à l'influence de ces causes si elles existent, et ceux qui modifient et remédient à leurs effets lorsqu'elles ont déjà agi sur l'individu que l'on veut soustraire aux maux héréditaires.

On sait que toutes les causes débilitantes favorisent le développement de ce vice; on sait qu'il s'accompagne d'un relâchement général des solides, que chez les scrofuleux les chairs sont flasques, la circulation lente, le tissu cellulaire fortement développé, que la lymphe a un certain degré d'épaississement, soit que celui-ci dépende de l'action immédiate de ce vice, ou qu'il soit le résultat de l'inertie des vaisseaux lymphatiques. Or, toutes les causes qui favorisent le relâchement de la fibre, l'engouement des vaisseaux absorbans et la faiblesse du système tendent à développer ce vice, à multiplier ses pernicieux effets dans l'économie animale et, par conséquent, à concourir au développement des maux héréditaires.

1°. Les écrouelles se manifestent plus fréquemment dans les pays montagneux que partout ailleurs, circonstance qui est due, selon les uns, à la boisson de neige fondue, et selon d'autres, au froid ou au régime des habitans de ces contrées. On les rencontre ordinairement dans les endroits humides, marécageux, et dans les villes qui, par leur position sur le courant des rivières, ou par les brouillards qui s'y forment, eu égard à l'exposition des vents, sont continuellement exposées à l'action débilitante du froid et de l'humide.

2°. Le vice scrofuleux se développe encore dans les habitations basses, chargées d'humidité, et surtout dans les appartemens au rez-de-chaussée, écrasés, peu aérés et privés de l'action vivifiante du soleil, où les familles sont entassées et les soins de propreté négligés. Aussi a-t-on observé que les maladies scrofuleuses étaient, sous ce rapport, plus communes parmi les gens du peuple que dans la classe aisée, parce que celle-ci jouit ordinairement de maisons spacieuses bien aérées et tenues dans un état de propreté convenable.

3°. Ce vice est favorisé par les alimens pesans et indigestes, par la bouillie, les farineux non fermentés, par les légumes, par une surcharge d'alimens que l'estomac ne digère pas, ou qu'il digère mal, ou par une nourriture relâchante.

4°. Rien ne prête plus de force et ne favorise tant les progrès des maladies scrofuleuses que le défaut d'exercice; soit qu'une nourrice ou une mère insouciante laisse croupir toute la journée son nourrisson dans sa couche, soit que la même négligence ou la même cruauté le laisse sur une chaise lorsqu'il pourrait déjà se livrer à quelques petits mouvemens, ou qu'enfin, plus développé, il soit condamné, par une éducation mal entendue, à garder, dans un collége, un entier repos, ou que, plus tard, ses occupations ou son genre de vie le forcent de rester dans l'inaction. Rien n'augmente autant l'atonie des organes, le relâchement de la fibre, et l'épanouissement flasque des tissus vivans que cette privation entière ou presque totale de l'exercice.

5°. Toutes les causes débilitantes, telles qu'une diète prolongée, l'habitation d'un pays humide, des évacuations abondantes, et surtout la malheureuse habitude de l'onanisme chez les enfans d'un certain âge, les habillemens légers dans la saison rigoureuse, le sommeil trop prolongé et l'habitude de coucher dans un lit trop mou sont autant de causes qui donnent de l'énergie au vice scrofuleux, et à tous les maux héréditaires qui peuvent s'ensuivre.

Avoir indiqué les principales causes qui favorisent l'influence scrofuleuse sur l'économie animale, c'est avoir déjà fait pressentir les moyens hygiéniques propres à éviter leur action pernicieuse. Par conséquent pour prévenir le développement des maladies héréditaires, en général, il faut choisir un pays sec, exposé à la salutaire influence du soleil, sur les bords de la mer ou dans des plaines éloignées des marécages, des brouillards, dont la température habituelle de l'atmosphère soit plutôt chaude que froide.

Il faut placer les sujets qui redoutent ces maux dans de petites villes ou à la campagne où l'air est moins chargé d'émanations animales, et ses caractères vitaux moins affaiblis par le mélange de toutes sortes de gaz ou de vapeurs. Il faut qu'ils habitent des appartemens élevés, que le soleil y laisse pénétrer ses salutaires rayons, que la propreté y préside, et que leur chambre ne soit pas nouvellement bâtie, que leur couche soit plutôt dure que molle.

Le régime doit être composé moitié de substances animales, moitié végétales; les mets un peu stimulans, des ragoûts légèrement assaisonnés, des repas légers, l'usage du vin trempé, celui du café, l'exclusion des farineux, surtout non fermentés, voilà en général le régime le plus favorable pour les personnes infectées du vice scrofuleux.

Des habillemens qui garantissent des froids rigoureux en hiver, mais assez légers dans les autres saisons pour que la peau prenne une certaine vigueur par les vicissitudes de l'air; l'habitude de peu couvrir la tête, celle surtout d'avoir les pieds chauds, d'entretenir la transpiration insensible, en évitant autant que possible les passages brusques de l'atmosphère, et en pratiquant sur toute la peau des frictions sèches ou avec les substances aromatiques; la précaution de se lever matin et de sacrifier le moins possible au sommeil.

Ajoutez à ces moyens bien dirigés la plus grande surveillance vis-à-vis des enfans pubères afin d'éviter les pernicieux effets de la masturbation, et le retard des nœuds du mariage autant que possible, afin que l'absorption de la semence augmente l'énergie du système, et rende la crise de la puberté plus salutaire.

Enfin, comme l'inaction est la cause qui favorise toutes les maladies lentes, mais principalement les affections dues au vice scrofuleux, l'exercice sera aussi le meilleur moyen pour empêcher le développement des maladies héréditaires. Nous avons déjà parlé de celui qui convient à l'enfance. Le mouvement, de quelque nature qu'il soit, fait toujours du bien. On commence par l'exercice qui secoue le moins la machine, tel que la gestation, pour en venir ensuite à ceux qui, plus rudes et plus pénibles, excitent fortement la transpiration, secouent tous les viscères, leur impriment une force tonique ainsi qu'à la fibre et à toutes parties animales. L'équitation, les voyages sur mer ont, selon le témoignage de beaucoup d'auteurs, prévenu des maux héréditaires très-graves. La course, la chasse, les jeux de paume, de mail, la natation, exercent singulièrement les membres, et leur donnent un degré de ton qui se répète sur tout l'ensemble de l'économie animale.

Tels sont les moyens hygiéniques les plus efficaces pour prévenir les mauvais effets du vice scrofuleux. On pourra se borner à leur emploi, si la constitution en est suffisamment fortifiée, et s'il ne se manifeste aucun symptôme de l'existence de ce vice. Mais si, malgré leur usage, le sujet est faible et languissant, si le tissu des solides est dans un état de laxité pathologique, et s'il existe l'ensemble ou une partie des signes qui décèlent la diathèse scrofuleuse, il faut en venir alors aux remèdes proprement dits, et faire choix de ceux que l'expérience et l'autorité des bons praticiens ont désignés comme les meilleurs anti-scrofuleux.

Cette classe est nombreuse sans doute, et cela prouve ici, comme dans beaucoup d'autres cas pathologiques, qu'on n'a pas encore trouvé de véritable spécifique, et que chaque praticien a prôné ceux auxquels son expérience ou la prévention ont accordé le plus de vertu.

Les meilleurs remèdes contre ce vice sont tous les excitans du système lymphatique, qui, comme nous l'avons dit dans notre Mémoire sur les Maladies chroniques, produisent des secousses fébriles, activent la circulation du sang et augmentent l'énergie des vaisseaux absorbans. Parmi ces moyens, les eaux minérales sulfureuses et martiales, les mercuriaux combinés avec les anti-scorbutiques, selon la méthode de M. le docteur Portal, les préparations antimoniales ; la combinaison des amers avec les alcalis, comme l'élixir de Peirhyle, l'extrait de grande ciguë, l'eau de mer, le quinquina, et l'eau de chaux à laquelle des succès dans les maladies lymphatiques nous ont fait accorder une confiance particulière ; voilà à-peu-près les anti-scrofuleux les plus efficaces pour enrayer l'action de ce vice et combattre ses

effets sur l'économie animale. Ces remèdes suscitent des fièvres factices qui produisent un effet
semblable à celui de la puberté. On peut allumer
aussi pareilles fièvres par l'impression du bain
froid, auquel on fait succéder les moyens qui favorisent le mouvement du centre à la périphérie,
pour imiter celui qui a lieu dans l'état fébrile.

Ces divers remèdes conviennent particulièrement dans l'enfance, où l'état atonique du système
fait moins redouter l'irritation et l'appareil inflammatoire. Passé cette époque et après l'âge de la
puberté, ils doivent être administrés avec plus de
précaution, parce que la fibre moins lâche, une plus
grande activité du système artériel doivent faire
craindre la phlogose et la dégénérescence des tumeurs scrofuleuses qui existent dans les viscères.
Ils doivent être modifiés et combinés avec les tempérans, qui en corrigent l'activité et s'opposent
à leur action trop excitante.

Il faut encore placer parmi les anti-scrofuleux
les plus salutaires, les exutoires dont le lieu d'application variera suivant l'âge. Les vésicatoires à la
nuque, derrière les oreilles, sur le cuir chevelu, et
le séton à la nuque, procureront des évacuations séreuses que la nature suscite chez les scrofuleux
avant l'époque de la puberté. Après celle-ci, le
vice scrofuleux, agissant plus particulièrement sur
la poitrine, parce que les mouvemens vitaux sont
dirigés vers cette cavité, les exutoires seront plus
avantageusement placés aux bras ou aux parois

thoraciques. A l'âge mûr, l'action vitale changeant encore de direction, et portant, ainsi que les effets morbides qui suivent cette direction, sur les viscères abdominaux, ce sera sur les membres inférieurs que l'application des exutoires devra être faite.

ARTICLE II.

Moyens prophylactiques spéciaux des maladies héréditaires.

Nous portons en nous-mêmes le germe de toutes les maladies : cependant nous n'éprouverions pas les angoisses qu'elles nous donnent si ce germe n'était développé par des causes accidentelles. Plus les constitutions sont assez malheureuses pour renfermer en elles nombre de germes morbides, et plus ces constitutions sont exposées à essuyer les fâcheuses influences d'un nombre infini de maladies. L'homme qui a été favorisé de la nature et qui jouit d'un juste équilibre dans ses organes, celui dont les ressorts sont assez puissans pour résister à l'action des causes qui peuvent troubler l'économie vivante, parcourt une longue carrière sans infirmité et sans douleur ; il arrive au bout de sa course sans entraves ; il s'éteint par faiblesse ; la vie s'enfuit au lieu de lui être ravie. Mais ces cas sont rares ; l'organisation est ordinairement telle que non-seulement la machine humaine souffre des maux aigus et accidentels, mais elle endure encore toutes les affections lentes que des dispositions héréditaires ou acquises lui suscitent. Ces dispositions seraient insuffisantes pour produire un pareil résultat, si des causes placées hors de l'individu et qui exercent sur lui une certaine influence ne venaient les mettre en vigueur.

Nous supposons donc dans cet article que les dispositions héréditaires, malgré les précautions prises pour les faire disparaître au moyen d'alliances faites selon les principes établis au chapitre cinquième, existent encore; qu'une éducation physique mâle et vigoureuse n'a pu les détruire, et que les moyens d'hygiène et les secours pharmaceutiques employés pour combattre ce vice lymphatique qui les produit d'ordinaire ou qui les rend plus actives, ont été inutilement employés. Dans cette hypothèse, le ministre de la nature peut encore prévenir ces maladies en écartant tous les agens qui tendent à leur donner l'éveil, en détruisant les principes morbides qui donnent plus de force à ces dispositions organiques, enfin, en mettant les sujets en qui elles sont nées à l'abri de toutes les circonstances qui se prêtent volontiers, d'après l'expérience, à leur développement. Il sera d'autant plus nécessaire d'agir et d'insister sur ce dernier moyen pour empêcher d'éclore ces fatales maladies, que l'on aura été moins soigneux sur l'article des alliances matrimoniales, et que les enfans issus de pareils mariages auront été physiquement élevés d'après des principes opposés à ceux que nous avons développés.

Nous partagerons ce deuxième article en quatre divisions. La première renfermera les maladies héréditaires qui se développent dans l'enfance jusqu'à l'époque de la puberté, et les moyens prophylactiques qui peuvent s'opposer à leur développement. La deuxième, celles qui se manifestent après cette époque jusqu'à l'âge mûr. La troisième, les affections héréditaires qui datent de cet âge et qui se montrent jusqu'à la vieillesse. La quatrième, celles du dernier âge de la vie.

Pour faire sentir l'utilité de cette division, il faut se rappeler ce que nous avons dit au sujet du vice scrofuleux, dont les effets sont si différens, dans l'enfance, de ceux qui se montrent après la puberté, et des effets de ce même vice qui se manifestent plus tard. Non-seulement le vice scrofuleux suit la direction des âges en se portant, comme on l'a observé depuis long-temps des influences morbides, à la tête, dans l'enfance ; à la poitrine, dans l'adolescence ; et à l'abdomen, à l'âge mûr. Mais la différence des âges en amène une sensible dans l'état du système, dans les divers appareils organiques qui doivent faire varier les méthodes curatives. Le vice scrofuleux lui-même produit des effets bien différens suivant tel ou tel âge, et ces effets changent encore ou doivent faire modifier le mode de traitement.

Ainsi dans l'enfance tout est atonie, faiblesse et engouement. Les systèmes nerveux et lymphatique sont plus atteints que les autres; la tête reçoit la décharge des principes morbides. Le vice scrofuleux se borne pendant cet âge à affecter le tissu des glandes, à les engorger sans les rendre tuberculeuses; il attaque encore la substance des os, la ramollit et lui donne des directions non naturelles, sans que ces effets soient incurables. Or, ces trois circonstances doivent faire adopter un traitement prophylactique différent de celui qu'il faut employer après la puberté.

A cette époque, le système lymphatique perd son influence, le vasculaire sanguin se ranime, le musculaire acquiert aussi plus d'énergie, la mobilité nerveuse s'évanouit. D'ailleurs, c'est la poitrine où se manifestent les impressions morbides; c'est là où le théâtre des mouvemens pathologiques s'établit. Ces circonstances doivent donc faire modifier le traitement qui doit prévenir les maux héréditaires. D'ailleurs, le vice scrofuleux produit d'autres effets que dans l'enfance: ce ne sont plus de simples engorgemens glanduleux; ce sont des tubercules qu'on ne saurait résoudre; ce sont des kystes de différente nature qui se forment; ce sont des épanchemens lymphatiques qui se durcissent. Or, le système modifié de manière que l'atonie est remplacée par le ton de la fibre et la prédominance du système sanguin, et la nouvelle forme qu'affecte le vice lymphatique générateur des maux héréditaires, doivent amener des changemens importans dans les secours médicinaux qui doivent prévenir ces maladies.

A l'âge viril, la scène change encore : les viscères abdominaux sont l'aboutissant des mouvemens naturels et des fluxions pathologiques. Ce n'est plus le système artériel qui domine, c'est le veineux. Il se fait dans chaque sexe une autre révolution qui amène la pléthore de ce système. D'autres maladies se développent; le vice héréditaire affecte une autre forme plus pernicieuse encore, qui est la cancéreuse. Ici les passions changent et modifient les causes morbides. Par conséquent les remèdes propres à prévenir ces maux héréditaires doivent nécessairement se rapporter à ces différentes circonstances, et leur nature doit être bien différente de celle des moyens préservatifs qui sont utiles aux autres âges.

Dans la vieillesse, enfin, autre changement. Les viscères abdominaux les plus inférieurs s'affectent, et comme les extrêmes se touchent, et comme si le cercle d'Hippocrate existait réellement, les influences morbides portent de nouveau à la tête. Mais à cet âge tout est faiblesse; il n'y a plus de pléthore. Le système artériel a perdu toute son activité; celle du veineux est aussi moindre : néanmoins c'est le nerveux qui souffre le plus. Aussi voilà les apoplexies et les paralysies héréditaires qui se manifestent. Les facultés intellectuelles s'éclipsent, pour ainsi dire, chez les vieillards; le traitement prophylactique doit redevenir tonique et stimulant comme dans l'enfance.

D'après ce qui vient d'être dit, cette division est, à notre avis, la plus naturelle, puisqu'elle sert à distinguer parfaitement la méthode curative prophylactique de certaines affections héréditaires de celle qui convient à d'autres d'un caractère différent.

§ Ier. *Maladies héréditaires de l'enfance.* Les maladies nerveuses et lymphatiques se font plus particulièrement sentir à cet âge. Les convulsions, et l'épilepsie, qui est le maximum de l'état convulsif, se manifestent alors. Les tumeurs glanduleuses, les éruptions à la tête, la teigne, le rachitisme sont les affections de l'enfance. Les maladies de la dentition, les hernies, les descentes du rectum, l'engorgement des glandes mésentériques en font aussi le cortége.

Le vice scrofuleux, en affaiblissant le tissu général des solides, rend le système nerveux plus mobile chez les enfans, les dispose conséquemment à toutes les maladies convulsives, car l'aptitude aux convulsions est toujours en raison de la faiblesse de la fibre. Ce même vice, qui est lié à un état atonique, porte principalement ses effets à la tête, aux glandes du mésentère et sur le système osseux. En portant de préférence à la tête, le cerveau et le système nerveux, déjà très-mobile chez les enfans par l'effet de l'âge, et par l'action de ce vice, en éprouvent une fâcheuse influence, surtout lorsque les excrétions séreuses, que la nature sus-

cite pour se débarrasser de ses impressions, viennent à se supprimer, et que le cerveau et les nerfs
en reçoivent la décharge.

Conséquemment, pour prévenir tous ces maux
héréditaires, et principalement les convulsions et
l'épilepsie, il faut mettre en usage les moyens qui
fortifient la constitution de l'enfant et qui doivent
rendre ses nerfs moins mobiles. C'est pour prévenir de pareilles maladies que les secours d'hygiène
qui entrent dans l'éducation physique des enfans
trouvent ici leur application. C'est encore ici le
cas d'employer tous les moyens diététiques et médicinaux que nous avons indiqués pour combattre
le vice scrofuleux, source générale des maladies
héréditaires.

Pour prévenir les convulsions pendant la dentition, rien n'est plus utile qu'un flux diarrhoïque
qui procure une révulsion salutaire vers les parties inférieures, et diminue par conséquent l'irritation de la bouche. La nature s'oppose toujours
à la disposition convulsive par cette dérivation
humorale, et l'art l'imite toujours avec succès en
provoquant cette évacuation. Il en sera de même
pour l'épilepsie. La liberté du ventre, les exutoires qui appelleront à la peau les produits excré-
mentitiels nuisibles, l'usage des vermifuges amers
qui jouissent de la double vertu de combattre les
vers et de fortifier les organes digestifs, et, par
contre-coup, tout le système, seront de puissans
moyens pour prévenir l'épilepsie héréditaire.

Le mercure doux est un remède qui, donné à petites doses, peut être un bon moyen prophylactique, puisqu'il combat d'une manière directe, le vice scrofuleux, s'oppose à la génération des vers ou les détruit quand ils existent ; et sous ce double rapport, il peut être d'une grande utilité.

Il faudra en outre écarter toutes les causes qui peuvent ébranler le système nerveux, comme la frayeur, les impressions vives et subites, une contrariété trop forte, et tous les stimulus quelconques qui agissent sur le système sensitif.

Parmi les différens remèdes recommandés par les auteurs pour combattre l'épilepsie et pour en prévenir le développement, aucun ne mérite plus de confiance que la valériane sauvage ; et s'il est des cas où cette substance doive être employée avec succès, c'est sans doute à titre de préservatif de l'épilepsie héréditaire, puisqu'elle a le triple avantage d'agir sur le système des nerfs par une action spécifique, de fortifier l'estomac, et de diminuer les substances muqueuses et glaireuses qui engouent l'enfance, et, enfin, de remédier à l'état vermineux, qui, comme nous venons de le dire, est très-souvent une cause déterminante des convulsions et de l'épilepsie.

Pour ce qui regarde les autres maladies de l'enfance qui sont plus particulièrement dues à l'influence du vice scrofuleux sur les systèmes lymphatique et osseux, tout ce que nous avons dit sur la manière de combattre d'une manière générale ce vice trouve ici son application. Les moyens hygiéniques et médicamenteux qui allument une fièvre artificielle, ceux qui, en agissant vivement sur l'économie, augmentent l'énergie vitale, les exutoires placés aux environs de la tête pour provoquer les évacuations naturelles que la nature suscite sur ces parties, l'usage de la garance, des bains froids et du quinquina si l'on redoute le rachitisme, les amers unis aux alkalis, et les mercuriaux si les glandes sont menacées d'engorgement ; tels sont les meilleurs remèdes prophylactiques pour prévenir les maladies de l'enfance en question.

§ II. *Maladies héréditaires de l'adolescence.* Les principales affections héréditaires qui se développent après la révolution de la puberté et qui attaquent la poitrine, sont l'hémoptysie, la phthisie pulmonaire, l'asthme et les maladies organiques du cœur. Le vice scrofuleux est la cause ordinaire des tubercules qui se forment dans le poumon, et par conséquent de cette phthisie formidable qui immole tant de victimes. Les moyens prophylactiques qui peuvent empêcher l'explosion de cette fatale maladie seront, à cause de l'importance du sujet, exposés dans un chapitre particulier.

Les autres maladies dont nous venons de parler peuvent être aussi le résultat de ce vice, lorsque les embarras qu'il engendre dans le poumon développent cette dyspnée habituelle connue sous le nom d'*asthme*, soit en gênant la circulation du sang dans les organes de la respiration, soit en provoquant sa sortie par la trachée, ce qui donne lieu à l'hémoptysie; ou bien ces mêmes obstacles forceront le cœur ou les gros vaisseaux à se dilater d'une manière passive, et il en résultera anévrysme passif de ce viscère. Quant aux anévrysmes actifs, ils ne doivent pas tenir à une pareille cause; ils sont plutôt l'effet d'une trop grande activité du système artériel et du cœur, qui est à la tête de ce système, que des engorgemens pulmonaires; et cette activité existe très-rarement chez un sujet infecté de scrofule, puisque la faiblesse du système sanguin, comme de l'économie entière, est un des principaux caractères de ce vice.

Pour prévenir l'hémoptysie héréditaire, qui est pour ainsi dire le premier degré de la phthisie tuberculeuse, il faut éviter toutes les causes qui tendent à accumuler le sang dans la poitrine, et augmenter les obstacles qui y gênent déjà la circulation de ce fluide. De petites saignées au bras ou au pied, les pédiluves aiguisés, la liberté du ventre, l'éloignement des causes qui produisent le spasme ou des émotions vives, comme les veilles prolongées, les passions vives de l'âme, l'exercice violent du corps et surtout des organes de la respiration, l'emploi d'un régime adoucissant sans qu'il favorise néanmoins les effets du vice scrofuleux; tels sont les moyens prophylactiques qui pourront avoir quelque succès.

Les évacuations sanguines réitérées, des exercices modérés qui n'exigent ni course, ni efforts, ni soulèvement et transport de fardeaux, l'éloignement des passions violentes de l'âme qui agissent avec tant de force sur les battemens du cœur, et de toutes les causes qui exercent trop fortement le système musculaire et qui troublent la circulation du sang, seront ceux qui concourront le plus puissamment à prévenir les affections anévrysmales actives du cœur. Quant aux passives, comme elles dépendent des mêmes causes que celles qui produisent l'asthme, qui sont des tubercules, des kystes de différente nature qui se forment dans la poitrine, et qui, en gênant la circulation pulmonaire, développent les maladies en question, le moyen le plus direct pour prévenir ces affections héréditaires et pour empêcher que le vice scrofuleux, en se déposant sur la poitrine, comme cela arrive après la puberté, ne les fasse éclore, ce sera d'appliquer des exutoires aux membres inférieurs, dont les rapports sympathiques avec la poitrine sont connus, ou aux bras, ou aux parois de cette cavité, pour obtenir une révulsion plus directe. Ces exutoires doivent être profonds, ils doivent exercer leur action dans le tissu cellulaire, afin que leurs effets soient plus efficaces, et qu'ils empêchent plus sûrement la matière tuberculeuse de se former dans la poitrine.

On évitera avec le plus grand soin toutes les causes stimulantes, celles qui tendent à supprimer ou à diminuer l'insensible transpiration, et tous les agens qui, par leur action sur la muqueuse trachéale ou sur la substance pulmonaire, établiraient une phlogose dans ces organes, et y appelleraient les dépôts tuberculeux.

L'exercice du cheval, si préconisé pour les affections chroniques du poumon, sera également un excellent moyen pour donner du ton à cet organe, combattre le spasme, entretenir les évacuations cutanées, et repousser des organes de la respiration les produits scrofuleux.

L'accroissement des forces vitales après la puberté, la prédominance que prend alors le système artériel, et le siége des maladies héréditaires qui se trouve dans l'organe qui reçoit autant de sang que tout le corps, forment des circonstances essentielles qui changent entièrement le traitement prophylactique des maladies héréditaires de cet âge ; conséquemment les moyens qui s'opposent à la phlogose toujours imminente sont les meilleurs remèdes prophylactiques. Aussi les évacuations sanguines par la lancette ou par les sangsues doivent être placées à la tête de ces moyens. L'hémoptysie s'accompagne toujours d'une disposition inflammatoire ; les affections anévrysmales en participent aussi. D'ailleurs, les évacuations sanguines peuvent être encore utiles en faisant disparaître l'irritation pulmonaire excitée par l'âge ou par des causes accidentelles qui peuvent attirer sur les poumons la matière tuberculeuse. Les saignées, seront avantageusement secondées par les remèdes tempérans, relâchans et sédatifs qui composent le régime anti - phlogistique.

La prédominance du système artériel à cette époque de la vie, et la disposition à l'état inflammatoire qui en résulte, exigent que les moyens généraux anti-scrofuleux indiqués comme prophylactiques des maux héréditaires soient infiniment modifiés. On doit choisir les plus doux, ceux qui agacent le moins les capillaires sanguins ; et même, en les mettant en usage ; on doit accompagner leur emploi des tempérans et relâchans qui doivent leur servir de correctif. Et non-seulement les anti-scrofuleux trop actifs, tels que ceux qui produisent les secousses fébriles, qui font naître la phlogose dans le système et qui augmentent l'énergie des forces vitales, seraient nuisibles en produisant une irritation phlogistique dans le poumon qui faciliterait le dépôt tuberculeux, et en développant par conséquent les maux héréditaires que l'on veut prévenir ; mais ils le seraient encore si déjà le poumon était atteint de tubercules, en favorisant leur inflammation et leur fonte, et en hâtant le développement du mal héréditaire le plus grave, dont nous nous sommes réservé de faire connaître les moyens prophylactiques dans un chapitre particulier.

Concluons donc que les anti-scrofuleux trop actifs ne doivent point figurer parmi les moyens

préservatifs des maladies héréditaires de la poitrine ; que les évacuations sanguines sont les
meilleurs remèdes prophylactiques de ces affections; que les moyens qui éloignent l'irritation
tiennent un second rang dans lequel les saignées
doivent trouver encore une place; enfin que les
révulsifs les plus énergiques qui, en déplaçant l'irritation et en changeant la mauvaise direction
des mouvemens vitaux, servent encore à déchar-
ger le poumon des dépôts scrofuleux, sont les
plus puissans de tous : tels sont les exutoires, qui
agissent profondément dans le tissu cellulaire.

§ III. *Maladies héréditaires de l'âge viril.* Les
mouvemens fluxionnaires changent encore de direction à l'âge mûr. L'épigastre et les viscères
abdominaux en sont l'aboutissant. Ce n'est plus
le système artériel qui prédomine d'une manière
vicieuse, c'est le système veineux qui exerce la
prépondérance, mais surtout le viscéral ou celui
de la veine porte. Il se forme un état pléthorique
dans l'un et l'autre sexe dans ce système, qui est
plus particulièrement provoqué chez les femmes
par la suppression naturelle des mois. C'est alors
que se montrent les dégénérescences cancéreuses
qui sont essentiellement liées à cet état pléthorique dépendant de cette cause.

Les affections rhumatismales et surtout les goutteuses en dépendent aussi, puisque la goutte attaque principalement les individus de cet âge qui
font une bonne chère et qui vivent dans l'inaction.

Les embarras qui se forment et qui sont la source des différentes hydropisies héréditaires, produisent également, s'il existe une mobilité nerveuse considérable, les maux hypochondriaques, les affections mélancoliques et maniaques héréditaires, parce que les causes qui irritent le système nerveux abdominal font ressentir leur pernicieuse influence au cerveau et y déterminent l'aliénation des facultés intellectuelles. Les maladies héréditaires qui se développent à cette époque de la vie sont donc les affections cancéreuses, les hydropisies et les tumeurs squirrheuses et enkystées, les maladies goutteuses, rhumatismales, et les affections hypochondriaques, mélancoliques et maniaques.

Le traitement prophylactique de ces sortes de maladies doit tendre à diminuer cette pléthore veineuse en question, à calmer l'irritation nerveuse abdominale, et à empêcher les dépôts scrofuleux sur les viscères de cette cavité ; on joindra d'ailleurs à ces moyens les remèdes anti-scrofuleux, qui peuvent diminuer ou pallier les effets de ce vice lymphatique. On doit se rappeler qu'à cette époque la tendance à l'inflammation diminue à raison de la diminution de l'influence du système artériel, et que l'état atonique, moindre pourtant que dans l'enfance, lui succède, parce qu'on voit le tissu cellulaire se charger de graisse, et le système absorbant avoir moins d'activité pour pomper les sucs qui inondent ce tissu.

Il suit de ces principes qu'un régime frugal

ou une espèce de diète doit être le premier moyen à opposer au développement de ces maladies héréditaires ; ensuite de petites saignées pratiquées par intervalles, et mieux encore l'application des sangsues aux vaisseaux hémorrhoïdaux, seront un excellent remède pour atteindre ce but. En effet, l'expérience a appris combien cette route était la véritable pour prévenir, à l'âge de retour, nombre de maladies chroniques, et même pour guérir celles qui existaient déjà. On secondera ces moyens par un exercice convenable propre à diminuer la pléthore abdominale, et par la boisson des eaux minérales, qui en augmentera les effets. On ajoutera, à l'usage de ces remèdes, celui des substances médicamenteuses qui favorisent les excrétions cutanées si salutaires dans les affections goutteuses et rhumatismales, et on écartera avec soin toutes les causes qui peuvent diminuer ou supprimer l'insensible transpiration. Il faudra encore éviter les passions de l'âme qui, comme la colère, l'ambition, la passion des richesses et les chagrins domestiques, agissent sur le système nerveux épigastrique et développent les affections nerveuses héréditaires.

Les différens moyens propres à combattre les effets du vice lymphatique que nous avons dit être la principale source des maux de famille, se borneront à ceux qui excitent légèrement le système lymphatique sans produire de grandes secousses, sans quoi on s'exposerait à provoquer les dégénérescences cancéreuses que l'on veut prévenir. On pourra leur associer de légers toniques, parce qu'on a moins à craindre l'état inflammatoire. L'usage des exutoires profonds, appliqués sur les parties inférieures, préviendra les effets ultérieurs de ce vice, et les dépôts squirrheux, cancéreux ou enkystés qui se font à cette époque sur la plupart des viscères de l'abdomen.

§ IV. *Maladies héréditaires de la vieillesse.* A cette époque de la vie, tous les systèmes s'affaissent et perdent l'influence particulière qu'ils ont exercée chacun à son tour. Les chairs se dessèchent, la faiblesse devient générale ; mais le système nerveux et le cerveau s'en ressentent plus que les autres appareils organiques. Les mouvemens vitaux et pathologiques dirigés antérieurement vers l'abdomen changent encore de direction. Cependant il en existe encore dans cette cavité qui produisent des affections de la vessie ou des maladies des voies urinaires ; mais les oscillations organiques se dirigent de nouveau à la tête pour former un cercle pathologique, comme Hippocrate le supposait, pour les fonctions des organes. Le cerveau, faible chez l'enfant, s'affaiblit de nouveau chez le vieillard ; les facultés intellectuelles diminuent. Ainsi se vérifie cet adage connu, que nous sortons enfans du berceau et que nous arrivons tels à la fin de notre carrière. Aussi cette faiblesse relative de l'encéphale donne lieu à l'apoplexie et aux paralysies héréditaires qui surviennent plus particulièrement à la vieillesse.

Le défaut d'exercice, la trop grande habitude du vin, l'engorgement de l'estomac chez les personnes voraces, et surtout les contentions d'esprit familières aux gens de cabinet, favorisent les dispositions héréditaires à l'apoplexie.

Par conséquent, pour prévenir l'explosion de cette maladie grave chez les personnes qui y sont naturellement disposées, il faut nécessairement écarter ces causes. Un régime frugal, beaucoup d'exercice, moins de travail à l'égard des facultés intellectuelles, des alimens pris en petite quantité, surtout le soir, l'usage des remèdes qui fortifient l'estomac et le système nerveux, et qui préviennent le raptus des fluides à la tête et empêchent la formation des concrétions lymphatiques dans le cerveau, seront les moyens les plus efficaces pour prévenir les maux apoplectiques et paralytiques héréditaires.

CHAPITRE VI.

Traitement prophylactique de la Phthisie pulmonaire héréditaire.

Il est sans doute d'une grande importance de s'opposer au développement des maux de famille : ce sont, en général, des maladies terribles par leur durée et leur issue; accablantes par leur renouvellement continuel et par la faculté qu'elles ont de se transmettre des pères aux enfans ; mais parmi tous ces maux, il n'y en a pas de plus commun et de plus meurtrier que la phthisie pulmonaire. Elle immole des familles entières, détruit toutes les espérances, ensevelit dans la même tombe la mère et les enfans, le frère et la sœur. Rien ne résiste à ses coups meurtriers. En est-il de même des autres maladies héréditaires ?

L'épilepsie est, à la vérité, une maladie affreuse par les secousses et les tableaux déchirans qu'elle produit dans ses victimes. La manie est également une affection déplorable, puisqu'elle assimile l'homme à la brute, et le rend même dangereux à ses parens et à ses amis. Ah ! du moins ces maladies ne sont pas très-fréquentes, et n'attaquent qu'une faible partie de la population.

Les maux hypochondriaques et hystériques sont très-communs ; ils sont pénibles pour ceux qui les éprouvent ; ils n'offrent pourtant rien de fâcheux ni pour les malades ni pour les familles.

Si les douleurs de la goutte sont cruelles et long-temps fatigantes, elles préservent du moins d'autres maladies graves.

Mais quelle maladie pourrions-nous comparer à la phthisie héréditaire, tant à raison de ses nombreuses attaques que de ses tableaux lugubres ? Le cancer soutiendrait le parallèle si ce mal hideux n'était beaucoup plus rare et moins dévastateur que la pulmonie.

Ce fléau réunit les deux grands caractères propres à diminuer la population. Elle est extrêmement fréquente, puisque, selon les auteurs, un grand nombre de maladies chroniques, surtout du poumon, y aboutissent; elle est, une fois bien développée, au-dessus des ressources de l'art.

C'est à la plus brillante époque de la vie qu'elle exerce ses ravages; elle choisit pour victimes les individus en qui reposent toutes les espérances. Ses coups sont lents, mais ils sont sûrs; elle déroule les tableaux de la mort avec lenteur; elle enfonce tous les jours le poignard dans le sein des parens qui entourent la victime; et celle-ci, trop rassurée sur son état, croit échapper au naufrage alors même que le flambeau de la vie est prêt à s'éteindre.

Que de considérations pour le médecin afin d'étudier avec soin le caractère de cette fatale maladie, de faire des recherches pour la combattre avec fruit, et de chercher un antidote pour neutraliser ses terribles effets ! Tout cela a été tenté. Ce fléau a été étudié dans toutes ses phases; des milliers de remèdes différens lui ont été opposés; les médecins les plus instruits et les plus fameux ont payé leur tribut, et nous en sommes encore à ce malheureux point que la phthisie pulmonaire confirmée est incurable.

Ces motifs sont puissans pour engager les médecins à faire part de leurs recherches et à mettre en œuvre tout ce qui peut s'opposer au développement de ce fléau. C'est ce qui nous a déter-

miné à joindre à notre travail sur les maux héréditaires un chapitre particulier sur les moyens
de prévenir la phthisie pulmonaire.

Si le caractère héréditaire doit être accordé à
une maladie, c'est sans contredit à la phthisie de
naissance. Les médecins les plus sceptiques, ceux
qui font preuve d'un pirrhonisme outré, en refu-
sant cette propriété à d'autres maladies qui se perpétuent dans les familles, ne peuvent la refuser
à la pulmonie. Eh! qui pourrait fermer les yeux
à la lumière, lorsque plusieurs membres d'une
même famille, séparés les uns des autres, payent
le fatal tribut à cette maladie, à des intervalles
différens et sans cause manifeste, et précisément
à la même époque où les auteurs de leurs jours
ont succombé à la phthisie, et que le même tableau s'était déjà montré d'une manière aussi lu-
gubre chez leurs aïeux. Ou il n'y a rien de certain
en médecine, ou la pulmonie est un mal héréditaire. Quels sont donc les moyens pour s'en préserver lorsqu'on a le malheur de porter dans les
organes de la respiration et dans la constitution
une fatale disposition à cette maladie?

Si nous avons prouvé que la cause la plus générale et la plus ordinaire des maladies héréditaires
est le vice scrofuleux qui se perpétue dans les familles, et si la phthisie pulmonaire est véritablement celle qui est la plus héréditaire, ainsi que
l'expérience le démontre tous les jours, et comme
l'a énoncé Morton, qui s'est occupé avec beau-

coup de succès de ce genre de maladie , *præ cæteris omnibus hereditarius*, il est naturel de conclure que la phthisie de naissance est de nature scrofuleuse. Nous savons d'ailleurs que cette cruelle affection , d'après le calcul de Sydenham, de Leake (qui , sous le nom de *consomption ,* entend sans doute la phthisie pulmonaire) et de Bayle , fait périr la cinquième partie de l'espèce humaine, ou, en d'autres termes, qu'elle moissonne chaque année un cinquième des victimes de toutes les maladies quelconques. Or, comme la tuberculeuse, d'après le calcul de ce dernier auteur, forme les sept huitièmes de toutes les phthisies, ou qu'elle est aux autres espèces ensemble dans le rapport de 8 à 1 , faut-il bien nécessairement que celle qui est héréditaire, qui est beaucoup plus fréquente que celle qui ne vient point par voie de génération , soit également d'une nature tuberculeuse ou scrofuleuse.

A ces preuves, qui ne laissent presque pas de doute sur le caractère de cette espèce de phthisie, ajoutez celles que nous fournit le docteur Portal (*Mémoires sur plusieurs malad.,* tom. Ier.), qui dit que la phthisie de naissance est la plus commune et extrêmement fréquente ; que les cadavres de pareils phthisiques offrent une configuration des os de la poitrine qui annonce les atteintes du vice rachitique, que les glandes lymphatiques du poumon sont engorgées, et que très-souvent les maxillaires, les œsophagiennes et les mésentériques le sont de la même manière, et que le parenchyme du poumon est farci d'un suc scrofuleux. L'opinion de M. le professeur Baumes (*Phthisie pulmonaire*, tom. Ier., pag. 3o3), qui pense qu'en général la phthisie héréditaire est de nature tuberculeuse, « et que ceux qui ont voulu prononcer sur la na- » ture propre de la matière tuberculeuse n'ont pas manqué de l'identifier avec la matière scrofu- » leuse, d'après les effets, le siége et la nature » des écrouelles. Cette opinion paraît extrême- » ment fondée; elle l'est surtout à l'égard des » phthisies héréditaires ou de naissance ».

Selon Morton (*Phthisiol.*, *lib. III*, *cap. I*), les scrofuleux atteints d'engorgemens glanduleux dans différentes parties du corps ont souvent des tubercules dans les poumons, et le diagnostic le plus sûr de la phthisie scrofuleuse se tire des tumeurs glanduleuses qui occupent l'habitude extérieure du corps. Le même auteur pense que les tubercules ou les petits corps glanduleux trouvés dans le poumon sont la cause de la phthisie héréditaire,

D'après le témoignage de Mead, ceux qui ont été atteints dans leur jeunesse des écrouelles, sont les plus sujets à la phthisie pulmonaire. Boerhaave et d'autres sont du même sentiment; et il n'est pas jusqu'à Morgagni qui, bien qu'ayant été peu à portée d'étudier dans les cadavres la cause de la phthisie, par la crainte de la gagner par contagion, ne soit de l'avis, d'après les observations de Valsalva, et celles qu'il avait faites sur le vivant, que les tubercules ne soient la cause la plus ordinaire de la phthisie de naissance (*Epist. XXII,* n⁰ˢ 19 et 20).

Cullen (*Élém. de Méd.*, tom. II, pag. 609) pense que le vice scrofuleux est éminemment héréditaire ; et quoique cet auteur se soit presque exclusivement occupé de ce vice dans le système glanduleux extérieur, en parlant néanmoins des écrouelles graves qui portent sur les viscères, il dit qu'on trouve dans les poumons un grand nombre de tubercules ou kystes qui contiennent une matière dont la nature varie. Aussi le professeur Pinel a classé la phthisie pulmonaire parmi les genres des écrouelles (1), et le docteur Salmade (2) assure que l'autopsie cadavérique démontre que la phthisie pulmonaire, presque toujours de nature scrofuleuse, doit à ce vice la pro-

---

(1) Voici comme s'exprime Pujol (OEuv. div. tom. III. pag. 31) au sujet de la phthisie pulmonaire. C'est un spectacle vraiment affligeant et de tous les jours dé voir que, depuis l'âge de 18 jusqu'à 33 et 35 ans, les personnes des deux sexes qui, dans leur enfance, ont été attaquées de quelques symptômes écrouelleux dont les révolutions des âges ont paru triompher, tombent, par des causes légères et quelquefois sans cause manifeste, dans des maladies de poitrine chroniques qui aboutissent à un asthme tuberculeux et incurable, et le plus souvent à une phthisie lentement mortelle.

(2) Mémoire pour prévenir la phthisie héréditaire. (Journal général de Médecine, tom. XLVI. pag. 262.)

priété de se perpétuer dans les familles par héritage.

Ce témoignage presqu'unanime des auteurs sur
la cause de la phthisie la plus fréquente et qui se
transmet par hérédité, est encore fortifié par les
recherches des médecins qui se sont occupés, dans
ce dernier temps, d'anatomie pathologique. Ces
médecins, à la tête desquels il faut placer Bayle,
se sont convaincus que la dégénérescence tuberculeuse pouvait affecter tous les organes, mais
principalement le poumon ; et que les tubercules
trouvés dans ce viscère sont de même nature que
la dégénérescence tuberculeuse des glandes mésentériques, maxillaires ou autres chez les écrouelleux, et que souvent on voit chez le même sujet des
glandes simplement engorgées et d'autres affectées de dégénérescence tuberculeuse.

D'après ces faits, il est prouvé, autant qu'une
chose peut l'être en médecine, que les tubercules
du poumon considérés par Morton, Portal, M. Baumes et autres, comme des engorgemens glanduleux de ce viscère, ou par Reid (*Essai sur la
Phthisie pulmonaire*), Bonafox du Mallet (*Traité
sur la Phthisie pulmonaire*), qui ne veulent point
admettre des glandes dans la substance du poumon, comme une dégénérescence particulière du
système lymphatique, et par le docteur Broussais
(*Phlegmasies chroniques*) comme le produit de
l'inflammation des faisceaux blancs de ce viscère,
sont la véritable cause des phthisies héréditaires, et

que cette cause tient essentiellement au vice scrofuleux.

Les moyens préservatifs de la phthisie héréditaire peuvent être distingués en deux ordres :
1°. ceux qui, en fortifiant la constitution, peuvent s'opposer au développement du vice scrofuleux, et corriger la structure organique de la
poitrine qui prédispose à cette maladie ; 2°. et
ceux qui doivent prévenir la formation des tubercules dans les poumons, et qui empêchent
l'action des causes occasionelles qui favorisent les
dépôts tuberculeux dans ce viscère, ou leur fonte
purulente lorsqu'ils existent déjà.

Les premiers moyens doivent être employés de
bonne heure, avant que les organes soient développés. Les autres doivent trouver leur place
quand l'accroissement est achevé, et que les sujets
disposés à cette maladie sont arrivés à cet âge où
elle se manifeste ordinairement.

Nous diviserons par conséquent ce chapitre en
deux sections ; il s'agira dans la première du traitement prophylactique de la phthisie pulmonaire
dans le premier âge de la vie jusque et compris
l'époque de la puberté. Nous indiquerons dans la
deuxième les moyens préservatifs de cette affection après cette époque critique.

SECTION PREMIÈRE.

Moyens préservatifs de la Phthisie pulmonaire de famille dans le premier âge de la vie jusqu'à la révolution de la puberté inclusivement.

L'ÉDUCATION physique des enfans qui apportent dans leur organisation une disposition héréditaire à la phthisie ne doit pas être différente de celle que nous avons indiquée pour prévenir les maladies héréditaires en général. Cette éducation tend essentiellement à fortifier la constitution des êtres que l'on y soumet. En donnant du ton aux solides et en fortifiant le système nerveux, on réussit à corriger cette disposition aux maladies qui ont affligé les ascendans. D'ailleurs, on prévient le développement du vice scrofuleux, qui, s'il n'est pas directement produit par la faiblesse et l'atonie, s'accompagne du moins de cet état du système, se trouve favorisé par toutes les causes débilitantes, et disparaît ou est beaucoup affaibli par tous les agens qui fortifient le tempérament.

Cette éducation physique doit commencer au moment de la conception.

La femme doit se soumettre à cette époque à toutes les règles d'hygiène prescrites dans la deuxième section du cinquième chapitre. Elle doit, en outre, éviter toutes les causes qui peuvent supprimer l'insensible transpiration et produire des catarrhes pulmonaires ou telle autre maladie des organes de la respiration ; car le poumon de l'enfant étant le viscère que l'on doit avoir en vue de fortifier et de prémunir contre l'action de toutes les causes débilitantes, il se ressentirait nécessairement de la fâcheuse influence que celui de la femme éprouverait de pareilles maladies pendant la grossesse.

La femme nourrira son enfant si elle est bien constituée, et si c'est le père qui doit transmettre l'influence héréditaire ; mais si la disposition pulmonique vient de sa tige, on la séparera de son nourrisson ; et celui-ci sera confié à une nourrice d'une bonne constitution, dont les apparences physiques excluent toute idée de principe morbide, mais surtout du vice scrofuleux. Que son lait soit en rapport avec la constitution de l'enfant : il sera récent et frais s'il est faible, et un peu plus vieux si les organes sont assez forts pour supporter un lait plus consistant. La femme doit, en pareille circonstance, fermer l'oreille à tous les discours et à toutes les déclamations qui pourraient se faire auprès d'elle pour l'engager à donner le sein à son enfant (1). Nous dirons avec l'illustre profes-

---

(1) Tout le monde connaît les anathèmes lancés par J.-J. Rousseau contre les femmes qui ne veulent pas nourrir. On sait, d'après l'histoire, que les orateurs grecs et romains accusaient et faisaient condamner celles qui avaient négligé ce devoir. Les femmes chinoises obtiennent des récompenses

seur Baumes : *c'est assez que celui-ci ait vécu neuf mois dans un corps frappé d'une atteinte pulmonique*, sans qu'il continue encore à sucer un lait qui doit lui être si pernicieux.

Si, pendant l'allaitement, la constitution de l'enfant paraît faible, s'il se manifeste quelque symptôme du vice scrofuleux, et si le lait de la nourrice, quoique bon, ne suffit point pour la fortifier, il faudra donner à celle-ci les amers, les anti-scorbutiques, et lui prescrire un régime animal et fortifiant dont les effets se communiquent à son nourrisson.

Le développement des organes de la respiration devant être entièrement libre, on doit proscrire, plus que jamais, l'usage du maillot, des corps de baleine, les habillemens étroits, les ligatures et tous liens quelconques, et enfin tout ce qui peut gêner le mouvement expansif des organes et la circulation du sang. On doit surtout éviter, pour ce qui concerne les habillemens, le froid, l'humide et toutes les causes qui ont la double propriété de favoriser le vice lymphatique hérédi-

---

en remplissant ce vœu de la nature. On attribue la beauté et les grâces de certains peuples au bonheur de l'allaitement maternel. Mais tous ces faits, ainsi que celui rapporté par Morton, au sujet des bons effets et du soulagement que retira une femme pulmonique de l'allaitement, ne sauraient faire adopter une pratique qui doit avoir les plus graves inconvéniens.

taire, et affaiblir par des rhumes, des catarrhes et
autres maux de cette espèce les organes de la respiration.

Cependant on habituera peu à peu le corps de
l'enfant à l'action du froid ; on évitera de le laisser
dans un air trop échauffé. Le système dermoïde
sera ranimé par des frictions sèches, stimulantes ;
et on l'habituera insensiblement à l'usage des lo-
tions froides, et même des bains frais et ensuite
froids ; excepté que la constitution des enfans soit
si délicate qu'on ne puisse les soumettre à cette
pratique sans inconvénient.

Quand l'enfant sera sevré, il sera nourri avec
des substances partie animales et partie végétales,
des bouillons légers, des panades aromatisées.
Son régime sera tonique et fortifiant, et tel que
nous l'avons indiqué dans le chapitre de l'éducation physique. On pourra aussi lui donner du
lait ; et nous ne pensons pas qu'à cet âge une nourriture qui est celle de tous les animaux, de l'homme
après sa naissance, et presque l'unique de certains peuples, puisse être bien nuisible à des
enfans disposés à la phthisie pulmonaire. D'ailleurs, son mélange avec d'autres substances alimentaires doit corriger ce que ce liquide peut
avoir de vicieux.

Il est entendu qu'avec un pareil régime, l'enfant doit respirer un air pur et sec, habiter une
maison sèche et bien aérée, faire tout l'exercice
compatible avec son âge, jouir de l'air frais du

matin, coucher dans un lit médiocrement mou, et s'habituer insensiblement aux variations de l'atmosphère. Il faut que son sommeil ne soit pas prolongé; que ses pieds soient tenus chaudement, surtout en hiver, et la tête légèrement couverte, et qu'il soit mis le plus tard possible à l'étude et aux occupations des colléges.

Si, malgré ce régime et ces moyens d'hygiène sagement administrés, il se manifeste des symptômes écrouelleux, il faudra les combattre par les amers, les anti-scorbutiques, les préparations mercurielles et antimoniales, l'eau de chaux, les martiaux (1) et tous les moyens préconisés contre le vice scrofuleux, et dont le choix et les doses seront en rapport de l'âge, du tempérament et la constitution des enfans qui en réclament l'emploi.

C'est principalement à l'époque de la puberté que les moyens toniques et fortifians tirés de l'hygiène sont plus nécessaires que jamais. L'exercice, une vie active qui accélère la circulation des fluides et leur évacuation par la peau, favorisent ordinairement cette révolution de l'âge, qui, en donnant de l'énergie à tout le système, peut corriger d'une manière puissante la disposition à la pulmonie.

---

(1) Sauvages (*Nos. meth.,* tom. IX) dit que les martiaux ménagés sont un excellent préservatif de la phthisie scrofuleuse. Des enfans scrofuleux ont été guéris d'une toux opiniâtre avec des préparations martiales.

Combien les études prolongées et l'inaction produisent un effet opposé! Nous sommes tous les jours témoins des pernicieux effets d'une pareille cause. Nous avons continuellement à soigner de jeunes ecclésiastiques qui, âgés de dix-huit à vingt ans, perdent la santé qu'ils avaient conservée jusqu'à cette époque. Un examen réfléchi fait trouver dans leur famille quelque maladie dépendante du vice scrofuleux ou d'une disposition pulmonique. Ces jeunes-gens vont à un séminaire situé dans un local bas et humide et au nord, dans un pays où l'hiver est rigoureux. Les exercices de piété y sont longs et pénibles; ils se font, en hiver, le matin avant le jour; ils sont privés de feu pendant leurs études, et l'exercice du corps est presque nul. Parmi ces ecclésiastiques, les uns résistent à ces épreuves la première année, les autres en reviennent déjà malades; mais la plupart se trouvent indisposés la seconde année. Eh bien! nombre de ces sujets, en apparence robustes auparavant, s'en retournent avec des affections nerveuses chroniques ou des symptômes de pulmonie. La poitrine se trouve plus ou moins affectée dans le plus grand nombre, et certainement ces dispositions à la phthisie pulmonaire, tenant à l'influence du vice scrofuleux, ne se seraient pas développées s'ils n'avaient pas été soumis à l'influence de trois causes également pernicieuses : le froid, l'inaction du corps et l'exercice trop réitéré des facultés intellectuelles.

SECTION II.

Moyens préservatifs de la Phthisie pulmonaire héréditaire après la puberté, et principalement depuis dix-huit ans jusqu'à trente-six.

Il est bien prouvé que la phthisie de naissance est presque toujours tuberculeuse, que les tubercules forment une dégénérescence organique que l'on doit rapporter au vice scrofuleux ; et que la cause essentielle de cette espèce de phthisie gît dans ces tubercules cruds ou suppurés dans l'organe pulmonaire. Dans le premier état, ils produisent la phthisie lorsque, réunis en grand nombre daus le poumon, ils le désorganisent, détruisent son parenchyme, et diminuent d'une manière pernicieuse l'influence vitale de ce noble viscère sur l'économie animale. Dans l'état de fonte et de purulence, il en résulte une fièvre lente qui consume les forces, empêche la nutrition et augmente les désordres que produisent les tubercules dans le poumon.

Si l'on connaissait d'une manière positive comment se forment ces tumeurs dans ce viscère, quelles sont les causes qui produisent, accélèrent ou retardent cette formation, les moyens prophylactiques de cette maladie seraient bientôt trouvés ; et s'il était à la puissance de l'art de les mettre toujours en usage, on serait toujours sûr de prévenir la phthisie héréditaire chez les personnes qui portent une disposition organique à cette maladie.

Il n'en est pas ainsi; nos connaissances à cet égard se bornent aux faits suivans : la phthisie héréditaire frappe plus particulièrement les sujets dont la constitution est telle qu'elle a été appelée *pulmonique* par tous les auteurs qui l'ont décrite. Constitution grêle , élancée , poitrine étroite, omoplates saillantes , long cou , chairs flasques , figure, surtout les pommettes, colorée, mobilité nerveuse et vivacité dans le caractère. Cette disposition pulmonique se développe d'ordinaire de dix-huit à trente-six ans , époque de la vie où les mouvemens vitaux se dirigent de préférence vers la poitrine , et où les produits du vice scrofuleux se déposent plutôt dans le poumon que dans les autres organes.

Ces tubercules existent souvent avec d'autres lésions dans le système glanduleux qui dépendent du même vice. Néanmoins ils se forment souvent sans que rien à l'extérieur puisse les faire présumer, et sans qu'aucun symptôme de phthisie puisse faire croire à leur existence. On trouve quelquefois des poumons qui en sont farcis dans des sujets morts d'autres maladies que la phthisie pulmonaire , et chez lesquels on était bien loin de les soupçonner. (BAYLE, *Recherches sur la Phthisie pulmonaire.*) Quelles données peut-on avoir alors pour prévenir une maladie si redoutable?

Cependant les médecins ont fait de tous les

temps des efforts pour trouver la cause qui facilitait la formation de cette dégénérescence ; et nous avons vu, dans le chapitre des maladies organiques produites par les tubercules, que Morton, Baglivi, Stoll et autres, et dans ces derniers temps le docteur Broussais, attribuaient ces tumeurs à l'inflammation du poumon ou de la plèvre. Ce dernier auteur surtout ne reconnaît d'autre cause de cette dégénérescence que la phlegmasie des organes thoraciques qui produit celle des faisceaux capillaires blancs, d'où s'ensuit la génération des tubercules. Ainsi l'existence tuberculeuse suppose toujours, d'après le même auteur, une phlogose aiguë ou lente qui a précédé leur formation.

Le docteur Bayle a réfuté cette doctrine par les argumens suivans : les constitutions scrofuleuses sont celles qui offrent ordinairement les dégénérescences tuberculeuses, et non celles qui sont les plus sujettes aux phlegmasies. Si l'on trouve une inflammation dans un poumon tuberculeux, c'est à l'endroit où siégent les tubercules qui la produisent par une irritation mécanique, et conséquemment cette phlegmasie est l'effet et non la cause de ces tumeurs. On rencontre des tubercules de même nature et dans le même cadavre dans d'autres viscères que le poumon, et dans celui-ci même sans aucune trace inflammatoire, et sans qu'on eût observé pendant la vie aucun signe qui annonçât leur existence.

D'après cela, l'auteur nie que les catarrhes ou

rhumes de poitrine produisent la phthisie pulmonaire, et il ajoute que les cas où l'on a cru que cette maladie était la suite d'un catarrhe n'étaient que des phthisies commençantes qui en imposaient pour des rhumes. En pareil cas, dit-il, l'irritation des tubercules sur les extrémités bronchiques produit la toux, une expectoration muqueuse, et se montre sous l'apparence d'un catarrhe pulmonaire. Selon le même auteur, les tubercules qui produisent la phthisie pulmonaire sont de même nature que les engorgemens des glandes des écrouelleux, qui, en vieillissant, deviennent tuberculeux totalement ou en partie, et qui peuvent, comme les tubercules du poumon, rester stationnaires et ne produire aucun accident s'ils sont en petit nombre. C'est par conséquent une dégénérescence engendrée par ce vice et totalement indépendante des phlegmasies lentes des organes thoraciques. Ces maladies peuvent compliquer la phthisie ou en hâter la marche, mais elles ne la produisent pas directement. Les tubercules ne dépendent point d'une inflammation quelconque des glandes ou du système lymphatique, parce que la phlegmasie de la muqueuse des bronches produit son épaississement, sa rougeur et une matière puriforme, et jamais les tubercules. La pleurésie et pneumonie lentes hépatisent et carnifient les poumons sans produire ces tumeurs; et lorsqu'elles se rencontrent avec la phlogose, celle-ci s'est développée après la formation des tubercules. Enfin Bayle prononce que les auteurs qui ont dit qu'un rhume négligé est une cause de la phthisie se sont trompés, et que les médecins qui, comme Pringle, ont avancé qu'un rhume qui se prolonge est un commencement de cette affection, ont été également dans l'erreur ; et que l'opinion de Tissot, qui attribue tant de ravages aux suites d'un rhume mal soigné n'est pas plus fondée.

Le témoignage de tant d'habiles médecins qui étaient à même de distinguer les affections catarrhales du poumon de la première période de la phthisie pulmonaire, et l'expérience de tous les jours, qui nous apprend combien ces maladies favorisent le développement de la pulmonie, ne sont donc que des faits erronés.

En convenant avec Bayle que les tubercules, ainsi que nous l'avons prouvé au commencement de ce chapitre, sont le produit des écrouelles et la cause essentielle de la phthisie héréditaire, nous pensons aussi que les phlegmasies du poumon, mais surtout l'inflammation lente et le catarrhe de cet organe, peuvent fort bien déterminer cette phthisie, ainsi que tous les autres stimulus qui agissent d'une manière quelconque sur ce viscère. Ce n'est pas que nous adoptions l'opinion de ceux qui font dépendre ces tumeurs de l'inflammation du poumon qui se termine, pour ainsi dire, d'une manière squirrheuse ; mais la phlogose agit, à notre avis, en appelant sur ce viscère la matière tuberculeuse qui existe chez les sujets atteints du vice scrofuleux. Le rhume ou soit le catarrhe pulmonaire, en affaiblissant le poumon ou en y déterminant une espèce de fluxion, fait déposer le principe tuberculeux sur ce viscère. S'il existe déjà sous la forme ordinaire des tumeurs, il en produit le ramollissement et fait éclore une phthisie qui, sans cette circonstance, ne se serait jamais développée, ou aurait éclaté plus tard.

Cette théorie s'accorde avec l'expérience de tous les jours. Combien de catarrhes pulmonaires dus à l'influence de l'air et affectant de la même manière nombre d'individus, et qui font tomber dans la phthisie pulmonaire ceux qui ont une disposition héréditaire à cette maladie ! Combien de phthisiques de naissance qui résistent à l'influence d'un premier ou d'un deuxième rhume, et qui sont finalement atteints de la pulmonie par les secousses d'un troisième ! Des médecins aussi fameux que Pringle et Tissot ont reconnu ce fait; et le témoignage des Baillou, des Van-Swiéten, des Grant, des Soll est conforme à ce que nous venons d'avancer.

La théorie que nous adoptons, outre qu'elle s'accorde avec l'expérience, peut se prouver encore par l'analogie. Un enfant atteint d'une diathèse scrofuleuse paraît jouir de la santé : fait-il une chute légère, reçoit-il un coup qui ne produirait aucun effet chez un sujet bien sain, il se développe à l'endroit lésé une tumeur blanche si c'est une articulation ; la gibbosité ou le mal vertébral de Pott si la colonne vertébrale a reçu la secousse; ou la claudication par la luxation consécutive du fémur, si la cause a porté sur les hanches. Cette cause extérieure agit donc en irritant ou en affaiblissant la partie lésée, et y fait déposer la matière scrofuleuse. La même chose n'arrive-t-elle pas par rapport au cancer? Un coup, une chute, la compression ou toute autre cause extérieure fait naître une glande au sein, qui devient cancéreuse. Ainsi ces causes favorisent le développement d'un mal scrofuleux extérieur et du cancer au sein, comme les stimulus quelconques contribuent à la formation des tubercules dans le poumon en agissant sur cet organe. Mais notre opinion n'est point que l'inflammation de ce viscère, ni toutes les causes stimulantes ou affaiblissantes qui agissent sur lui, soient suffisantes pour produire ces tumeurs si le sujet n'est point atteint d'une diathèse scrofuleuse héréditaire ou acquise.

Ainsi la principale cause de la phthisie héréditaire est cette diathèse scrofuleuse. Si elle est très-forte, et si la conformation de la poitrine approche de la pulmonique, elle n'a pas besoin d'auxiliaire pour développer la phthisie; et lorsqu'elle est moins prononcée et la constitution moins phthisique, les causes qui agissent sur le poumon ou les bronches concourent avec elle au développement de la pulmonie.

Or, comme le rhume ou le catarrhe pulmonaire est une maladie extrêmement fréquente et qui attaque tant de fois le même individu dans le cours de sa vie, il n'est pas étonnant que ce soit le stimulus ou la cause occasionelle la plus générale de la phthisie pulmonaire, et reconnue pour telle par tous les bons praticiens. Cette théorie rend raison de la plus grande fréquence de la phthisie depuis l'âge de dix-huit jusqu'à quarante ans, reconnue encore par tous les observateurs; c'est que cette époque de la vie est elle-même un stimulus, si nous pouvons ainsi parler, qui agit sur les organes de la respiration et y fait déposer les produits scrofuleux. Dans les autres âges ils déposent sur les organes qui en reçoivent une influence particulière; c'est à la tête dans l'enfance que ce vice porte ses effets; c'est sur les viscères abdominaux qu'il agit de préférence dans la maturité de l'âge.

Il suit de là que les moyens prophylactiques de la phthisie héréditaire, passé l'époque de la puberté, doivent être choisis d'après les considérations suivantes.

1°. Il existe, chez les sujets disposés à la phthisie pulmonaire, un vice dans le système lymphatique qui tend à produire des tubercules; il existe en outre, dans les organes de la respiration, une disposition organique qui tend à les faire développer dans leur parenchyme. 2° Il se fait à la puberté une révolution qui augmente l'énergie du système artériel et qui dispose aux phlegmasies. Le poumon, qui reçoit dans son tissu tout le sang qui

circule dans le corps, est plus disposé à cette phlogose que tout autre organe. Cette disposition est
encore augmentée par l'effet de l'âge, et par
l'influence des organes de la génération, qui sympathisent avec ceux de la poitrine.

Tous les moyens hygiéniques ou médicinaux
propres à combattre la diathèse scrofuleuse ou tuberculeuse, à fortifier les organes de la respiration,
à prévenir la phlogose et à écarter les causes qui,
en stimulant ces organes, favoriseraient leur inflammation et le dépôt tuberculeux dans leur tissu,
sont les vrais moyens prophylactiques de la phthisie pulmonaire.

§ Ier. *Moyens fortifians*. D'après ces principes, la
méthode fortifiante, les remèdes toniques et anti-
scrofuleux recommandés dans la première période de la vie, pour corriger la disposition à la
phthisie héréditaire, peuvent encore trouver leur
place après la puberté. Mais cette méthode doit
être infiniment modifiée par deux raisons principales : la première, c'est que l'atonie de l'enfance
est puissamment combattue par cette révolution
critique ; et la deuxième, parce que le poumon devenant un centre d'irritation, et la phlogose s'y
allumant avec la plus grande facilité, tous les remèdes actifs préconisés contre la diathèse tuberculeuse pourraient fort bien la favoriser et déterminer ainsi la maladie héréditaire que l'on cherche à prévenir. Nous n'oserions en conséquence
mettre en usage ni recommander le sublimé cor-

rosif, le muriate de baryte, les alkalis, les carbonates alkalins , les martiaux, le quinquina et autres remèdes de cette nature que l'on emploie contre le vice scrofuleux, et dont des mains habiles ont encore tiré grand avantage pour prévenir ou pour guérir la phthisie héréditaire à sa première période. Et si on se déterminait à les mettre en usage dans des constitutions peu irritables, où la pléthore est moins à craindre, nous conseillerions toujours de les faire marcher avec les bouillons tempérans, le petit-lait, et tout ce qui est propre à modifier leur vertu trop stimulante. Nous préférerions dans tous les cas les sucs antiscorbutiques et amers avec l'acétate de potasse, les extraits des plantes savonneuses et légèrement anodines , comme la saponaire, la jusquiame , la ciguë, la verge d'or, la digitale pourprée , avec les bouillons de veau, de poulet, de grenouilles alternés avec les mêmes plantes, les eaux minérales sulfureuses d'une médiocre activité, enfin , les moyens qui combattent les engorgemens lymphatiques sans trop stimuler le système artériel.

Mais si l'usage des remèdes trop stimulans peut nuire à des constitutions irritables et disposées aux phlegmasies , les secours d'hygiène, qui sont d'excellens prophylactiques à l'époque de l'enfance pour prévenir la phthisie , peuvent être mis à contribution sans inconvénient pour modifier et tenir refréné le vice lymphatique qui tend à produire des tubercules dans le poumon. Nous ne

passerons point en revue ces différens moyens, puisqu'ils ont été déjà indiqués; nous nous arrêterons seulement à celui qui doit obtenir la préférence sur tous les autres. L'exercice est en effet, de l'avis des médecins de tous les temps et de tous les pays, l'un des meilleurs moyens pour prévenir la phthisie pulmonaire.

Ce moyen a le triple avantage de fortifier la constitution, de corroborer d'une manière spéciale le poumon et de pousser à la peau les matières excrémentitielles qui, retenues dans le corps, contribueraient à obstruer les glandes et à engendrer des tubercules dans cet organe.

Si les faits rapportés par les auteurs nous montrent les résultats merveilleux de l'équitation, de la navigation et de tous les exercices quelconques chez des phthisiques déjà bien avancés dans leurs maladies, combien n'en retirerons-nous pas de fruit pour prévenir cette maladie avant qu'elle se soit développée! Tous les médecins savent que Sydenham dit avec une sorte d'enthousiasme que l'équitation est un moyen plus spécifique dans la phthisie pulmonaire que le mercure contre la syphilis et le quinquina contre les fièvres intermittentes. Tissot la regarde aussi comme un moyen héroïque qui peut guérir tout seul, et sans lequel tous les autres remèdes ne font rien. Buchan assure que des voyages sur mer ont sauvé des pulmoniques au troisième degré. Nous avons cité, dans notre ouvrage sur les Affections lentes, le docteur Rush, qui prétend que tous les remèdes possibles ne peuvent guérir un poitrinaire s'il ne fait de l'exercice. Stahl décore encore l'équitation du beau titre de spécifique ou d'anti-phthisique. Mead, Lorry ont également célébré d'une manière pompeuse les bons effets de ce préservatif, et le docteur écossais Gilchrist a développé dans un ouvrage particulier les vertus de ce moyen contre la phthisie, et principalement les avantages que l'on peut retirer des voyages sur mer contre cette maladie (1).

L'équitation, il est vrai, quoique extrêmement vantée par les auteurs, peut quelquefois faire du mal dans certaines phthisies où la phlogose prédomine, ou lorsque la fièvre lente est considérable, et que l'on choisit mal son temps, ainsi que l'ont observé d'habiles médecins, tels que Stoll (*Rat. Med.*, tom Ier), Morgagni (*Epist.* XXII, n° 13), Wintringam, le docteur Eliot (M. Baumes, *Phthis. pulmonaire*, tom. II, pag. 119 à 124). Il est encore vrai qu'il faut choisir le temps le plus propice de la journée pour en retirer de bons effets; mais il n'en est pas de même quand un pareil exercice est prescrit à titre de préservatif de la phthisie. Il peut être alors ordonné avec la plus grande confiance à toutes les époques de l'année et du jour, pourvu que le temps soit

____

(1) *The use of sea voyages in medicine and particularly in a consumption*, etc. By *Ebeneser Gilchrist*.

assez favorable pour que les individus qui s'y livrent ne s'exposent point à contracter quelque maladie par l'effet de la température de l'air.

Tous les genres d'exercice sont également bons; la chasse, les jeux de paume, du mail, des boules, les voyages à pied et à cheval, les voyages par terre et sur mer, la danse, la natation, et l'action de gravir des lieux escarpés; tous ces exercices peuvent produire un excellent effet. C'est sans doute à titre de prophylactique de la phthisie pulmonaire, plutôt que comme moyen curatif, que conviennent les exercices violens proposés par Bennet, par lesquels le corps doit ruisseler de sueur, et par le docteur Salvadori, qui veut que le phthisique gravisse, matin et soir, quelque montagne élevée avec assez de précipitation pour que la respiration soit gênée et que la sueur inonde son corps. (*Voy*. M. BAUMES, *loc. cit.*)

Quoique le docteur Carmichael Smith (*Journal de Médecine*, tom. LXXVIII) ait prouvé, par un nombre suffisant d'observations, que l'exercice de l'escarpolette puisse être avantageux aux phthisiques, et que c'est aux mouvemens plutôt qu'aux émanations salines, au goudron et aux vomissemens que l'on doit rapporter les bons effets de la navigation dans la phthisie pulmonaire, néanmoins nous laisserons ce genre d'exercice aux pulmoniques déjà épuisés par le mal, et qui ne pourraient supporter ni les secousses d'un long voyage, ni les inconvéniens de la navigation; et nous recommanderons d'une manière spéciale à ceux qui ne sont encore que menacés de ce fléau, de subir les épreuves des voyages lointains, afin d'en retirer tout le fruit qu'ils produisent ordinairement.

L'accord unanime des auteurs pour célébrer les bons effets de toutes les espèces d'exercices contre la phthisie pulmonaire, doit rendre sans doute inutiles les observations qui tendent à prouver les avantages de ce moyen. Nous ne pouvons néanmoins résister au penchant de faire connaître les deux observations suivantes, qui ne laissent pas que de présenter quelque intérêt.

La phthisie pulmonaire avait déjà moissonné trois enfans d'une famille dont la mère portait les marques évidentes du vice scrofuleux rachitique; elle était d'ailleurs sujette à des maux nerveux, et elle est morte ensuite à l'âge de soixante ans avec les signes d'une maladie de poitrine tenant de l'hydrothorax et de la phthisie pulmonaire. L'un des des deux enfans qui restaient, arrivé à l'âge de la puberté, et après un accroissement rapide, éprouve les symptômes avant-coureurs de cette maladie. Il est confié aux soins d'un médecin habile qui lui prescrit un régime et des remèdes appropriés à son état. Sa position annonçait le développement prochain de la phthisie et un affaiblissement radical du système produit par une crue rapide, et peut-être par l'habitude pernicieuse de l'onanisme.

Ces moyens suffisent pour prévenir le développement ultérieur de la phthisie ; mais les signes qui la font craindre existent toujours. Tous les soins d'une mère tendre qui pleurait encore sur la tombe de trois enfans enlevés au même âge lui sont prodigués. Les craintes du mal redoutable qui le menace lui en procurent qui étaient peut-être inutiles et mêmes nuisibles. Une surveillance active sur tous ses pas et ses actions l'empêchent de faire un exercice salutaire. On était peut-être trop sévère sur un régime qui, en prévenant l'irritation de la poitrine, n'était pas assez tonique pour donner de l'énergie à la nature, qui se trouvait affaiblie par plusieurs causes débilitantes.

C'est dans ces circonstances que ce jeune homme, âgé d'environ vingt ans, d'une taille très-avantageuse, ennuyé du régime qu'on lui faisait observer et de cette surveillance qui l'empêchait de se livrer au genre de vie de son âge, après avoir déclaré inutilement à ses parens qu'il veut embrasser l'état militaire, proposition qui les faisait trembler, part certain jour sans prendre congé d'eux, le sac sur le dos, et s'achemine, dans une saison encore froide, vers la ville où il entend s'enrôler dans les cadres militaires.

Les parens, après avoir envoyé des amis après lui pour le faire revenir, et après avoir épuisé tous les moyens capables de le dissuader de son projet, s'attendaient à le voir tomber malade dans quelque hôpital où il devait périr, d'après leurs craintes, de la fatale maladie qui le menaçait.

Ce jeune homme fit la route à pied, par un temps assez froid, se mit au régime des voyageurs et ensuite des soldats, entra dans un corps de cavalerie où il faisait un exercice violent. Après avoir résisté pendant cinq ans à toutes les épreuves du régime et des fatigues militaires, il est revenu dans son pays, sinon avec une constitution athlétique, du moins dans un état rassurant, et qui éloigne l'idée, si fondée auparavant, d'un développement prochain de phthisie pulmonaire.

Un jeune garçon âgé de dix-sept ans, d'une constitution délicate, doué des qualités les plus aimables de l'esprit, ayant le teint animé, la fibre lâche et très-mobile, issu d'une mère très-petite et rachitique, frère d'une sœur qui avait échappé par miracle à la phthisie pulmonaire à son dernier degré, et qui est morte dix ans après d'une vomique au poumon; ce jeune homme, dis-je, avait ressenti pendant deux années à la même époque des accès de fièvre intermittente, et ensuite un crachement de sang qui faisait craindre la phthisie pulmonaire.

Nonobstant ce fâcheux prélude de la pulmonie et une constitution efféminée et extrêmement délicate, ce jeune homme veut prendre le parti des armes et se soumettre, dans une école militaire, à la pénible influence d'une vie dure et laborieuse. La mère, alarmée d'un pareil projet, y donne son assentiment, après avoir épuisé, pour l'en détourner, tous les moyens que lui suggéraient sa tendresse, ses craintes, et le déplaisir d'être privée d'un enfant qu'elle affectionnait d'une manière particulière.

Des amis, chargés de lui représenter qu'il ne pourra supporter, dans une école de soldat, un régime de vie très-frugal et peu conforme à sa position, un exercice violent, toutes les variations de l'atmosphère, et un lit qui ne convient qu'à des sujets élevés à la méthode des Spartiates, ne sont pas écoutés et ne gagnent rien sur lui.

Pour se faire à ce genre de vie, notre jeune guerrier fait disparaître de sa table tout ce qui n'est pas du régime militaire, rend sa couche aussi dure que celle des camps, se livre à un exercice journalier des armes, et part ensuite, sans avoir été trop fatigué de ce manége, pour l'école où on lui avait dit qu'il éprouverait tant de peines et de privations. La grande envie de porter un jour les épaulettes lui fait tout souffrir avec résignation et même avec une espèce de plaisir; il passe le temps nécessaire à cette école sans que sa santé soit altérée; il en sort avec le grade après lequel il soupirait; il va faire, en 1813, les campagnes les plus pénibles et les plus désastreuses d'Allemagne; et, après avoir éprouvé toutes les fatigues, toutes les privations qu'imposent un état aussi pénible, des retraites malheureuses et la triste position d'un prisonnier de guerre, cet aimable officier a échappé à tous ces périls, à celui de la phthisie imminente qui le menaçait, et sa santé n'a été troublée que par les indispositions passagères qui frappent indistinctement tous les hommes.

Ces deux observations, en prouvant l'efficacité d'une vie active et les salutaires effets d'un exercice violent, nous montrent également quelle confiance l'on doit accorder au régime et aux autres circonstances que l'on croit ordinairement d'une si grande importance pour prévenir ou guérir telle ou telle maladie.

§ II. *Moyens anti-phlogistiques.* Le second objet que doit se proposer le médecin dans la prophylactique de la phthisie héréditaire à cet âge, c'est de combattre cette disposition à la phlogose qui est produite par les causes énoncées, disposition qui forme un stimulus, puissant pour fixer sur le poumon la dégénérescence tuberculeuse, ou déterminer la fonte purulente des tubercules qui existent déjà. Il sera d'autant plus nécessaire de combattre cette cause occasionelle de la pulmonie que le sujet sera d'un tempérament plus sanguin, ou qu'il aura été sujet, antérieurement, à des évacuations sanguines naturelles ou artificielles qui auraient été supprimées.

Pareilles circonstances exigent impérieusement la méthode anti-phlogistique que l'on combinera, jusqu'à un certain point avec les remèdes anti-scrofuleux, ou que l'on emploiera seule si l'état inflammatoire est déjà bien développé. Le moyen le plus efficace qui entre dans cette méthode est la saignée. Elle sera faite et réitérée plus ou moins, suivant les occurrences. Elle devra être révulsive chez les jeunes personnes du sexe qui auront éprouvé une suppression menstruelle, ou arrivées à cet âge où le sang devant couler par la matrice, peut se jeter sur le poumon pour y développer la phthisie.

Ce moyen sera secondé par les pédiluves, les demi-bains, les fumigations émollientes et l'application des sangsues aux parties sexuelles. Cette application sera faite aux vaisseaux hémorrhoïdaux chez les jeunes gens qui auront éprouvé le gonflement de ces vaisseaux, ou qui reconnaîtraient dans leur famille une disposition héréditaire aux hémorrhoïdes. Les auteurs citent les effets merveilleux d'une pareille application, et la cessation spontanée et comme par enchantement des symptômes phthisiques chez des sujets où on n'aurait pas dû s'attendre à un pareil effet. Ce moyen a eu le plus grand succès en nos mains chez un jeune homme dont le père et l'oncle germain avaient succombé à la phthisie pulmonaire, et qui éprouvait déjà tous les avant-coureurs de cette fatale maladie.

Les bons effets de la saignée, comme préservative de la phthisie héréditaire, ont été reconnus par les médecins les plus fameux. Tous les praticiens savent que Boerhaave sauva l'unique héritier d'une famille dans laquelle la phthisie pulmonaire était héréditaire, par des saignées faites à trois époques de l'année et par l'exercice en voiture. Des saignées répétées de temps en temps préservèrent de cette cruelle maladie, au rapport de Van-Swieten, un enfant dont les trois frères ou sœurs avaient déjà succombé à cette maladie, ainsi que la mère, et de plus, les frères et sœurs de celle-ci. Stoll, qui avait reconnu que la diathèse phlogistique existait plus souvent chez les phthisiques que l'atonie du système, semble donner des éloges aux évacuations sanguines, et proscrire l'équitation, le quinquina, le polygala et autres toniques excitans recommandés par les Anglais.

. Mead dit d'obvier de bonne heure à la pulmonie par la saignée, qu'il est souvent besoin de répéter; et Morton la regarde comme efficace pour empêcher le développement des symptômes phthisiques lorsqu'il existe déjà les signes d'une phlogose évidente. Il regarde son omission comme une cause du développement du mal, dans le cas d'inflammation ou de catarrhe pulmonaire, lorsque des médecins pusillanimes ou des parens trop officieux s'opposent à son usage ou à sa répétition (*Phthisiol.*, lib. ii, cap. ii).

§ III. *Moyens révulsifs.* Parmi les moyens prophylactiques de la phthisie pulmonaire, les plus utiles et les plus puissans, surtout lorsque le mal est prêt à éclater et qu'il s'annonce par les avant-coureurs ordinaires, sont les exutoires. Ils font une révulsion soudaine de la matière scrofuleuse qui se forme ou se jette sur le poumon;

ils déchargent cet organe de cette habitude fluxionnaire qui les engorge, les irrite et facilite le dépôt
tuberculeux dans leur parenchyme. Ils ont encore l'avantage de déplacer l'irritation phlogistique qui tend aussi à développer la phthisie.

Sous ce triple rapport, les exutoires font le plus
grand bien ; et s'il existe entre les mains des médecins un moyen pour prévenir ou guérir la phthisie pulmonaire qui mérite le beau titre de spécifique, ce doit être plutôt l'ulcère artificiel produit par un caustique, que nombre de remèdes
inutiles et quelquefois dangereux que l'on a recommandés avec tant de confiance contre cette affection.

Les anciens connaissaient leurs effets dans tous
les cas de suppuration interne ; les modernes, plus
timides, n'en retirent pas autant d'avantages. Cependant si la phthisie pulmonaire, bien déclarée
ou imminente, ne produit pas ses effets désastreux, et si le sort d'un phthisique ou de celui qui
redoute ce mal est amélioré par quelque secours
de la médecine, c'est par un exutoire. La nature
nous donne souvent l'exemple : tantôt elle pro-
voque, aux oreilles, aux jambes, comme l'avait
observé Hippocrate, des abcès critiques ; tantôt
ce sont des engorgemens glanduleux au cou, d'a-
près Sydenham ; tantôt les parois externes de la
poitrine reçoivent la décharge, et des maladies
incurables en apparence trouvent leur solution
dans ces dépôts critiques.

Ces exutoires peuvent être placés aux jambes, qui sympathisent avec la poitrine ; mais appliqués aux bras, à la poitrine, à la nuque, sous l'appendice xiphoïde, ils produisent souvent des effets inattendus. Rivière guérit une jeune phthisique avec deux cautères à la partie postérieure du cou. Il en sauva un autre en les appliquant entre les épaules. Fabrice de Hilden fut aussi heureux en appliquant un séton au cou. D'autres fois il est avantageusement placé au bas de l'épine (BAUMES, *loc. cit.*, tom. 1, pag. 179). Pouteau faisait des merveilles en pareil cas avec le moxa. (*Voy.* notre Mémoire, art. *Malad. purulentes.*)

Si des phthisiques au dernier degré, si d'autres déjà en proie à l'appareil morbide qui caractérise cette affection, ont dû leur salut à ce genre de remèdes, nos espérances doivent être encore plus fondées quand ils sont employés comme prophylactiques. Mais ce n'est pas en appliquant un léger vésicatoire, en soulevant à peine une faible portion de l'épiderme, que nous obtiendrons un heureux résultat : il faut de larges cautères qui établissent une suppuration abondante dans le tissu cellulaire, et qui puissent loger un nombre de pois, ou des sétons qui sillonnent le tissu graisseux, ou mieux encore le moxa, si préconisé par Pouteau, ou le cautère actuel, dont les effets sont encore plus puissans et qui réussissait si bien entre les mains des anciens. Qu'en pareille circonstance une pusillanimité mal entendue n'arrête point la main de l'homme de l'art; qu'il inspire toutes ses craintes à celui qui doit subir ces épreuves, et qu'il lui inspire aussi toute la confiance que mérite un pareil moyen, et alors il s'y soumettra avec une résignation avantageuse. Il pourra lui dire : nous sommes menacés par une bête féroce qui peut nous dévorer; nous avons sous nos pas un chien enragé dont la morsure est nécessairement mortelle : il faut les terrasser ou en devenir la victime. Nous comparons les organes pulmonaires d'un phthisique à la gibbosité produite par le vice scrofuleux ou le mal vertébral de Pott. De larges et profonds cautères préviennent et guérissent le mal : pareils effets doivent résulter de pareils moyens chez un sujet qui va être consumé par une phthisie héréditaire.

§ IV. *Éviter les causes occasionelles.* Après avoir combattu le vice lymphatique qui tend à produire des tubercules dans le poumon, et remédié à l'état d'irritation qui se développe facilement dans cet organe après la crise de la puberté, le médecin doit encore, pour prévenir la phthisie héréditaire, écarter toutes les causes occasionelles qui, en affaiblissant ou en stimulant cet organe, peuvent y déterminer les dépôts tuberculeux et la phthisie qui en est la suite.

A. Parmi ces causes, nous n'en connaissons pas de plus fréquente et de plus meurtrière, avec les habiles médecins que nous avons cités, que la suppression de l'insensible transpiration et le catarrhe pulmonaire qui en est le produit : sur dix phthisiques de naissance, neuf le deviennent par une semblable cause. Aussi Morgagni (*Epist. xxii*, n° 20) dit que la boisson de l'eau froide, quand le corps est en sueur, est, en pareille circonstance, une cause très-pernicieuse.

Buchan (*loc. cit.*, tom. ii, pag. 116) assure que les commencemens de la phthisie sont plus souvent dus à l'humidité des pieds, des habits et au serein qu'à toute autre cause. Bonafox – Demalet (*Traité de la Phthisie pulmonaire*, page 52 à 58) regarde le froid et les effets qui en résultent comme une cause des plus ordinaires de la phthisie. Cet agent est aussi, d'après l'opinion de M. Broussais, une des causes les plus puissantes pour déterminer cette maladie (*Phlegm. chron.*, tom. i, ch. v). Et lorsque Sydenham (tom. i, *Feb. int.*, sect. sext. i, cap. i) prononçait que la suppression de l'excrétion cutanée par le passage du chaud au froid ou par l'allégement trop précoce des habits vers la belle saison, faisait plus de mal que la peste, la famine et la guerre ensemble, se rappelait sans doute tous les effets désastreux de ces causes pour le développement de la phthisie pulmonaire.

Combien n'avons-nous pas vu de jeunes gens inconsidérés, jouissant d'une assez bonne santé, quoique offrant dans leur physique ou celui de leurs parens des marques du vice scrofuleux, tomber dans des maux chroniques mortels, mais surtout dans la phthisie héréditaire, par la coupe des cheveux dans une saison froide, par l'allégement de leurs habits pendant un temps rigoureux, par le passage d'une rivière au moment que le corps était en sueur, par l'impression de la pluie ou du froid humide, ou par telle autre cause qui, produisant une affection catarrhale, amenait à sa suite les terribles effets de la phthisie pulmonaire!

Avoir signalé les causes qui produisent ordinairement les catarrhes et qui pervertissent les mouvemens vitaux en les dirigeant de la périphérie au centre, c'est avoir exprimé combien on doit être soigneux à les éviter. Ceux qui redoutent donc cette maladie à cause d'une disposition organique doivent se garantir des rhumes comme des maladies les plus graves, les soigner lorsqu'ils en sont atteints et éviter qu'ils se prolongent. L'habitude de porter un gilet de flanelle sur la peau, de garantir par une forte chaussure les pieds du froid et de l'humide, de se préserver des atteintes de cet agent par des habits chauds en hiver, et d'éviter toutes les causes qui peuvent troubler la sécrétion de la peau, sera, nous n'en doutons pas, un excellent préservatif de la phthisie pulmonaire.

B. On devra encore se préserver, autant que possible, de toutes les maladies inflammatoires aiguës ou chroniques du poumon ou de la plèvre, et les combattre de bonne heure par les moyens convenables lorsqu'elles seront développées. Ces

phlegmasies sont, d'après le témoignage de beaucoup d'auteurs, la cause occasionelle d'une infinité de phthisies. Les accès de fièvre intermittente
sont pernicieux aux sujets disposés à cette affection, d'après les remarques du docteur Broussais :
il sera donc urgent de les traiter et les faire disparaître au plus tôt en pareille circonstance.

C. Les sujets disposés à la phthisie doivent éviter avec soin tous les arts et métiers qui fournissent des émanations gazeuses ou pulvérulentes
capables d'irriter le poumon, et d'y former des
concrétions qui gêneraient la circulation du sang
et y feraient naître des stases inflammatoires. Les
substances gazeuses, les poudres végétales et les
molécules minérales ou animales qui s'exhalent
dans les endroits ou s'exercent de pareils métiers,
peuvent nuire de trois manières :

1°. Par leur qualité âcre et corrosive, comme
cela arrive pour certaines substances minérales, et
principalement chez les ouvriers exposés aux émanations mercurielles, cuivreuses et arsenicales.
Ces corpuscules enflamment, corrodent le poumon, et la phlogose qu'ils y établissent est un puissant attractif du principe tuberculeux. Les chi-
mistes, les chaufourniers, les potiers, doreurs,
peintres, étameurs de glaces, et les ouvriers qui
travaillent aux mines métalliques, sont exposés à
ce grave inconvénient.

2°. Par leur effet mécanique toutes les fois qu'il
ne s'exhale que des poudres minérales, végétales

ou animales qui ne sont pas douées d'une propriété corrosive : les meuniers, les perruquiers, cardeurs de laine, les chanvriers, cordiers, corroyeurs, etc., sont dans ce cas-là.

3°. Par une qualité relâchante et atonique, lorsque ces exhalations sont jointes à une certaine humidité de l'air ou à des substances qui s'échappent des fabriques et des ateliers. Cet humide venant à diminuer le ton et l'énergie de l'organe pulmonaire, facilite le dépôt tuberculeux en question sur ce viscère. Sont placés dans de pareilles circonstances les amidoniers, les papetiers, les ouvriers employés aux fabrications de salpêtre, mais surtout ceux qui travaillent dans des mines profondes et qui sont perpétuellement dans un air très-humide. Les causes morbides de ce troisième ordre sont d'autant plus pernicieuses pour des sujets disposés à la phthisie héréditaire qu'indépendamment de leur effet relâchant sur le poumon, elles favorisent encore le développement du vice scrofuleux, qui est la cause première de cette espèce de phthisie.

Les annales des sciences et des arts ainsi que les monographies de la phthisie pulmonaire nous apprennent que les ouvriers occupés aux manufactures et fabriques, à l'exploitation des mines, périssent de bonne heure de maladies chroniques et principalement de la phthisie, lors même que leur constitution est forte et capable de résister à l'action de toutes ces causes pernicieuses. En faut-il davantage pour faire éloigner de pareils poisons tous ceux qui , disposés à cette maladie , seraient sûrs de la voir se développer dès l'instant qu'ils seraient exposés à l'influence meurtrière de ces principes morbides ?

D. Les mêmes individus ne sont pas mieux en état de supporter les emplois dans lesquels le poumon est fortement exercé et tenu dans une action permanente. Ce trop grand exercice amène le même résultat que l'action d'un stimulus qui y allumerait la phlogose : aussi les crieurs publics, les déclamateurs, acteurs de théâtre, prédicateurs, orateurs (1) sont souvent sujets à la pulmonie. Conséquemment les personnes qui y sont naturellement disposées doivent renoncer à l'exercice de pareilles fonctions ou emplois.

Doivent-elles également éviter le chant, la musique vocale et l'usage des instrumens à vent, qui, en exerçant trop fortement les organes de la respiration, peuvent y développer la phlogose et la phthisie pulmonaire?

Sans doute ce genre d'exercice peut être permis

----

(1) L'orateur romain était faiblement constitué. Il offrait dans sa complexion, tous les signes d'une disposition pulmonique. Ses amis et des médecins lui conseillèrent de renoncer pour quelque temps à la tribune, et de voyager, ce qu'il fit pendant l'espace de deux ans, au bout desquels ses forces physiques furent plus fortes et la disposition phthisique presque dissipée (*Cic. Brutus.*)

jusqu'à un certain point pour fortifier le poumon lorsqu'il n'est pas disposé à l'inflammation : aussi le célèbre professeur Baumes le conseille en pareil cas (*loc. cit.*, tom. 1, *Exercice*); et Tissot le chirurgien (*Gymnast. med.*) assure que la musique vocale fortifie les poumons, au point que cet exercice, au lieu de développer la phthisie, l'a prévenue chez de jeunes personnes qui portaient une forte disposition à cette maladie. Mais de pareilles assertions, ainsi que celle de Sanctorius, qui prétend avoir préservé de la pulmonie un orateur, en exerçant fortement le poumon (*Voyez* Morgagni, *Epist.* XXII, n° 13), ne doivent pas faire oublier les faits recueillis par Ramazzini, qui a vu des phthisies se développer chez les déclamateurs, orateurs, chantres, et tous ceux qui exercent fortement la voix; et ceux rapportés par Morgagni lui-même, dont l'un entr'autres est frappant : Un jeune homme dont la voix était très-agréable et le chant couvert d'applaudissemens , mourut phthisique après avoir abusé d'un pareil exercice. Les poumons étaient profondément ulcérés ; l'ulcération se prolongeait même jusqu'au larynx, au point que ce jeune homme mourut au milieu des efforts qu'il faisait pour avaler un liquide.

Les individus qui ont cette disposition phthisique doivent encore renoncer aux métiers qui exigent une pression sur l'épigastre ou sur les viscères abdominaux, d'où résulte le refoulement du sang à la poitrine.

E. L'onanisme et l'excès dans les plaisirs de l'amour sont encore des causes qui, en augmentant la faiblesse radicale et en développant des symptômes nerveux et le spasme, qui sont deux causes qui facilitent la production des tubercules, d'après Morton et Baumes, doivent être soigneusement évitées par les personnes disposées à la pulmonie héréditaire, et d'autant plus que de pareils sujets y sont plus enclins et s'y livrent ordinairement avec moins de retenue. Ils doivent également se surveiller sur l'article des boissons spiritueuses, des veilles prolongées et des passions fortes de l'âme. On sait que ces dernières troublent la circulation du sang, produisent des stases et l'irritation inflammatoire des poumons.

F. Parmi les causes occasionelles à éviter pour le développement de la phthisie, on doit sans doute compter la contagion; et certes, celui qui porte dans sa constitution le germe de cette maladie doit plus que tout autre individu s'éloigner de l'atmosphère chargée d'émanations pulmoniques, laisser à d'autres le pénible emploi de soigner de pareils malades, n'avoir aucune espèce de communication et surtout de cohabitation avec eux, n'habiter aucun appartement qu'ils auraient occupé pendant leur maladie, sans l'avoir au préalable soumis aux moyens de désinfection connus, et surtout ne point faire usage des meubles, hardes et autres effets qui auraient servi à leur usage.

L'opinion de tant de médecins anciens ou mo-

dernes qui ont cru la phthisie pulmonaire contagieuse, et tant de faits frappans rapportés par les
auteurs sur cet objet (1), imposent l'obligation de
prendre des mesures préservatives, qui ne sont
d'ailleurs passibles d'aucune espèce d'inconvénient.
Ce n'est pas que nous croyions cette maladie très-
contagieuse ; nous pensons au contraire, d'après
notre expérience, qu'elle l'est très-rarement, et seulement dans certaines circonstances où l'infection
d'un phthisique est à son comble, et la disposition
à contracter la maladie très-forte dans celui qui
la gagne par cette voie. Sans reproduire les argumens de Cocchi, Castellani, Portal et Chavet pour

____

(1) On trouve dans plusieurs traités de phthisie pulmonaire
une observation puisée dans la Gazette de santé de 1787, qui
est si extraordinaire qu'on est tenté de la croire fabuleuse. Il
s'agit d'un couvent de religieuses de la ville de Bilbao en Es-
pagne, où la phthisie pulmonaire confirmée fit périr une religieuse. Après sa mort, on brûla tous les meubles de sa
chambre, on blanchit la porte, les murs et le plafond. Le
plancher fut lavé et on y laissa une couche de sable. Après
ces précautions, cette chambre, qui avait une belle exposition, fut habitée par une autre sœur, très-saine et d'une
excellente constitution. Deux mois après, celle-ci devient
phthisique et succombe dans l'espace de huit mois, à dater
de son entrée dans le fatal appartement.

On prend les mêmes précautions que la première fois ; on
brûle tous les meubles, etc., etc. ; une troisième religieuse
très-saine vient loger à cette cellule, et succombe, comme
les autres, à la phthisie, dans l'année.

Cette catastrophe fit faire des recherches sur une cause

appuyer notre opinion, nous nous bornerons à rapporter quelques faits puisés dans notre pratique.

Il nous serait impossible de produire quelque observation de phthisie pulmonaire qui nous ait donné la conviction que ce mal a été contracté par la voie de la contagion. Les exemples de phthisie héréditaire que nous pourrions rapporter sont si multipliés, que nous sommes portés à croire que, parmi le grand nombre de phthisiques observés dans tous les pays, la maladie ne se développe presque jamais sans qu'il y ait chez un poitrinaire ou une disposition héréditaire scrofuleuse ou une disposition pulmonique dans les organes de la respiration, et le plus souvent l'une et l'autre.

1°. Dans la première observation rapportée dans

---

aussi meurtrière, et on s'aperçoit que l'on n'avait pas nettoyé le cordon qui ouvrait la porte quand la religieuse était couchée, et que c'était probablement sur ce cordon, qui avait reçu la matière de la sueur et d'autres émanations morbides, que s'était réfugié le principe contagieux. On enleva le cordon pestiféré, on prit les autres précautions d'usage, et, depuis cette époque, une quatrième sœur put habiter cette cellule en santé, et se portait encore bien au bout de cinq ans, que l'on publia cette observation. Avouons-le de bonne foi, si une maladie aussi fréquente et aussi meurtrière que l'est la phthisie pulmonaire, à cause de son caractère héréditaire, était encore contagieuse à ce point, nous doutons que ce fléau fît habituellement moins de ravages que la peste lorsqu'elle est bien établie dans les provinces européennes.

ce chapitre, sur l'utilité de l'exercice et de la vie laborieuse, il s'agit d'une famille où trois enfans de l'âge de dix-sept à vingt ans avaient été enlevés successivement et à un certain intervalle l'un de l'autre, par la phthisie; le quatrième n'échappa à ses atteintes que par les circonstances extraordinaires où il voulut se placer. Eh bien ! les soins qu'exigeaient ces quatre enfans pendant leur maladie ne furent donnés que par la sœur aînée et la mère. La première n'a jamais éprouvé les symptômes de cette maladie, et la mère n'est morte que quinze ans après la dernière victime de la phthisie, d'une maladie dont le caractère tenait autant de l'hydrothorax que de la phthisie pulmonaire.

2°. Nous avons cité, au chapitre troisième des maladies héréditaires, une observation où, entre autres faits, il est parlé d'une dame morte de pulmonie, dont la famille était infectée du vice scrofuleux; deux de ses filles lui prodiguèrent tous les soins que peuvent inspirer l'amour filial et une tendresse des plus rares. Ces deux jeunes personnes avaient la poitrine très-délicate; l'une d'elles montre une disposition prochaine à la phthisie; elle a même craché quelquefois du sang. Néanmoins sa santé et sa poitrine n'ont pas souffert davantage depuis la mort de la mère, qui date déjà de près de quatre ans. L'autre sœur n'a rien éprouvé qui fasse craindre les approches de ce mal.

3°. Un jeune homme, âgé de vingt-un ans, meurt phthisique. Son frère, qui avait été mal-traité dans son enfance par le vice scrofuleux, dont la poitrine était devenue très-délicate à la suite d'un catarrhe pulmonaire et par une trop grande application à l'étude, qui avait en outre une forte disposition à la pulmonie, à l'époque de la mort de son frère, puisqu'il souffrait habituel-lement de la poitrine, que des crachats, rendus tous les matins, étaient quelquefois sanglans, pa-raissait déjà pris ou fortement menacé de cette maladie.

Ces symptômes n'étaient pas l'effet des miasmes contagieux, parce qu'il habitait à cette époque un pays éloigné et qu'il n'arriva près de lui qu'au moment de sa mort. Avec toutes ces dispositions à la phthisie, il eut l'imprudence de porter pen-dant long-temps la plupart des habillemens de son frère, de les user même, sans gagner le mal auquel il était si fort disposé. Cet individu existe encore, et ressent aujourd'hui, quoique se portant assez bien, les mêmes dispositions pulmoniques qu'à cette époque, quoique le frère soit mort de-puis plus de vingt ans.

4°. Un autre individu, âgé de trente ans, avait perdu son père, depuis quelques années, de la phthisie pulmonaire, à l'âge de cinquante-cinq ans. Il habitait un autre pays que l'auteur de ses jours à l'époque où celui-ci fut atteint et périt de la maladie en question. Il devint ensuite lui-même phthisique et succomba à cette maladie. Il fut soigné par son épouse, qui jouit d'une bonne santé les deux années qui suivirent sa mort. Cette femme ayant contracté, au bout de cet intervalle, un autre mariage, le nouvel époux, dont la famille était atteinte du vice scrofuleux, puisqu'une sœur portait au cou les stigmates de ce vice et que la mère était morte d'un squirrhe au pilore, devient également phthisique et périt encore de ce mal. Il ne reçoit d'autres soins que ceux de sa femme ; il exige même qu'elle partage sa couche, et l'expose ainsi à toutes les voies de la contagion. Néanmoins cette femme ne se sent nullement incommodée des divers dangers auxquels elle s'expose, et sa santé s'est soutenue intacte depuis la mort du dernier mari, qui date déjà de six ans, malgré qu'elle ait perdu, dans l'intervalle, des suites de la même maladie, une sœur qui habitait une autre maison.

5°. Cette affection héréditaire dans une famille comptait déjà plusieurs victimes parmi lesquelles l'aïeul et l'oncle des trois garçons dont il va être parlé. L'un de ces trois frères n'habitait plus le toit paternel depuis douze ans. Il mourut phthisique à l'âge de trente-six. Les deux autres sont pris de la même maladie deux ans après, presque en même temps ; l'un âgé de trente-trois ans et l'autre de trente. Ils n'avaient aucune communication pendant leur maladie ; ils payent le fatal tribut à quelques jours d'intervalle et après avoir souffert quelque temps de la poitrine avant que leur mal se déclarât. Les deux premiers ont été soignés dans leur maladie par leurs épouses, dont la santé n'a pas été altérée depuis la mort des maris, qui a eu lieu, pour le premier, depuis dix ans, et huit pour le second. Le troisième a reçu des soins d'une sœur qui a vécu jusqu'à ce jour à l'abri de la phthisie, malgré la disposition héréditaire de la famille.

Voilà un exemple frappant qui prouve à la fois et l'hérédité de la pulmonie, et ses qualités contagieuses pour ainsi dire nulles.

Ces faits ne détruisent pas sans doute ceux qui prouvent la contagion de la phthisie pulmonaire; mais, réunis aux observations que chaque praticien peut produire, ils doivent faire naître l'idée que cette affection cruelle ne se communique pas avec autant de facilité que certains auteurs voudraient le faire croire, facilité qui exigerait des mesures aussi sévères que celles que l'on prend pour se garantir des maladies contagieuses les plus redoutables.

G. Une autre méthode préservative doit être puisée dans l'influence qu'exerce une constitution épidémique sur la génération des maladies, tant aiguës que chroniques. Cette influence est telle qu'elle peut développer la phthisie chez un sujet qui y est disposé, soit en excitant une phlogose dans les organes de la respiration lorsque l'épidémie est d'un caractère inflammatoire, soit en exerçant une influence sympathique sur le poumon lorsque la cause épidémique agit dans les premières voies en faisant prédominer l'appareil bilieux, ou en produisant une affection muqueuse.

Tous les médecins qui nous ont laissé des descriptions d'épidémies nous font connaître l'influence de cette cause sur toutes les affections accidentelles et la propriété de développer celles dont on est menacé. Stoll (*Rat. med.*, tom. ii.) nous dit que la fièvre bilieuse de 1777 fit naître beaucoup de phthisies pulmonaires, parce qu'on avait négligé de détruire la cause de cette fièvre. Le même auteur et Plenciz (*Act. et Obs. med.*) donnaient l'émétique avec le plus grand succès à des hémoptoïques qui étaient menacés de la phthisie, pendant le règne d'épidémies gastriques. L'évacuation des matières bilieuses et muqueuses de l'estomac, au moyen de ce vomitif, faisait disparaître le crachement de sang, et s'opposait au développement de la pulmonie, au lieu de la provoquer.

Finke (*Feb. bil.*), parmi les maux chroniques qui régnaient durant la constitution bilieuse qu'il a décrite, avait remarqué la toux, qui, si elle n'était pas combattue par les évacuans, amenait l'engorgement, l'inflammation et la purulence du poumon.

M. Baumes (*Phthis. pulm.*, tom. ii, pag. 112) parle d'un jeune homme menacé de phthisie héréditaire depuis dix ans : atteint d'un regorgement considérable de sang, les remèdes usités en pareil cas furent sans effet. Le célèbre De la Mure consulté, ayant égard à la constitution annuelle et aux fièvres bilieuses qui régnaient épidémiquement, conseilla de purger de deux ou de trois en trois jours, avec des purgatifs acidules. Cette méthode réussit complètement contre cette hémoptysie.

L'émétique était aussi le remède qu'employait Hippocrate pour combattre les effets épidémiques de la première et quatrième constitution de ses Épidémies, qui développaient beaucoup de maladies lentes de poitrine. La phthisie fut surtout très-fréquente pendant cette première constitution. Les personnes faibles, phlegmatiques et qui avaient les épaules saillantes, en furent plus frappées que les autres.

Les phthisies observées à Rouen, par Lepecq-de-la-Cloture, à la suite d'une épidémie muqueuse, et par Sims pendant une épidémie semblable qui jetait dans la phthisie les sujets énervés ou qui avaient un germe de vérole ou d'écrouelles, étaient également combattues avec succès par l'émétique, les sucs apéritifs, anti-scorbutiques, le soufre et le quinquina. (BAUMES, *loc. cit.*)

Ainsi, lorsque le génie d'une constitution épidémique est de nature à produire des affections gastriques, et que les évacuans et surtout les vomitifs sont les remèdes les plus convenables, les exemples que nous venons de citer prouvent qu'on ne doit pas redouter leur usage chez les personnes qui ont la poitrine délicate ou qui sont disposées d'une manière héréditaire à la phthisie ; bien plus, leur omission, lorsque de pareils sujets sont atteints de l'affection régnante, est la principale cause du développement de la pulmonie, et leur emploi, au lieu de nuire, est le plus sûr moyen de prévenir cette affection ; et certes, si la constitution épidémique est inflammatoire, les saignées sont, à titre de remèdes préservatifs, des secours héroïques dont l'omission serait encore plus pernicieuse. Les évacuations sanguines auront en outre une faculté préservative plus assurée lorsqu'elles seront indiquées d'ailleurs par une disposition inflammatoire du poumon, et si elles sont prescrites dans une saison où les phlegmasies règnent plus ordinairement. Aussi les saignées dont Van-Swiéten fit usage pour préserver un enfant d'une phthisie héréditaire qui avait immolé presque toute sa famille, furent pratiquées au printemps, époque où la phlogose se développe plus facilement dans le poumon.

§ V. *Moyens perturbateurs.* Enfin nous supposons que celui qui porte dans sa constitution le fatal germe de la phthisie héréditaire est arrivé à cette malheureuse époque où la pulmonie a fait périr successivement la plupart de ses parens, et que son physique, sa ressemblance à ceux qui lui ont donné le jour, et surtout quelque signe précurseur de cette cruelle affection, lui font présager qu'il va augmenter le nombre des victimes. Dans de pareilles circonstances, il faut tâcher de faire avorter la ma

ladie par une médecine perturbatrice. Il faut enrayer, par un concours nouveau de circonstances,
cette tendance naturelle à la pulmonie ; il faut en
un mot rompre, s'il est possible, le mouvement
oscillatoire vers les organes de la respiration qui
va faire éclore ce germe pernicieux.

On peut obtenir un pareil effet par les moyens
perturbateurs suivans : des saignées pratiquées
de temps en temps, le vomitif, qui est pour certains auteurs, tels que Thomas Reid, un remède
anti-phthisique, les purgatifs réitérés selon la méthode de Sydenham, la respiration d'un autre air,
le changement de climat, d'habitudes, des occupations différentes de celles des parens, un exercice extrêmement actif, enfin tout ce qui peut
opérer un changement dans l'économie animale,
tout opposé aux circonstances au milieu desquelles
se sont trouvés les ascendans qui ont succombé à
la phthisie pulmonaire.

Mais ces changemens dans l'économie vivante,
on peut les obtenir encore par des voyages de
long cours, ou par terre ou par mer, qui, indépendamment des avantages qu'ils procureront
sous le rapport qui nous occupe, auront encore
celui de fortifier les constitutions et l'organe pulmonaire, ainsi que nous l'avons prouvé en parlant
de l'exercice.

Cette méthode était connue des anciens, et ils
en savaient retirer de précieux avantages. Les
Romains envoyaient leurs phthisiques en Egypte,

parce qu'ils avaient reconnu que la navigation leur était salutaire. Tantôt c'était à Alexandrie qu'ils établissaient leur résidence; d'autres fois dans les provinces voisines, dont le climat était bien différent de celui de Rome.

Au rapport d'Etmuller, des voyages continuels préservèrent de la phthisie un individu qui avait déjà vu périr de cette maladie son père, sa mère et ses trois sœurs. Gilchrist, qui a fait connaître les bons effets de la navigation pour les pulmoniques, prescrivit ce moyen à un sujet arrivé à l'âge fatal où ses parens étaient morts de la phthisie pulmonaire. On sait que Grant conseillait aussi les voyages d'Amérique pour prévenir et guérir cette maladie.

Si la fortune de ceux qui sont menacés de ce mal ne leur permet pas ces sortes de voyages, ils peuvent arriver au même but en essayant un autre genre de moyens perturbateurs qui rompent la chaîne des mouvemens qui engendre la phthisie. Le passage d'une province à une autre, d'un climat froid à un pays chaud, d'une température âpre à une plus douce, d'une vie sédentaire à une active; des voyages non interrompus par terre, mais surtout les secousses des changemens brusques et la vie laborieuse des militaires, peuvent suppléer à une longue navigation et au passage d'un hémisphère à l'autre.

Nous sommes persuadé que les deux jeunes-gens dont nous avons fait l'histoire (§ Ier. *Moyens fortifians*), et qui étaient à la veille d'être victimes de la phthisie, durent leur salut, indépendamment de l'exercice, aux changemens brusques et salutaires introduits dans leur économie par un régime nouveau, des occupations opposées qui s'accordaient avec leur goût, le changement d'air et autres circonstances qui différaient entièrement de celles où ils étaient placés auparavant.

Les moyens perturbateurs que nous conseillons, tels que saignées, évacuans, exercices et autres moyens hygiéniques détaillés, agissent, à notre avis, en introduisant dans l'économie vivante une nouvelle série de mouvemens vitaux qui croise et détourne celle qui tend à développer la pulmonie; ils produisent des secousses et des fièvres factices qui détruisent l'aptitude phthisique. C'est au moyen de pareilles secousses et d'une véritable fièvre que la nature change les dispositions intérieures du système pour acclimater les individus qui passent d'un hémisphère à l'autre, d'un climat à un autre lointain.

Nous terminerons ici ce que nous avions à dire sur la phthisie héréditaire et sur les affections lentes qui ont été le sujet de notre ouvrage. Si un lecteur sévère trouve une trop grande disproportion entre le chapitre consacré à la prophylactique de la phthisie de naissance et ceux des autres maladies chroniques, voici notre réponse : la phthisie pulmonaire est la plus meurtrière de toutes les maladies chroniques; celle qui est héréditaire est la plus commune et la plus mortelle de toutes les espèces de phthisie ; elle se joue de toutes les ressources de la médecine lorsqu'elle est bien formée : par conséquent on ne saurait prendre trop de mesures et de précautions pour prévenir son développement.

FIN.

TABLE

DES MATIÈRES CONTENUES DANS CE VOLUME.

CLASSE II.

CLASSE III.

CLASSE IV.

MALADIES HÉRÉDITAIRES.

FIN DE LA TABLE DES MATIÈRES.